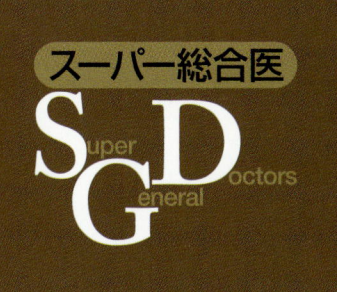

スーパー総合医
Super General Doctors
SGD

地域医療連携・多職種連携

専門編集●岡田晋吾／田城孝雄
監修●垂井清一郎／総編集●長尾和宏

中山書店

＜スーパー総合医＞

監　　修　垂井清一郎　大阪大学名誉教授
総 編 集　長尾和宏　長尾クリニック
編集委員　太田秀樹　おやま城北クリニック
　　　　　名郷直樹　武蔵国分寺公園クリニック
　　　　　和田忠志　いらはら診療所

シリーズ〈スーパー総合医〉
刊行に寄せて

　日本医師会では，地域医療の提供に最大の責任を持つ団体として，「かかりつけ医」を充実させる施策を実行してきており，今後も「かかりつけ医」を中心とした切れ目のない医療・介護を安定的に提供することが，社会保障の基盤を充実させ，国民の幸福を守ることに繋がると考え，会務を運営しているところです．

　日本が超高齢社会を迎えたことに伴い，国民の健康を守るため，医療がその人口構造・社会構造の変化に柔軟に対応する必要があることは言うまでもありません．

　社会情勢の変化に対応するために，医療界では，いわゆる患者さんを総合的に診察することができる医師の必要性が高まってきており，さまざまな場面で「総合的に診られる医師」を育成すべきとする意見が出され，それに対する対応が急務となっています．

　この「総合的に診られる医師」は，日常診療のほかに，疾病の早期発見，重症化予防，病診連携・診診連携，専門医への紹介，健康相談，健診・がん検診，母子保健，学校保健，産業保健，地域保健に至るまで，医療的な機能と社会的な機能を担っており，幅広い知識を持ち，また，それを実践できる力量を備えなければなりません．

　本シリーズ〈スーパー総合医〉は，従来の診療科目ごとの編集ではなく，医療活動を行う上で直面する場面から解説が加えられるということで，これから地域医療を実践されていく医師，また，すでに地域医療の現場で日々の診療に従事されている医師にも有用な書となると考えております．

　地域医療の再興と質の向上は，現在の日本医師会が取り組んでいる大きな課題でもありますので，本シリーズが，「かかりつけ医」が現場で必要とする実践的知識や技術を新たな視点から解説する診療ガイドとして，地域医療の最前線で活躍される先生方の一助となり，地域医療の充実に繋がることを期待いたします．

2014年2月

日本医師会会長
横倉義武

シリーズ＜スーパー総合医＞刊行にあたって

「人」を診て生活に寄り添う総合医を目指して

　プライマリ・ケアや総合医の必要性が叫ばれて久しいにもかかわらず，科学技術の進歩に伴う臓器別縦割り，専門分化の勢いに押されて，議論も実践もあまり進んでいません．その結果，たいへん残念ながら，ともすれば木を見て森を見ず，あるいは病気を診て人を診ず，となりがちなのが臨床現場の実状です．今，超高齢社会の日本に求められているのは，人間も診てくれる，さらにその人の生活にも寄り添ってくれる「総合医」であることは，間違いありません．

　「プライマリ・ケア」「総合医」という言葉は決して新しいものではなく，本来あるべき医療の姿のはずです．初診医の専門科によって患者さんの運命が大きく変わってしまう現状は，すべての医療の土台を総合医マインドとすることで変えることができます．日常ありふれた病気を，その背景をも十分に探索したうえで，薬物療法だけでなく，根本的な解決策をアドバイスできるのが総合医であると考えます．臓器別縦割りの専門医を縦糸とするならば，総合医は横糸に相当します．縦糸と横糸が上手く織り合ってこそ，患者さんが満足する，納得する医療を提供できるはずです．

　本シリーズは，超高齢社会を迎えた日本の医療ニーズに応えるべく，こうした横糸を通すことを目的に企画されました．現代版赤ひげ医学書シリーズともいえる，本邦初の大胆な企画です．執筆者は第一線の臨床現場でご活躍中の先生方ばかりで，「現場の目線」からご執筆いただきました．開業医のみならず，勤務医，そして医学生にも読んでいただけるよう，今日からすぐに役立つ情報を満載しさまざまな工夫を施して編集されています．

　本来，「総合医という思想」は，開業医であるとか勤務医であるとかにかかわらず，すべての臨床現場に必須であると考えます．また内科系，外科系を問いません．このシリーズ＜スーパー総合医＞が，手に取っていただいた先生方の日常診療のお役に立ち，そしてなによりも目の前におられる患者さんのお役に立てることを期待しています．

2014年2月

総編集　長尾和宏
長尾クリニック院長

『地域医療連携・多職種連携』
序

　最近の開業医を取り巻く環境は決して楽観視できるものではなく，診療報酬改定は病院勤務医の負担感軽減を中心として病院医療に対して手厚く行われることが続いており，わが国の財政状況を考えると今後も診療所に対して有利な改定が行われる可能性は少ないと考えられる．

　このような厳しい状況の中で生き残るためには，一つには徹底した専門性の追求があげられる．すなわち，スポーツ整形外科クリニック，乳腺専門クリニックなど専門性を売りにする診療所は地域でしっかりと患者を集めることができ，実際に都市部では成功している．しかし一般の診療所は患者減少，医療モールの進出という厳しい状況のなかで生き残るためにはいわゆるかかりつけ医機能を今まで以上に強化することが必要と考えている．

　高齢化社会の進展の中で，高齢者は複数の疾患をもっており，患者側からもかかりつけ医機能の強化が求められていると考えている．そして，かかりつけ医機能を果たすためにはいろいろな疾患を診る必要があり，病院の専門医との連携がますます必要になってくる．以前に比べて医療の進歩も早くなってきており，糖尿病や関節リウマチなどにおける新薬の開発やがんに対する治療法の進歩は目を見張るものがある．多くの疾患を診る必要がある開業医にとって診断や治療の新しい知見を知ることが目の前の患者を診る上で必要不可欠であるが，なかなか多くの学会に参加することも難しいのが現状である．

　患者にとっても専門的な治療が必要になれば地域の良い専門医を紹介してほしいという希望があり，開業医の紹介能力に期待している．患者やその家族にとって迅速に紹介してくれることは開業医への信頼になり，地域での開業医の評価にもつながってくる．そのため密接な連携，スムーズな連携が診療所の評価，経営にとても重要なことだと感じている．しかも病院を含む地域の医療・介護スタッフからの開業医との連携への期待がかってないほど感じられ，開業医にとってはやりがいのある時代だと考えている．ただし，多くの開業医が自分たちが地域から求められていることに気付いてないことも多いので，積極的に開業医も取り組む姿勢が必要と思う．

　今ほど開業医の力が医療界や社会で求められている時代はないと感じている．この本では全国いろいろな地域で行われている事例を通して地域連携のノウハウが得られるよう構成されている．読者諸氏に少しでも参考になれば幸いである．

2015年2月

専門編集
岡田晋吾
医療法人社団守一会 北美原クリニック理事長

田城孝雄
放送大学大学院教授

〈スーパー総合医〉地域医療連携・多職種連携

CONTENTS

1章　地域医療連携・多職種連携の意義と課題

開業医にとっての連携の必要性	岡田晋吾	2
病院と診療所の連携	田城孝雄	9
Advice on good practice　出身病院だからといってすべての患者を送るわけではありません	岡田晋吾	23
開業医と多職種連携	岡田晋吾	24
郡市医師会の役割　板橋区医師会	天木　聡	30
開業医がよりよい医療連携，多職種連携を行うための課題	白髭　豊	42
Advice on good practice　患者さんにとっての連携メリット	三原一郎	52

2章　地域医療連携の実際

病院地域連携室の活動と開業医に求めること	宇都宮宏子	54
Advice on good practice　病院には連携専従スタッフがいるけど開業医には…	久保信彦	61
地域連携パス　地域連携パスとは	田城孝雄	63
脳卒中	高畠英昭	74
がん	谷水正人	82
認知症	田中志子	88
関節リウマチ	北村公一，足立栄子	95
大腿骨近位部骨折	今田光一	101
地域医療連携ネットワークの構築　地域ネットワークの作り方，活動	田城孝雄	107
保健所の関与	恵上博文	123
先進地域の実例　あじさいネット	田崎賢一	130
新川地区	中川彦人	137
救急と在宅医療をつなぐ	山本五十年，猪口貞樹，鈴木紳一郎	143
地域包括ケアの先進地域	小山　剛	152
東急電鉄と横浜市の取り組み	平江良成，後藤　純	161

3章　在宅医療と地域連携

在宅医療と多職種連携	荒井康之，太田秀樹	172
退院調整看護師との連携	鈴木幸子	179

〈スーパー総合医〉に関する最新情報は，中山書店 HP「スーパー総合医特設サイト」をご覧下さい
http://www.nakayamashoten.co.jp/bookss/define/sogo/index.html

訪問看護ステーションとの連携	平原優美	186
Advice on good practice　特定看護師の議論について	田城孝雄	194
(保険調剤) 薬局との連携	大澤光司	196
医療・介護・福祉との連携	高岡里佳	203
救急と介護の連携 　　　山本五十年，白土玲子，渡辺多恵子，猪口貞樹，山本仙子，長濱三和子，青木健二		211
口腔ケアと摂食嚥下　口腔ケア	五島朋幸	219
摂食嚥下	小山珠美	224

4章　地域連携・多職種連携とICT

ICT 利用の意義と課題	溝尾　朗	232
Advice on good practice　今やICTがなければ在宅医療を続けられません	岡田晋吾	240
全国の先端的取り組みから　鶴岡	三原一郎	241
アーバンクリニックとICT	大石佳能子	248
柏プロジェクト	古田達之	256
石巻	武藤真祐	264

付録　地域医療連携ネットワークシステムのWebサイト	273
URL 一覧表	278
索引	282

■本文中に紹介されたWebサイト等（　　部）のURLは巻末の「URL一覧表」および中山書店 HP「スーパー総合医特設サイト」（上記QRコード）にリストを掲載，本リストより直接ジャンプ可能．

【読者の方々へ】

本書に記載されている診断法・治療法については，出版時の最新の情報に基づいて正確を期するよう最善の努力が払われていますが，医学・医療の進歩からみて，その内容が全て正確かつ完全であることを保証するものではありません．したがって読者ご自身の診療にそれらを応用される場合には，医薬品添付文書や機器の説明書など，常に最新の情報に当たり，十分な注意を払われることを要望いたします．

中山書店

執筆者一覧 (執筆順)

岡田晋吾	北美原クリニック（北海道）		平江良成	東京大学高齢社会総合研究機構（東京都）
田城孝雄	放送大学大学院（千葉県）		後藤　純	東京大学高齢社会総合研究機構（東京都）
天木　聡	天木診療所（東京都）		荒井康之	医療法人アスムス生きいき診療所・ゆうき（茨城県）
白髭　豊	白髭内科医院（長崎県）		太田秀樹	医療法人アスムスおやま城北クリニック（栃木県）
三原一郎	三原皮膚科/鶴岡地区医師会（山形県）		鈴木幸子	函館五稜郭病院退院サポート室（北海道）
宇都宮宏子	在宅ケア移行支援研究所宇都宮宏子オフィス（京都府）		平原優美	公益財団法人日本訪問看護財団 あすか山訪問看護ステーション（東京都）
久保信彦	あずま通りクリニック（東京都）		大澤光司	（株）メディカルグリーン　大沢調剤薬局（栃木県）
高畠英昭	産業医科大学リハビリテーション医学講座（福岡県）		高岡里佳	田無病院医療福祉連携部（東京都）
谷水正人	四国がんセンター（愛媛県）		白土玲子	医療法人救友会（神奈川県）
田中志子	医療法人大誠会内田病院（群馬県）		渡辺多恵子	医療法人救友会（神奈川県）
北村公一	函館五稜郭病院整形外科・リウマチ科（北海道）		山本仙子	（株）メディトピア湘南（神奈川県）
足立栄子	函館五稜郭病院整形外科・リウマチ科（北海道）		長濱三和子	（株）メディトピア湘南（神奈川県）
今田光一	高岡整志会病院関節鏡・スポーツ整形外科（富山県）		青木健二	（株）メディトピア湘南（神奈川県）
恵上博文	山口県宇部環境保健所（山口県）		五島朋幸	ふれあい歯科ごとう（東京都）
田崎賢一	田崎医院/大村市医師会（長崎県）		小山珠美	NPO法人口から食べる幸せを守る会（神奈川県）
中川彦人	中川医院（富山県）		溝尾　朗	JCHO東京新宿メディカルセンター（東京都）
山本五十年	医療法人救友会（神奈川県）		大石佳能子	（株）メディヴァ（東京都）
猪口貞樹	東海大学医学部（神奈川県）		古田達之	医療法人社団双樹会
鈴木紳一郎	財団法人同友会藤沢湘南台病院（神奈川県）		武藤真祐	医療法人鉄祐会祐ホームクリニック（東京都・宮城県）
小山　剛	高齢者総合ケアセンターこぶし園（新潟県）			

地域医療連携・多職種連携の意義と課題

1章

地域医療連携・多職種連携の意義と課題

開業医にとっての連携の必要性

岡田晋吾
北美原クリニック

- ◆ 開業医を取り巻く環境は今後厳しくなることが予想される．しかし社会全体を見渡すと今ほど開業医が求められている時代はないと考える．
- ◆ 開業医の生き残りのためには，①徹底した専門性の追求か，もしくは②かかりつけ医機能の追求が必要と考えている．
- ◆ かかりつけ医の機能をしっかりと果たすためには中核病院との連携はもとより，地域の在宅スタッフや福祉スタッフとの連携も必要となってくる．
- ◆ 連携がうまくいくと開業医の負担は少なく，患者も安心できる医療を提供することができるが，病院側の都合だけで動いている連携においては連携自体が開業医の負担になっていることも見受けられる．
- ◆ かかりつけ医機能を果たすため連携を負担なく行うためには，①地域連携パスの活用，②在宅・福祉スタッフとの連携，③ICTの利用が今後重要になってくると考えている．

開業医を取り巻く環境

- 開業医を取り巻く環境は決して楽観視できるものではない（ 1 ）．すなわち診療報酬改定は病院勤務医の負担感軽減を中心として病院医療に対して手厚く行われることが続いており，わが国の財政状況を考えると今後も診療所に対して有利な改定が行われる可能性は少ない．
- 地方での人口減少は今後ますます進むため，診療所にとっては患者数の減少という経営的に深刻な状況に向かっていく．人口の多い都市部ではビル診の乱立なども見受けられ，地方だけでなく都市部でも診療所間の競争は激化していくことが予想される．
- また全国的な規模の調剤薬局チェーン主導による医療モール開発が進んできている．従来の不動産業者などが開発の中心であった医療モールに比べて，調剤薬局チェーンによる医療モールは医療に関するリサーチやビジョンがしっかりとしている．
- 調剤薬局チェーンは医療界のつながりも密接であるため人気のある医師を集めることができており，大きな土地に複数の診療科を集め，在宅まで対応できるような医療モールの建設は既存の一般診療所にとっては脅威になる可能

調剤薬局チェーンによる医療モール

現在，調剤薬局チェーンは全国規模で医療モール建設に積極的である．効率よく患者を集め，調剤業務を集約することにより大きな利益を生み出すことができ，門前薬局に伴う診療所廃業による薬局閉鎖リスクなども回避することができる．大型書店ができて，気づいたら小さな本屋が町中から消えたように診療所も消えてしまうのではないかと危惧している．

1 開業医を取り巻く環境	2 かかりつけ医に求められること（厚生労働省後期高齢者医療制度による）
● 診療報酬は勤務医に優先的 ● 大都市ではビル診乱立による競争激化 ● 地方では人口減少 ● 医療モールの進出 ● 患者のニーズの変化（高齢化）	(1) 高齢者が抱える複数の疾患を総合的に診断・治療し，必要なときには心のケアも行える (2) 介護保険のケアマネジャーらとも連携をとり，患者の生活に合わせた在宅療養のアドバイスができる (3) 積極的な訪問診療を行う (4) 痛みを緩和するケアなど，終末期医療に対応できる

性が高い．
- また高齢化の進んだ社会の中で患者側のニーズも変化してきている．高齢者は一つの疾患だけで病院にかかっているわけではなく，複数の疾患をもっていることが多く，このような患者に対するためには開業医もさまざまな疾患を診ていくことが必要になってくる．

開業医が生き残るために

- 厳しい状況の中で生き残るためには，一つには徹底した専門性の追求があげられる．
- すなわち，スポーツ整形外科クリニック，乳腺専門クリニックなど専門性を売りにする診療所は地域でしっかりと患者を集めることができれば安泰かと考える．すでに循環器内科であっても複数医師での有床診療所でPTCA（percutaneous transluminal coronary angioplasty；経皮経管的冠動脈形成）などを多数例行い，救急にも対応する診療所や，肛門科で検査，手術を行う診療所なども都市部では成功している．
- しかし一般の診療所は患者減少，医療モールの進出という厳しい状況の中で生き残るためには，いわゆるかかりつけ医機能を今まで以上に強化することが必要と考えられる．
- 高齢化の進展の中で，高齢者は複数の疾患をもっており，患者側からもかかりつけ医機能の強化が求められていると考えている．

かかりつけ医 (2)

- かかりつけ医にはいろいろな定義があると思うが，厚生労働省が後期高齢者医療制度を発表した際の定義が現在の超高齢社会において目指すものだと考えている．
- 高齢者は複数の疾患を抱えているため，開業医が総合的に診断・治療することが必要であり，心のケアも行うことが必要である．
- 高齢患者はすでに介護を受けていたり，介護予防のためのプログラムを受ける必要があるため，介護保険のケアマネジャーらとも連携をとり，患者の生活に合わせた在宅療養のアドバイスができることが必要になる．
- 開業医として長期間診ている患者が通院困難になった場合に，在宅医療を希

3 地域包括診療料（平成 26 年度）

主治医機能の評価（包括点数）

➤外来の機能分化の更なる推進の観点から，主治医機能を持った中小病院及び診療所の医師が，複数の慢性疾患を有する患者に対し，患者の同意を得た上で，継続的かつ全人的な医療を行うことについて評価を行う．

（新）　地域包括診療料　　　　　　1,503 点（月 1 回）

　　　　　　　　　※1 対象医療機関は，診療所又は許可病床が 200 床未満の病院
　　　　　　　　　※2 地域包括診療料と地域包括診療加算はどちらか一方に限り届出することができる
　　　　　　　　　※3 初診時や訪問診療時（往診を含む．）は算定できない

[包括範囲]
　下記以外は包括とする．なお，当該点数の算定は患者の状態に応じて月ごとに決定することとし，算定しなかった月については包括されない．
　・（再診料の）時間外加算，休日加算，深夜加算及び小児科特例加算
　・地域連携小児夜間・休日診療料　診療情報提供料（Ⅱ）
　・在宅医療に係る点数（訪問診療料，在宅時医学総合管理料，特定施設入居時等医学総合管理料を除く．）
　・薬剤料（処方料，処方せん料を除く．）
　・患者の病状の急性増悪時に実施した検査，画像診断及び処置に係る費用のうち，所定点数が 550 点以上のもの

[算定要件]
① 対象患者は，高血圧症，糖尿病，脂質異常症，認知症の 4 疾病のうち 2 つ以上（疑いは除く．）を有する患者とする．なお，当該医療機関で診療を行う対象疾病（上記 4 疾病のうち 2 つ）と重複しない対象疾病（上記 4 疾病のうち 2 つ）について他医療機関で診療を行う場合に限り，当該他医療機関でも当該診療料を算定可能とする．
② 担当医を決めること．また，当該医師は，関係団体主催の研修を修了していること．（当該取り扱いについては，平成 27 年 4 月 1 日から施行する．）
③ 療養上の指導，服薬管理，健康管理，介護保険に係る対応，在宅医療の提供および当該患者に対し 24 時間の対応等を行っていること．
④ 当該点数を算定している場合は，7 剤投与の減算規定の対象外とする．
⑤ 下記のうちすべてを満たすこと

　・診療所の場合
　　ア）時間外対応加算 1 を算定していること
　　イ）常勤医師が 3 人以上在籍していること
　　ウ）在宅療養支援診療所であること

　・病院の場合
　　ア）2 次救急指定病院又は救急告示病院であること
　　イ）地域包括ケア入院料又は地域包括ケア入院医療管理料を算定していること
　　ウ）在宅療養支援病院であること

（厚生労働省平成 26 年度診療報酬改定資料より）

　　　　望した場合には訪問診療を行うこともかかりつけ医に求められることと考える．
- 最近では，たとえがんの末期であっても自宅で過ごすことを希望する患者も増えており，がんの痛みや苦痛だけでなく終末期の緩和ケアに対応することも強く求められている．
- 平成 26 年度の診療報酬改定では，主治医機能を評価した地域包括診療料および地域包括診療加算という評価が出された（3, 4）．
- ここにはかかりつけ医という言葉はないが，算定の条件として「療養上の指導，服薬管理，健康管理，介護保険に係る対応，在宅医療の提供および当該患者に対し 24 時間の対応等を行っている」とされており，まさしくかかりつけ医機能が強く評価されているものと考えられる．

4 地域包括診療加算（平成26年度）

主治医機能の評価（包括点数）

➢ 外来の機能分化の更なる推進の観点から，主治医機能を持った診療所の医師が，複数の慢性疾患を有する患者に対し，患者の同意を得た上で，継続的かつ全人的な医療を行うことについて評価を行う．

（新）　地域包括診療加算　　　　20点（1回につき）

※1 対象医療機関は，診療所
※2 地域包括診療料と地域包括診療加算はどちらか一方に限り届出することができる
※3 初診時や訪問診療時（往診を含む．）は算定できない

［算定要件］
① 対象患者は，高血圧症，糖尿病，脂質異常症，認知症の4疾病のうち2つ以上（疑いは除く．）を有する患者とする．なお，当該医療機関で診療を行う対象疾病（上記4疾病のうち2つ）と重複しない対象疾病（上記4疾病のうち2つ）について他医療機関で診療を行う場合に限り，当該他医療機関でも当該診療料を算定可能とする．
② 担当医を決めること．また，当該医師は，関係団体主催の研修を修了していること．（当該取り扱いについては，平成27年4月1日から施行する．）
③ 療養上の指導，服薬管理，健康管理，介護保険に係る対応，在宅医療の提供および当該患者に対し24時間の対応等を行っていること．
④ 当該点数を算定している場合は，7剤投与の減算規定の対象外とする．
⑤ 下記のうちいずれか一つを満たすこと

　ア）時間外対応加算1又は2を算定していること
　イ）常勤医師が3人以上在籍していること
　ウ）在宅療養支援診療所であること

（厚生労働省平成26年度診療報酬改定資料より）

地域連携の必要性

- かかりつけ医機能を果たすためにはいろいろな疾患を診る必要があり，病院の専門医との連携がますます必要になってくる．
- 以前に比べて医療の進歩も早くなってきており，糖尿病や関節リウマチなどにおける新薬の開発やがんに対する治療法の進歩には目を見張るものがある．
- 多くの疾患を診る必要がある開業医にとって診断や治療の新しい知見を知ったりすることが目の前の患者を診るうえで必要不可欠だが，なかなか多くの学会に参加することも難しい．
- 患者にとっても専門的な治療が必要になれば地域の良い専門医を紹介してほしいという希望があり，開業医の紹介能力に期待している．
- 患者やその家族にとって迅速に紹介してくれることは開業医への信頼になり，地域での開業医の評価にもつながってくる．そのため密接な連携，スムーズな連携が診療所の評価，経営にとても重要なことだと感じている．
- しかも病院を含む地域の医療・介護スタッフからの開業医との連携への期待がかってないほど感じられ，開業医にとってはやりがいのある時代だと考えている．ただし，多くの開業医が自分たちが地域から求められていることに気づいてないことも多いので，積極的に取り組む姿勢が開業医にも必要と考えている．

地域包括診療料
主治医機能を初めて評価する診療報酬であり，高血圧，糖尿病，脂質異常症，認知症の4疾患のうち2つ以上ある患者が対象になるため，高齢患者の多くが対象となる．通常の再診料72点に代わり，月1回1,503点を請求することができる．その代わり，検査などは一部は包括となる．薬局を含めて24時間対応が必要ということや今回は医師3人以上の診療所しか算定できないなど一般診療所にはハードルが高いが，将来医師1人の診療所でも算定できるようになる可能性もあり，開業医としてはその準備が必要と考えられる．

医療における地域連携の進化(5)

- 地域連携の方法や目的は，その時々の医療環境や診療報酬システムによって大きく変わってくる．
- 以前より開業医と病院勤務医との連携は行われていた．それはもっぱら開業医が困ったり，自分の所では診断・治療できない患者を病院に紹介して医療を行ってもらうための連携であり，診病連携と呼ばれるものであった．
- その後，医療費の増大に伴い，病院での医療費の低減や機能分化の推進を目的として，2000年に急性期特定機能病院加算という評価項目が設定された．そのため病院は平均在院日数の短縮，紹介率のアップ，入院外来比の低下の必要性が生じ，退院患者や外来患者を診療所へ積極的に紹介した．
- これは病院経営のための病院主導での連携であり，病診連携であった．そのため患者にとっても開業医にとっても負担になるような事例もあり，その後このような一方的な病診連携は行われなくなってきた．
- その後社会の高齢化，病院勤務医の疲弊などから病院中心の医療システムから地域全体で患者を支える医療システムの必要性が生じてきて，新しい地域連携が必要になってきており，各地域で行われている．
- また地域における疾患管理という概念が導入され，疾患の診断・治療・フォローをどこでどのように行うかを疾患ごとに考えていくことが求められている．
- 地域の資源をうまく活用しながら患者の負担にならないように疾患管理を行うことが求められており，同時に質の高い医療を効率よく提供するための地域連携ツールとして地域連携が作成され，活用されるようになっている．
- このような地域連携システムを作るためには病院だけでなく，医師会はじめ開業医の積極的な参画が必要とされており，患者中心のための質の高い地域連携づくりが重要となっている．

今，開業医が求められている

- 以前は病院で診断から看取りまで行うことが可能であり，患者もそれを望んでいたが，現在では病院には余裕がなく，患者や家族も必ずしもすべての医療を病院で受けることを希望していない．

診病連携
たとえば腹痛で受診された患者を急性虫垂炎と診断して病院で手術を行ってもらうような診病連携であり，これは今でも開業医としては基本となる連携である．

急性期特定機能病院加算
2000年度の診療報酬改定で設定された点数．当初，平均在院日数20日以内，紹介率30%以上，入院外来比率1.5以下などの基準を満たせば，入院14日以内に限り200点/日が加算された．その次の2002年度の改定では，名称が急性期特定入院加算に変更されるとともに，平均在院日数の要件が17日以内になるなど，算定要件が厳格化された．

---

5 地域連携の進化

① 第一段階(診病連携)
  開業医がかかりつけ医の機能を果たすための診病連携
② 第二段階(病病連携，病診連携)
  在院日数短縮，紹介率アップのための病院経営のための連携
③ 第三段階(疾患管理，患者中心の連携)
  疾患中心のネットワークづくりのための患者中心の連携

開業医の重要な役目とは

　在宅や介護施設などを含め患者の療養環境は多様化しており，そのすべてにかかわるのは開業医であり，医療・介護スタッフは開業医を求めている．このような医療・介護環境の中では，患者や家族の近くで診療を行っている開業医に寄せられている期待がとても大きい．

　患者側としてはいつもは開業医で診断・治療を受け，必要になったら地域で一番の病院や専門医を「紹介してほしい」と望むのが当然になってきており，このニーズに応えることが開業医の重要な役目となっている．

　そして専門医による病院での治療の必要性がなくなったら，開業医でしっかりと生活を含めて支えていくことも求められている．

- 開業医はいつも身近な良医を目指し，いざとなったら地域の名医を紹介することが地域医療をより良いものにすると考えている．こういう連携関係をお互い，緊張感をもって構築することが必要と考えられる．
- そのためには出身医局や出身病院による連携ではなく，地域の名医を開業医が知る努力も大切であり，密接で質の高い連携づくりが開業医にとっては欠かせない．そのような連携関係を作ることで開業医にとってもストレスがなくなる(⑥)＊．
- こういう時代に開業医であることを誇りに思い，病院や患者，家族，地域の医療・介護スタッフのニーズに応える連携システムの構築に積極的に関与するべきだと考えている．

＊「出身病院だからといってすべての患者を送るわけではありません」(p.23)参照．

⑥ 診療所の診病連携

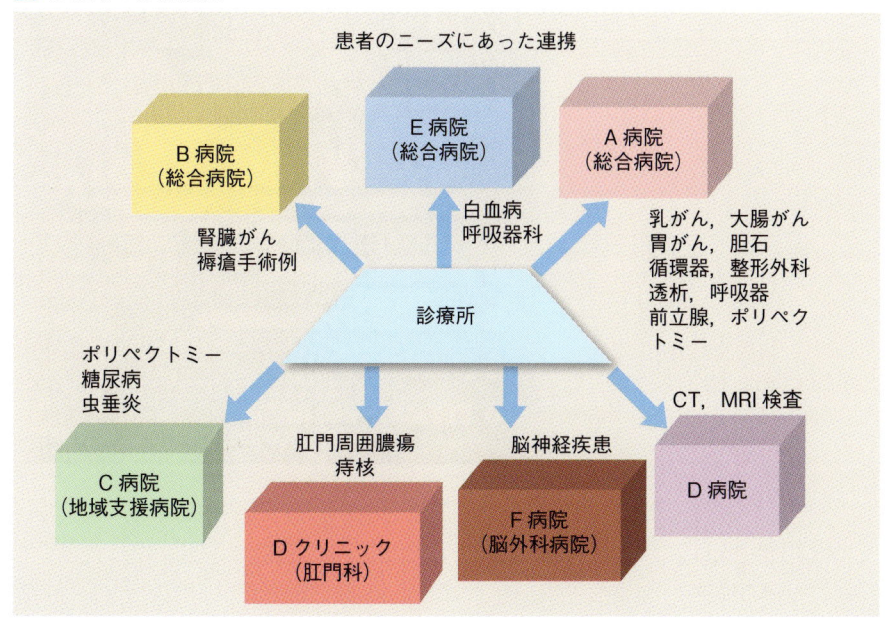

患者のニーズにあった連携

B病院（総合病院）
　腎臓がん
　褥瘡手術例

E病院（総合病院）
　白血病
　呼吸器科

A病院（総合病院）
　乳がん，大腸がん
　胃がん，胆石
　循環器，整形外科
　透析，呼吸器
　前立腺，ポリペクトミー

診療所

C病院（地域支援病院）
　ポリペクトミー
　糖尿病
　虫垂炎

Dクリニック（肛門科）
　肛門周囲膿瘍
　痔核

F病院（脳外科病院）
　脳神経疾患

D病院
　CT，MRI検査

楽に連携するために(7)

- 地域連携は診療所にとっても，病院にとっても患者にとっても負担が少ないことが必要だが，複雑な連携システムだとそれぞれに負担になっていることがある．
- 疾患ごとの連携づくりには地域連携パスは有意義であり，地域連携パスの会議に出席することで最新の診断や治療法を知ることができ，地域の専門医や認定看護師などと連携しやすくなる．
- またケアマネジャーや訪問看護師など在宅スタッフを知ることで介護の相談に乗ることもでき，在宅療養についても負担なく行える．
- 最近では，地域で在宅医療や緩和ケアの研究会や勉強会などが多く行われている(8)．まだまだ開業医の積極的な参加が少ないが，病院スタッフ，在宅スタッフと顔と顔の見える連携づくりにはとても重要と考えられる．参加することで負担のない連携システムを作ることができる．
- 多職種と連携するうえでは，電話やFAXによる連絡は忙しい診療を行いながらでは負担になるため，できるだけICT（information and communication technology；情報通信技術）を利用することがストレスなく連携するうえではとても大切と考えている*．

*「今やICTがなければ在宅医療を続けられません」(p.240)参照．

7 楽に連携するために必要なこと
①地域連携パスの活用
②在宅医療スタッフとの連携
③連携のためのICT

8 地域の研究会への積極的な参加

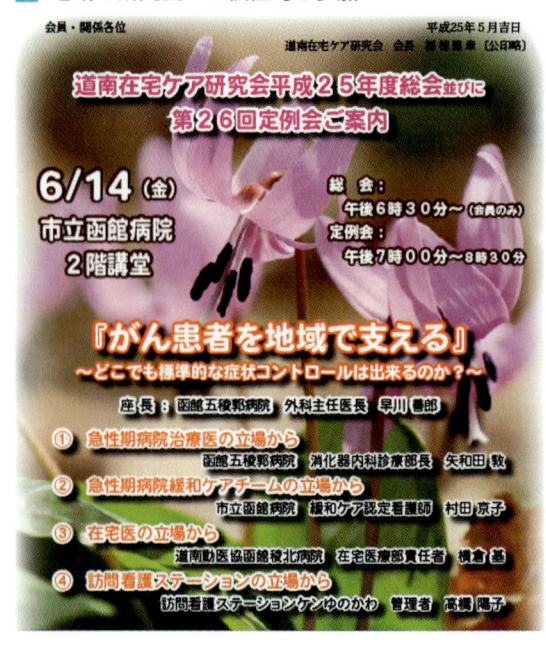

地域医療連携・多職種連携の意義と課題

病院と診療所の連携

田城孝雄
放送大学大学院

- ◆ 地域医療連携では，病院と診療所が連携し，患者の治療の継続が上手くいくように調節する．
- ◆ 医療提供体制において，入院医療と退院後の在宅医療・地域包括ケアの接点にいるのは，診療所・かかりつけ医であり，連携するシステムが考案されている．
- ◆ 専門医1名での一人医長制では医師が疲弊していき，地域から立ち去り，さらに医師不足になり，残された医師がさらに疲弊し，という負のスパイラル構造に陥る．連携を図ることにより地域医療を確保する必要がある．
- ◆ 医療過疎地では，連携した医療提供体制を構築する必要がある．

病院と診療所の連携

- 地域医療連携の関係図として，**1**が一般的によく使われる．前方連携として，診療所から病院へ紹介する流れ，後方連携として病院を退院する患者を，診療所や回復期リハビリテーション病院，療養型病床，介護施設などへ紹介する流れが一般的である．
- この関係図は病院を中心においており，病院中心主義ともいえる．診療所を中心に考えれば，診療所から病院に紹介する流れは，後方連携になり，病院を退院した患者を引き受けて，慢性期治療，疾病管理，在宅医療を引き受けることは，診療所からみれば前方連携となる．
- 従前からの受け持ち患者を病院に紹介して，入院治療を行い，退院後再び外来診療を引き受ける場合は，よく知っている患者なので診療所側には情報がある．しかし，健康であった人がかかりつけ医をもたないまま，発症して入院治療を受けて，退院後地域に帰ってくる場合は，受け入れる診療所側にはその患者の情報がまったくないので，病院の医療連携室・退院調整部門の医療ソーシャルワーカー（MSW）や退院調整看護師（discharge nurse）などが仲介して，患者の治療の継続が上手くいくように退院調節する．

地域包括ケアにおける診療所医師の役割

- **2**の地域包括ケアの概念図を見ると，左側の「病気になったら」の入院医療の部分と右側の「退院したら」の在宅医療・地域包括ケアの部分の接点になっ

column

患者中心主義のもとで

　羽田澄子氏の長編ドキュメンタリー映画「終りよければすべてよし」では，わが国の記録に加えて，スウェーデンや，オーストラリアなどの地域医療・在宅医療の事例が紹介されている．そこでは患者中心主義のもと，患者はその時々の自分自身の体調と希望で，自宅，施設，病院を選んで滞在している．在宅ケアチーム，緩和ケア専門チーム，病院の専門家，プライマリケアチームの医師，看護師，MSWなどの専門家が，自分自身の所属に関係なく，患者が現在いる場所を訪れて必要な医療，あるいはコンサルテーションをしている．これが患者中心主義の在るべき姿と言える．

　日本では，診療報酬や介護報酬の算定方法が複雑になるので，すぐには実行可能とは思われないが，医療者・医療チームが，どの医療機関に所属しているかに関係なく，必要に応じて，患者のいる場所を訪れて，必要な医療・介護サービスを提供することが望ましく，それに近づいていくであろう．

　地域医療連携推進法人制度(仮称)が普及すれば，わが国の医療連携はスウェーデン，オーストラリアの状況に近づくと考えられる．

1　地域医療連携の関係図

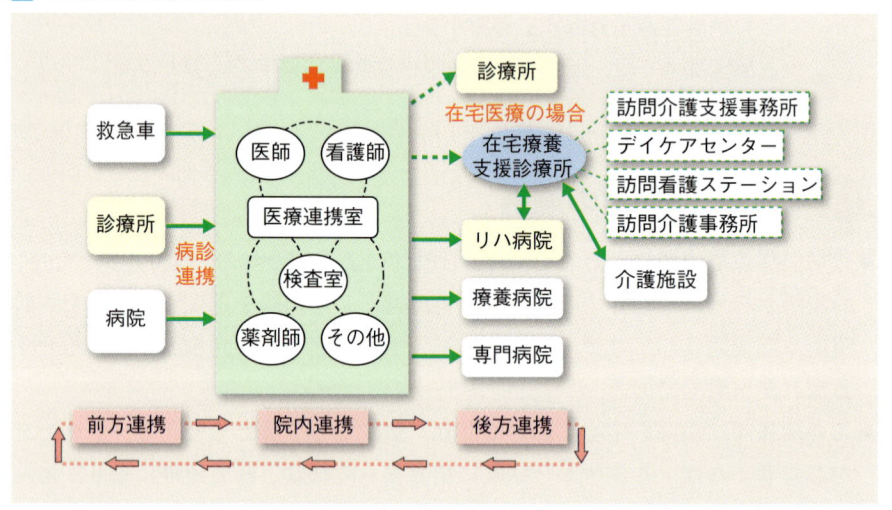

（小泉一行氏提供資料より作成）

ているのは，診療所・かかりつけ医である．
- この病院・診療所の医療提供体制のネットワークと地域包括ケアの地域多職種連携ネットワークを，診療所医師が接点となってつなぐシステムをICT化したのが，栃木県医師会である．
- 「とちまるネット」でSS-MIX2にて，ID-LinkとHuman Bridgeを使い，情報提供施設(病院)に保管されている診療情報を医療機関の間で共有して診療に役立てる栃木県全域のネットワークと，SNS（ソーシャル・ネットワーキング・サービス）を用いて，地域包括ケアの多職種チームで情報を共有しながらコミュニケーションを図るネットワークを，診療所医師(医師会)という人間がつなぐ発想である．必要とされる情報の内容，情報の必要度，リテラシー，かけられる費用の差など，ICUから在宅看取りまで，一気通貫的な

2 地域包括ケアの概念図

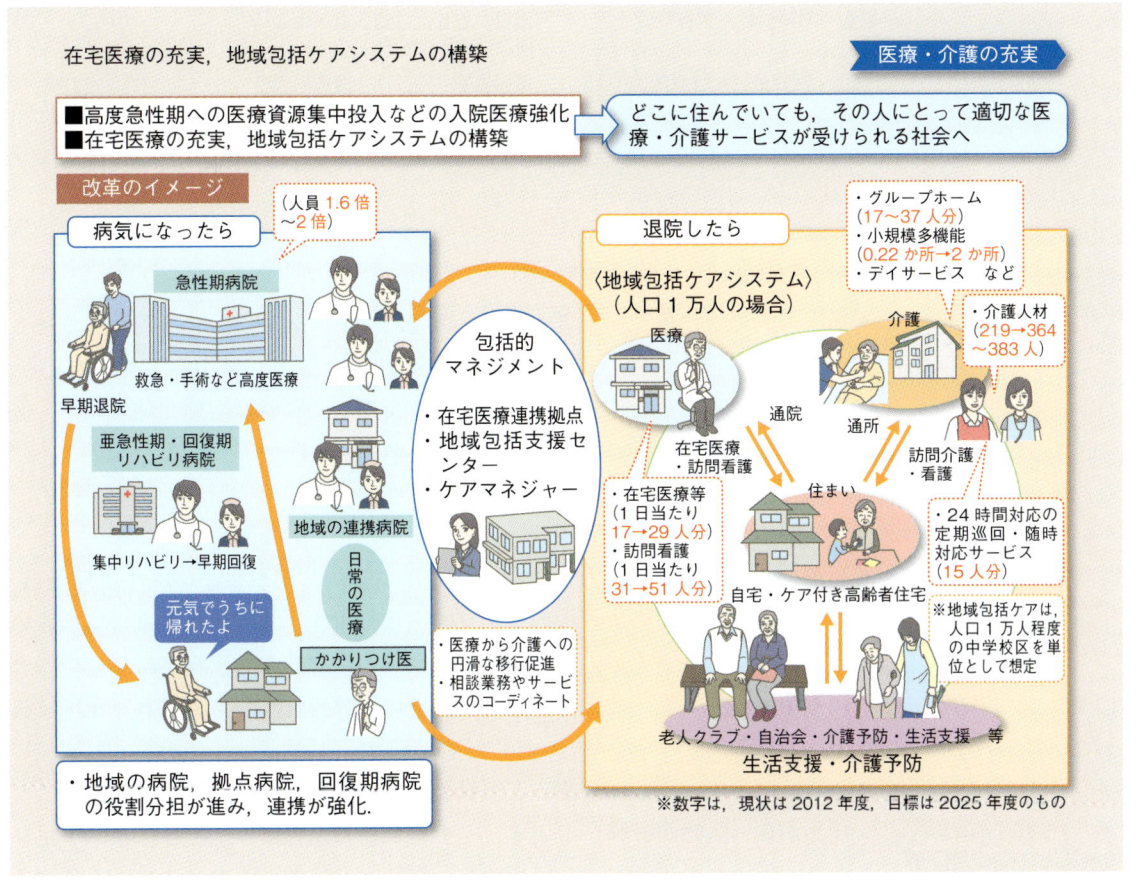

在宅医療の充実，地域包括ケアシステムの構築　　　　　　　　　　　　　　　　　　　医療・介護の充実

- 高度急性期への医療資源集中投入などの入院医療強化
- 在宅医療の充実，地域包括ケアシステムの構築

→ どこに住んでいても，その人にとって適切な医療・介護サービスが受けられる社会へ

（厚生労働省資料より作成）

ICTによる情報共有システムが，現時点では困難な中，これはきわめて現実的で賢い方法である．

医療連携の必要性

医療連携は，なぜ必要か

第1の理由──医療の需要と供給のミスマッチ

- 医療連携はなぜ必要か．それは，医療の供給と需要のミスマッチがあるためである．ただし，医療の供給と需要のミスマッチには，2種類ある．それは，以下に挙げる2種類である．
  - ▶ 医療の供給＞医療の需要
  - ▶ 医療の供給＜医療の需要
- 医療提供（供給）と医療需要のミスマッチの不等号の向きで，Ⅰ型とⅡ型に分けることができる（3）．

Point
東日本を中心とする医療過疎地は，『医療の供給＜医療の需要』が多い．現在では，日本の多くの地域は，『医療の供給＜医療の需要』のタイプになっている．

3 医療供給と医療需要のミスマッチ

Ⅰ型　医療供給＞医療需要	・西日本型または病床過剰地域 ・囲い込み・複合体
Ⅱ型　医療供給＜医療需要	・東日本型・過疎地・医療崩壊型 ・医師の疲弊・医師の確保（・立ち去り型サボタージュ） ・マグネットホスピタル ・一人医長制の弊害，救急医・当直医がいない

Ⅰ型【医療供給＞医療需要】

- 病床過剰地域に多く，患者の囲い込み型であり，同一法人・または医療法人と社会福祉法人の連合（多くは，理事長が同一人物）により，二木 立先生[1]のいうところの複合体を形成するタイプである．これは，歴史的にみて，医学部・医科大学の多い西日本に多くみられる．

Ⅱ型【医療供給＜医療需要】

- 医療の需要・必要量より，医療供給・医療提供体制が少ない医療過疎地域，さらに進むと医療崩壊地域のタイプである．東北・北海道など東日本に多いが，これは，歴史的に，医学部・医科大学の設置数が，東日本に少ないことにも由来していて，最近は，日本海側を中心に西日本でも見られ，全国に拡がっている．
- 医師数が少ないことによる一人医長制の弊害，救急医・当直医がいないことなどから，医師が疲弊していき，その地域から立ち去り，さらに医師不足になり，残された医師がさらに疲弊し，医師不足に拍車がかかっていく負のスパイラル構造に陥っている．
- この対策として，厚生労働省は，専門医1名による一人医長制をやめ，専門医を3名以上配置するマグネットホスピタルを地域の中核病院とし，他の病院を支えることで地域医療を確保する方針を取っている．

Point

地域における（介護・福祉サービスを含む）医療機能に関して言えば，医療提供施設の機能（医療機能）に応じ効率的に，かつ，福祉サービスその他の関連するサービスとの有機的な連携を図りつつ医療が提供されなければならない．これからは，地域の医療機関で病院，診療所を問わず総力戦が必要となり，競争から協調へと，連帯が必要となってくる．

ここに注目　医療ニーズを減らす方策も

　救急医療を中心に，医療のニーズを減らすための方策も必要であり，健康づくりや疾病の1次予防や，住民への啓発，健康教育および受診行動の是正も必要になっている．このため，かかりつけ医をもつキャンペーン，「かかりつけ医をもちましょう」運動が各地で行われている．かかりつけ医として期待されているのは診療所であり，なかでも総合医に対する期待は大きい．

⚓ 第2の理由──機能分化

- 地域医療計画の概念図を見ながら，地域医療の在り方を考えると，救護（救命救急）と急性期は急性期病院における医療であり，回復期は回復期リハビリテーション病院病床の担当であるが，維持期は，地域の診療所・かかりつけ医の役割である．

「地域における医療及び介護の総合的な確保の促進に関する法律」

　医療連携の必要性は以前から言われていた．たとえば，平成14年8月29日の医療制度改革推進本部（本部長：厚生労働大臣）の医療提供体制の改革に関する検討チーム（主査：厚生労働省医政局長）による医療提供体制の改革の基本的方向（中間まとめ）では，以下が挙げられた．

1. 地域ニーズを踏まえた機能分化―急性期病床における地域医療連携の強化
    - ○紹介率・逆紹介率の向上
    - ○適切な退院計画・退院調整の実施
        - ・適切な退院後の療養生活の確保
        - ・多様な社会サービスの利用
        - ・良質なケアの継続
2. 地域ニーズを踏まえた機能分化―在宅支援機能の強化（入院中心の医療からの転換）
    - ○患者のQOLを重視した医療・介護・福祉サービスの総合的な提供
    - ○入院中心でなく，在宅を中心
    - ○肺炎や骨折，急性増悪などの入院ニーズへの対応
    - ○訪問診療，訪問看護，維持期リハなど，在宅生活を支援（訪問看護ステーション等）

　これを受けて，平成15年8月の医療提供体制の改革のビジョンでは，質の高い効率的な医療提供体制の構築として，
　(1)医療機関の機能分化・重点化・効率化
　(2)地域における必要な医療提供体制の確保
　(3)医業経営の近代化・効率化
が挙げられており，将来のビジョンとして
　・急性期医療は，手厚い治療・重点化・集中化を通じて，早期退院が可能になり，平均在院日数が短縮され，病床数は必要な数に集約化されていく．
　・一般病床においては，難病医療，緩和ケア，リハビリテーション，在宅医療の後方支援などの特定の機能を担う．
　・患者の社会復帰を目指した医療が提供される．
　・かかりつけ医について，地域における第一線の機関として，その普及・定着を図る．
　特に，病診連携・地域医療連携等の推進として，紹介率・逆紹介率の向上を図るとともに，入院診療計画（いわゆるクリティカルパス等）における適切な退院計画の作成，退院に向けた情報提供やサービス調整による，適切な入院医療と退院後の療養生活確保を図るなど，地域における医療連携や医療機関と薬局の連携を推進することが謳われていた．

　患者がその病状に応じてふさわしい医療を適切に受けられるという観点から，急性期医療，難病医療，緩和ケア，リハビリテーション，長期療養，在宅医療等といった機能分化を促進することを目標にしていた．
　「医療提供体制の改革は，まず病院から」「診療報酬の改定等により，メッセージを送ってきた」と，当時の厚生労働省保険局 辻哲夫局長がコメントされていたことを，筆者は記憶している．
　それから10年が経ち，平成26年6月25日に，『地域における医療及び介護の総合的な確保の促進に関する法律』が，『地域における公的介護施設等の計画的な整備等の促進に関する法律』（平成元年法律）から，改正され成立した．
　この法律の改正成立を受けて，第1回医療介護総合確保促進会議が2014年（平成26年）7月28日に開催された．所管は，厚生労働省保険局医療介護連携政策課である．さらに，その支援のための財政基盤として，新たな財政支援制度が設けられた．医療介護総合確保促進法第6条・7条に基づき，「地域医療介護総合確保基金」が，消費税を財源として設けられた．
　これにより，医療と介護の連携の実施・実行は待ったなしとなった．

「地域における医療及び介護の総合的な確保の促進に関する法律」(条文抜粋)

第一条　この法律は，国民の健康の保持及び福祉の増進に係る多様なサービスへの需要が増大していることに鑑み，地域における創意工夫を生かしつつ，地域において効率的かつ質の高い医療提供体制を構築するとともに地域包括ケアシステムを構築することを通じ，地域における医療及び介護の総合的な確保を促進する措置を講じ，もって高齢者をはじめとする国民の健康の保持及び福祉の増進を図り，あわせて国民が生きがいを持ち健康で安らかな生活を営むことができる地域社会の形成に資することを目的とする．
（定義）
第二条　この法律において「地域包括ケアシステム」とは，地域の実情に応じて，高齢者が，可能な限り，住み慣れた地域でその有する能力に応じ自立した日常生活を営むことができるよう，医療，介護，介護予防（要介護状態若しくは要支援状態となることの予防又は要介護状態若しくは要支援状態の軽減若しくは悪化の防止をいう．），住まい及び自立した日常生活の支援が包括的に確保される体制をいう．

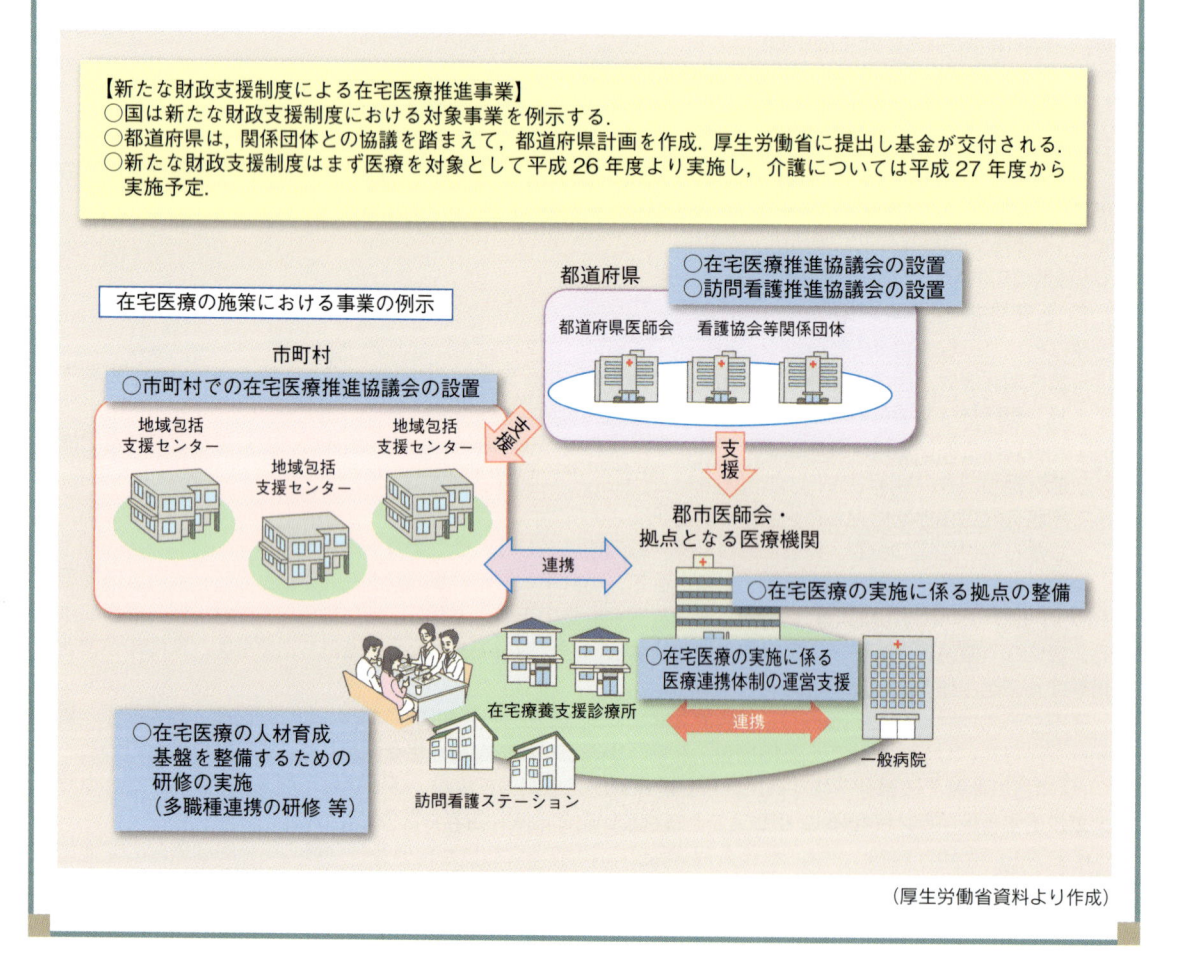

【新たな財政支援制度による在宅医療推進事業】
○国は新たな財政支援制度における対象事業を例示する．
○都道府県は，関係団体との協議を踏まえて，都道府県計画を作成．厚生労働省に提出し基金が交付される．
○新たな財政支援制度はまず医療を対象として平成26年度より実施し，介護については平成27年度から実施予定．

在宅医療の施策における事業の例示

都道府県
○在宅医療推進協議会の設置
○訪問看護推進協議会の設置
都道府県医師会　看護協会等関係団体

市町村
○市町村での在宅医療推進協議会の設置
地域包括支援センター　地域包括支援センター　地域包括支援センター

連携

郡市医師会・拠点となる医療機関
○在宅医療の実施に係る拠点の整備
○在宅医療の実施に係る医療連携体制の運営支援

在宅療養支援診療所
訪問看護ステーション
一般病院

○在宅医療の人材育成基盤を整備するための研修の実施（多職種連携の研修 等）

（厚生労働省資料より作成）

動脈硬化性疾病の2次予防

慢性期医療・疾病管理

- 脳卒中と急性心筋梗塞の慢性期・長期療養期（回復期・維持期・再発予防）に求められる事項を比較すると，多くが共通している．特に，再発予防治療，基礎疾患・危険因子の管理，抑うつ状態への対応が一致している（4, 5）．
- 救急医療の確保として，救急医療機関の直接的な整備（人材・機器・資金・設備の投入）が求められているが，これ以外に行うことはないであろうか．救急受診者を減らす努力も必要である．

救急受診者を減らす努力として
- 救急受診者の重症度・緊急性を考慮すると，
  ① **軽症救急受診者の場合**：コンビニ受診は，不安感を軽減するために，地域住民に対する啓発活動や，組織づくりが必要であり，また軽症者が3次救急医療機関に集中しないように，ワンストップ型（1次・2次）救急施設の整備・充実が必要である．
  ② **重症救急受診者の場合**：重症化・再発の防止が必須であり，同じ患者が発作を何回も繰り返して，その都度救急搬送されることをなくすために，疾病の2次予防が必要となる．
  ③ **救急施設長期入院者（滞在者）の場合**：NICUのような後方施設がなく，また在宅医療に移行することも難しい疾患では，後方病床・後方施設の確保も必要となる．

重症化・再発の防止 ── 疾病の2次予防の担い手はかかりつけ医（ICT化の必要性）

- 医療機関のネットワーク化（ICT）により，医療情報の共有を図る場合，中核病院の画像が診療所で見られるなど中核病院から診療所への情報の流れだけではなく，診療所における血圧，血糖・HbA1cや脂質の値など，生活習慣病の月々の数値，コントロールの程度を，病院の専門医が確認できる双方向性の医療情報の共有化を図る．そうすることにより地域住民の健康管理・疾病管理・重症化予防が行われ，結果として脳卒中，心筋梗塞など重症者が救急受診する数を減少させることができ，救急医療体制の保持ができると考えられる．

神経難病・がんなどの進行する疾患

- 神経難病やがんなど，診断初期であっても，将来，在宅医療が必要になることが予想された時期に，病院の専門医から，地域の在宅医療を行っている医師を，一度紹介しておくことができれば理想的である．
- 歩いて通院できているうちから，寝たきりになることを前提に在宅医療医を

4 脳卒中の医療体制

(厚生労働省資料より作成)

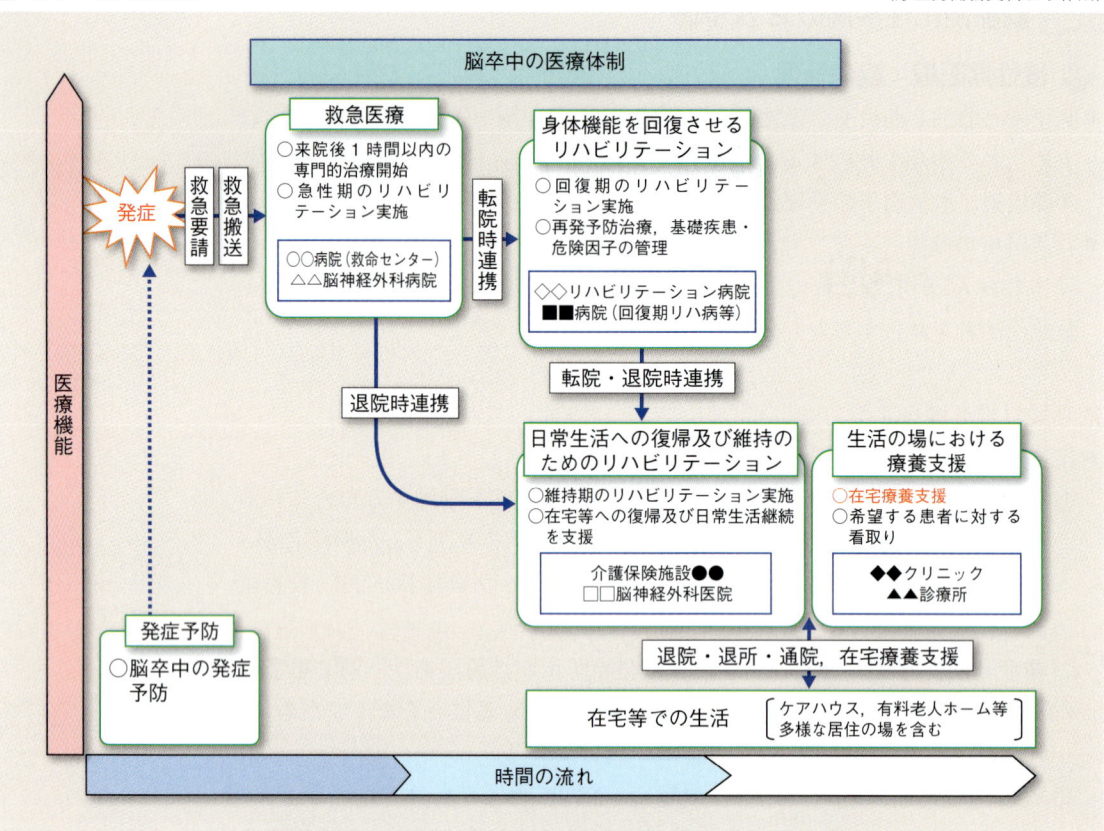

脳卒中の医療体制（フロー図）

医療機能：

- **発症** → **救急要請** → **救急搬送**
- **救急医療**
  - ○来院後1時間以内の専門的治療開始
  - ○急性期のリハビリテーション実施
  - ○○病院（救命センター）
  - △△脳神経外科病院
- **転院時連携** →
- **身体機能を回復させるリハビリテーション**
  - ○回復期のリハビリテーション実施
  - ○再発予防治療，基礎疾患・危険因子の管理
  - ◇◇リハビリテーション病院
  - ■■病院（回復期リハ病等）
- **転院・退院時連携** →
- **日常生活への復帰及び維持のためのリハビリテーション**
  - ○維持期のリハビリテーション実施
  - ○在宅等への復帰及び日常生活継続を支援
  - 介護保険施設●●
  - □□脳神経外科医院
- **退院時連携**
- **生活の場における療養支援**
  - ○在宅療養支援
  - ○希望する患者に対する看取り
  - ◆◆クリニック
  - ▲▲診療所
- **退院・退所・通院，在宅療養支援**
- **在宅等での生活**（ケアハウス，有料老人ホーム等多様な居住の場を含む）
- **発症予防**
  - ○脳卒中の発症予防

時間の流れ →

脳卒中の医療体制（表）

	【予防】	【救護】	【急性期】	【回復期】	【維持期】	《在宅療養》
機能	発症予防	応急手当・病院前救護	救急医療	身体機能を回復させるリハビリテーション	日常生活への復帰及び維持のためのリハビリテーション	生活の場での療養支援
目標	●脳卒中の発症予防	●発症後2時間以内の急性期病院到着	●来院後1時間以内の専門的治療開始 ●急性期に行うリハビリテーション実施	●回復期に行うリハビリテーション実施 ●再発予防治療，基礎疾患・危険因子の管理	●維持期に行うリハビリテーション実施 ●在宅等への復帰及び生活の継続支援	●在宅療養支援 ●希望する患者に対する看取り
医療機関例			●救命救急センターを有する病院 ●脳卒中の専用病室を有する病院	●リハビリテーションを専門とする病院 ●回復期リハビリテーション病棟を有する病院	●介護老人保健施設 ●介護保険によるリハビリテーションを行う病院・診療所	●診療所　等
求められる事項（抄）	●基礎疾患・危険因子の管理 ●初期症状出現時の対応について，本人等に教育・啓発 ●初期症状出現時における急性期病院への受診勧奨	【本人・周囲にいる者】 ●速やかな救急搬送要請 【救急救命士】 ●適切な観察・判断・処置 ●急性期病院に2時間以内に搬送	●CT・MRI検査の24時間対応 ●専門的診療の24時間対応 ●来院後1時間以内にt-PAによる脳血栓溶解療法を実施 ●外科的治療が必要な場合2時間以内に治療開始 ●廃用症候群や合併症の予防，セルフケアの早期自立のためのリハビリテーション実施	●再発予防治療，基礎疾患・危険因子の管理 ●抑うつ状態への対応 ●機能障害の改善及びADL向上のリハビリテーションを集中的に実施	●再発予防治療，基礎疾患・危険因子の管理 ●抑うつ状態への対応 ●生活機能の維持・向上のリハビリテーション実施 ●在宅復帰のための居宅介護サービスを調整	●再発予防治療，基礎疾患・危険因子の管理 ●抑うつ状態への対応 ●訪問看護ステーション，調剤薬局と連携した在宅医療 ●希望する患者に対する居宅での看取り ●居宅介護サービスとの連携
連携		●発症から治療開始までの時間短縮		●医療施設間における診療情報・治療計画の共有	●在宅等での生活に必要な介護サービスの調整	
指標による現状把握	●基本健診受診率	●発症から救急通報までの時間 ●救急要請から医療機関到着までの時間	●SCU等を有する医療機関・病床数 ●t-PAによる脳血栓溶解法実施医療機関数，実施率 ●急性期リハビリテーション実施医療機関数	●回復期リハビリテーション実施医療機関数	●介護保険によるリハビリテーション実施施設数 ●入院中のケアプラン作成率 ●地域連携クリティカルパス導入率	●在宅療養支援診療所数
	●在宅等生活の場に復帰した患者の割合　●発症1年後のADLの状況　●脳卒中を主原因とする要介護認定者数　●年齢調整死亡率					

病院と診療所の連携　17

5 急性心筋梗塞の医療体制

（厚生労働省資料より作成）

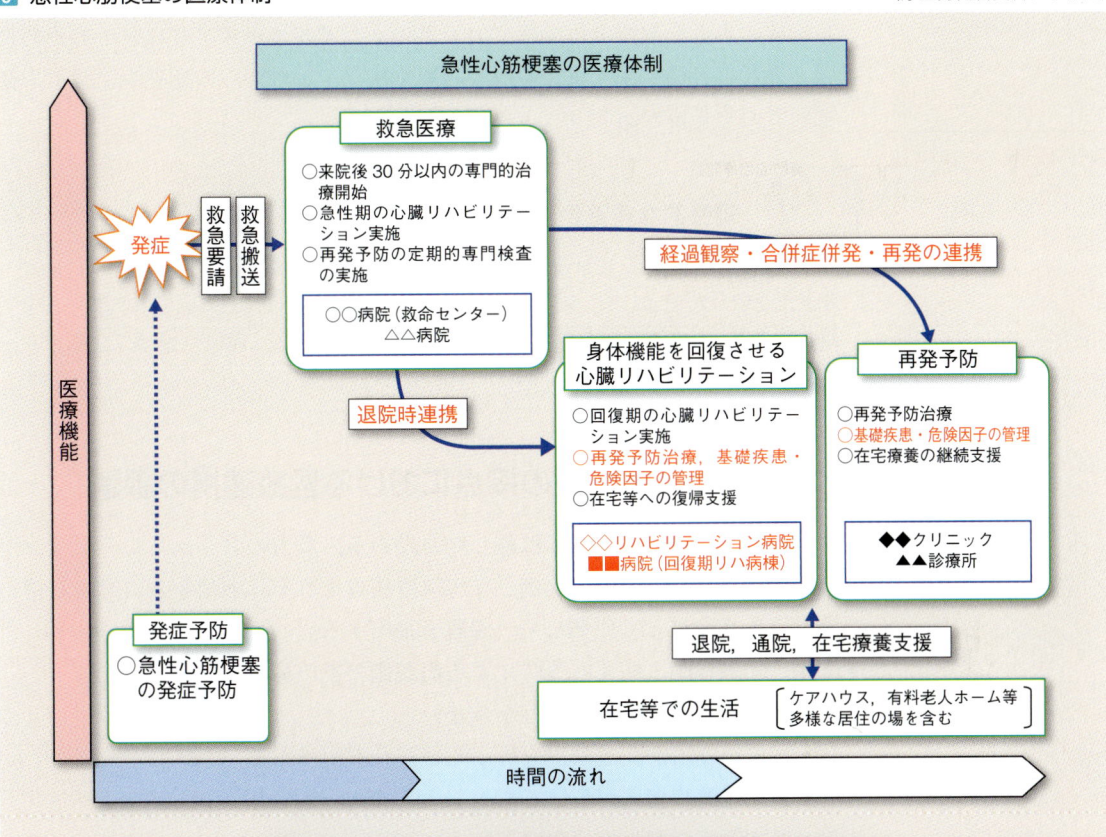

急性心筋梗塞の医療体制

医療機能

- 発症 → 救急要請 → 救急搬送

救急医療
- ○来院後30分以内の専門的治療開始
- ○急性期の心臓リハビリテーション実施
- ○再発予防の定期的専門検査の実施

○○病院（救命センター）
△△病院

→ 経過観察・合併症併発・再発の連携

身体機能を回復させる心臓リハビリテーション
- ○回復期の心臓リハビリテーション実施
- ○再発予防治療，基礎疾患・危険因子の管理
- ○在宅等への復帰支援

◇◇リハビリテーション病院
■■病院（回復期リハ病棟）

退院時連携

再発予防
- ○再発予防治療
- ○基礎疾患・危険因子の管理
- ○在宅療養の継続支援

◆◆クリニック
▲▲診療所

発症予防
- ○急性心筋梗塞の発症予防

退院，通院，在宅療養支援

在宅等での生活　ケアハウス，有料老人ホーム等多様な居住の場を含む

時間の流れ →

急性心筋梗塞の医療体制

	【予防】	【救護】	【急性期】	【回復期】	【再発予防】
機能	発症予防	応急手当・病院前救護	救急医療	身体機能を回復させる心臓リハビリテーション	再発予防
目標	●急性心筋梗塞の発症予防	●専門的医療機関への早期到着	●来院後30分以内の専門的治療開始 ●急性期における心臓リハビリテーションの実施 ●再発予防の定期的専門的検査の実施	●再発予防治療，基礎疾患・危険因子の管理 ●心臓リハビリテーションの実施 ●在宅復帰支援 ●再発予防に必要な知識の教育	●再発予防治療，基礎疾患・危険因子の管理 ●在宅療養支援
医療機関例			●救命救急センターを有する病院 ●心臓病専用病室（CCU）等を有する病院	●内科及びリハビリテーション科を有する病院又は診療所	●病院又は診療所
求められる事項（抄）	●基礎疾患・危険因子の管理 ●初期症状出現時の対応について，本人等に教育・啓発 ●初期症状出現時における急性期病院への受診勧奨	【本人・周囲にいる者】 ●速やかな救急搬送要請 ●救急蘇生法等適切な処置 【救急救命士】 ●適切な観察・判断・処置 ●急性期病院への速やかな搬送	●心臓カテーテル検査等の24時間対応 ●専門的診療の24時間対応 ●来院後30分以内の冠動脈造影検査実施 ●呼吸管理等の全身管理や，ポンプ失調，心破裂等の合併症の治療 ●電気的除細動，器械的補助循環装置，緊急ペーシング，ペースメーカー不全の対応 ●包括的あるいは多要素リハビリテーションの実施 ●抑うつ状態等の対応	●再発予防治療，基礎疾患・危険因子の管理 ●抑うつ状態への対応 ●電気的除細動等急性増悪時の対応 ●運動療法，食事療法等の心臓リハビリテーションが実施 ●再発等における対応法について，患者及び家族への教育	●再発予防治療，基礎疾患・危険因子の管理 ●抑うつ状態への対応 ●電気的除細動等急性増悪時の対応 ●生活機能の維持・向上のリハビリテーション実施 ●在宅復帰のための居宅介護サービスを調整
連携		●発症から治療開始までの時間短縮	●医療施設間における診療情報・治療計画の共有（定期的専門的検査の実施を含む） ●合併症併発時や再発時における緊急の内科的・外科的治療に対応するための連携		
指標による現状把握	●健診受診率	●発症から救急通報までの時間 ●救急要請から医療機関到着までの時間	●CCUを有する医療機関数・病床数 ●冠動脈造影検査及び治療実施医療機関数 ●来院から心臓カテーテル検査までに要した平均時間 ●心臓リハビリテーション実施医療機関数	●心臓リハビリテーション実施医療機関数 ●地域連携クリティカルパス導入率	●介護保険によるリハビリテーション実施施設数
			●在宅等生活の場に復帰した患者の割合　●年齢調整死亡率		

紹介しておくことは，患者にとって心情的に受け入れることが難しい．しかし一人の患者を地域全体で診ていくというライフコースアプローチのためには，患者に長期予後や将来の療養状態を伝え，これからの療養生活設計を確認しておく必要がある．

> **理性的な療養生活設計を**
>
> まだ動けるうちに済ませるべきことを考えるなどの将来予測に基づく，理性的な療養生活設計が望ましく，将来的には必要である．これは，日本人の宗教観・人生観からは難しいかもしれないが，徐々に必要になってくる．患者・家族に，覚悟が求められるゆえんである（ **6** ～ **8** ）．

病院と在宅医療の接点における医療連携の課題

- 病院と在宅医療側の連携には難しい点がある．双方のコミュニケーションが不充分な場合が多い．病院側と在宅医療側のそれぞれの相手方に対する言い分を箇条書きにして列挙して，課題を抽出する．
- まず，病棟医師・病棟看護師による**病院側の言い分**を挙げる．
    - どこに紹介してよいかわからない
    - どの診療所が在宅医療を行っているか不明である
    - 在宅医療の情報が不足である
    - 在宅医療の側の相談窓口がない
    - かかりつけ医のネットワークが必要である
    - 在宅医療がわからない
    - どこまで医療・ケアを提供できるかわからない
    - 診療所側の提供した医療機能情報と現実にギャップがある
    - 個々の在宅診療所の力量に違いがある
    - コミュニケーションが足りない
    - 多忙である
    - DPC（Diagnosis Procedure Combination）など，経営指標による圧力があり，早期退院を迫られる
    - 病院側の在宅医療への相談窓口が多様（医師，看護師，MSW）で，一本化していない
    - 病院医師の在宅医療に関する教育ができていない
    - 退院支援に経済的な裏づけをしてほしい
    - 診療報酬の問題
- 次いで，在宅医療医・訪問看護師による**在宅医療側の言い分**を挙げる．
    - 適切な時期に退院させない（遅い，時期を逸する）
    - 突然在宅へ帰す
    - インフォームドコンセントができていない

6 がんの医療体制

(厚生労働省資料より作成)

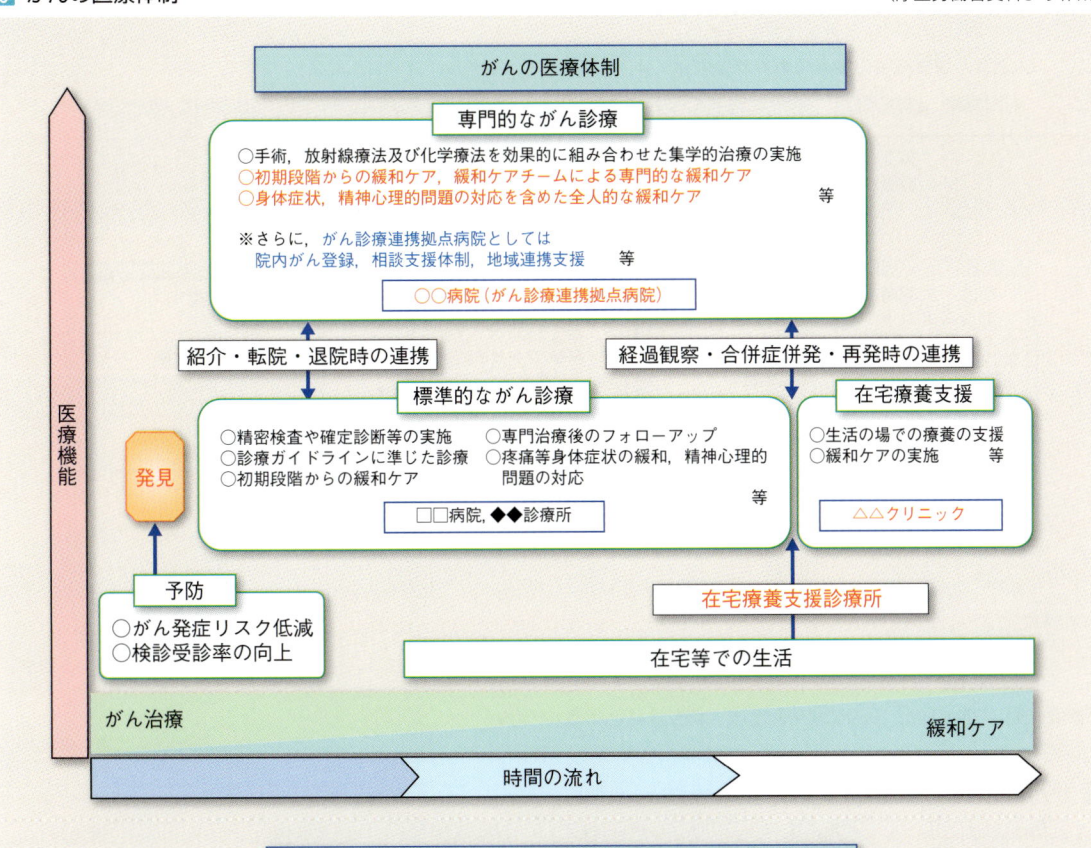

がんの医療体制

医療機能

専門的ながん診療
- 手術，放射線療法及び化学療法を効果的に組み合わせた集学的治療の実施
- 初期段階からの緩和ケア，緩和ケアチームによる専門的な緩和ケア
- 身体症状，精神心理的問題の対応を含めた全人的な緩和ケア 等

※さらに，がん診療連携拠点病院としては
院内がん登録，相談支援体制，地域連携支援 等

○○病院（がん診療連携拠点病院）

紹介・転院・退院時の連携 ／ 経過観察・合併症併発・再発時の連携

標準的ながん診療
- 精密検査や確定診断等の実施
- 診療ガイドラインに準じた診療
- 初期段階からの緩和ケア
- 専門治療後のフォローアップ
- 疼痛等身体症状の緩和，精神心理的問題の対応 等

□□病院, ◆◆診療所

在宅療養支援
- 生活の場での療養の支援
- 緩和ケアの実施 等

△△クリニック

発見

予防
- がん発症リスク低減
- 検診受診率の向上

在宅療養支援診療所

在宅等での生活

がん治療 ←―――――――→ 緩和ケア

時間の流れ

がんの医療体制

	【予防】	【専門診療】	【標準的診療】	【療養支援】
機能	がんを予防する機能	専門的ながん診療機能	標準的ながん診療機能	在宅療養支援機能
目標	●禁煙などがん発症のリスク低減 ●がん検診の受診率向上	●集学的治療の実施 ●緩和ケアチームによる治療初期段階からの専門的な緩和ケア ●精神心理的な問題対応を含めた全人的な緩和ケア	●精密検査や確定診断の実施 ●診療ガイドラインに準じた診療の実施 ●専門治療後のフォローアップ ●治療の初期段階からの緩和ケアの実施 ●身体症状の緩和，精神心理的問題への対応	●患者の意向を踏まえた，在宅等の生活の場での療養支援 ●緩和ケアの実施
医療機関例		●がん診療連携拠点病院	●病院又は診療所	●ホスピス・緩和ケア病棟を有する病院 ●診療所 等
求められる事項（抄）	【医療機関】 ●精密検査の実施 ●がん検診の精度管理への協力 【行政】 ●がん検診の実施 ●都道府県がん登録の実施 ●がん検診の精度管理	●専門的検査・専門的診断の実施 ●集学的療法の実施 ●異なる専門分野間の定期的なカンファレンス等の実施 ●専門的な緩和ケアチームの配置 ●セカンドオピニオンの提供 ●喪失した機能のリハビリテーション ●禁煙外来の設置 ※がん診療連携拠点病院は追加事項あり	●診断・治療に必要な検査の実施 ●病理診断や画像診断等の実施 ●手術療法又は化学療法の実施 ●診療ガイドラインに準じた診療 ●緩和ケアを実施 ●喪失した機能のリハビリテーション ●禁煙外来の設置	
連携		●医療施設間における診療情報・治療計画の共有（退院後の緩和ケアを含む） ●要精検者の確実な医療機関受診		
指標による現状把握	●禁煙外来を行っている医療機関数 等 ●がん検診の受診率や精度管理・事業評価を行っている市町村数 等 ●喫煙率	●専門的ながん診療を行う病院数 ●がん診療連携拠点病院の整備状況 ●院内がん登録の実施状況 ●緩和ケアの実施状況 ●がん医療に関する情報提供体制	●緩和ケアの実施状況	●緩和ケアの実施状況 ●医療用麻薬の消費量 ●がん患者の在宅死亡割合
	●75歳以下の年齢調整死亡率			

7 がんの地域連携パスで考慮すべき要素

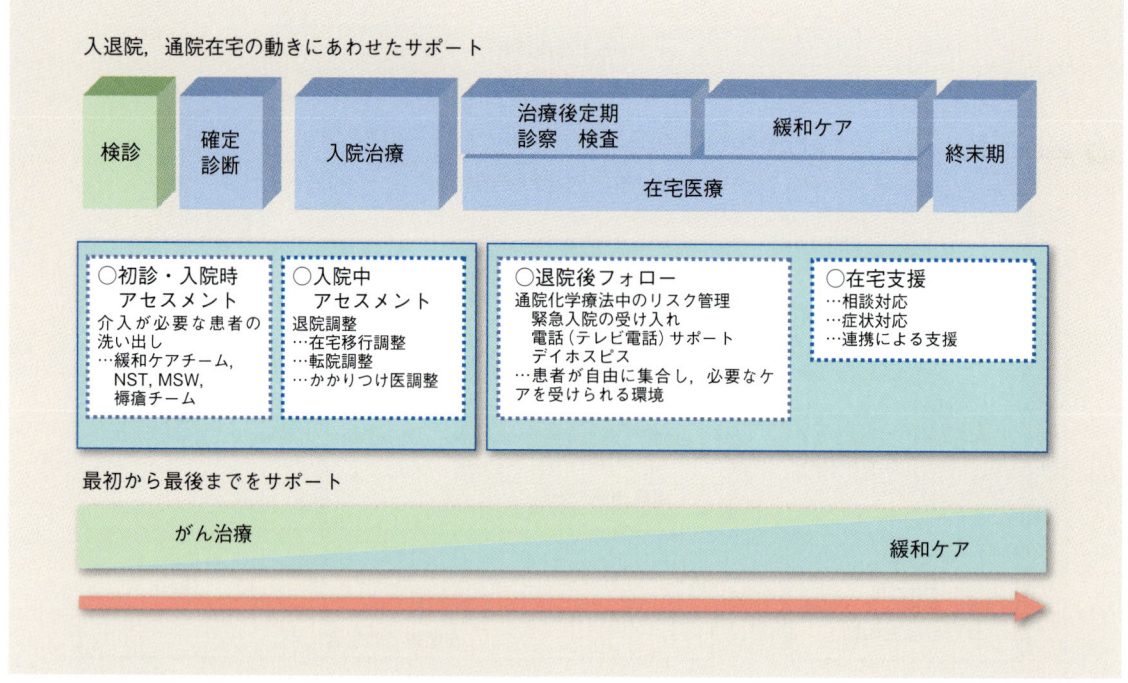

入退院，通院在宅の動きにあわせたサポート

検診 → 確定診断 → 入院治療 → 治療後定期診察 検査／在宅医療 → 緩和ケア → 終末期

- ○初診・入院時アセスメント
  介入が必要な患者の洗い出し
  …緩和ケアチーム，NST, MSW, 褥瘡チーム

- ○入院中アセスメント
  退院調整
  …在宅移行調整
  …転院調整
  …かかりつけ医調整

- ○退院後フォロー
  通院化学療法中のリスク管理
  緊急入院の受け入れ
  電話（テレビ電話）サポート
  デイホスピス
  …患者が自由に集合し，必要なケアを受けられる環境

- ○在宅支援
  …相談対応
  …症状対応
  …連携による支援

最初から最後までをサポート

がん治療 → 緩和ケア

患者の病期（状態・状況）により連携の密度・粒度は変化する．

（谷水正人氏提供資料より）

8 がん連携職種の機能

拠点病院	一般病院	かかりつけ医	訪問看護ST	居宅介護センター	介護施設
精密診断 集学的治療 早期からの専門的全人的緩和ケア セカンドオピニオン 医療情報提供	早期発見 がん治療 症状管理 定期検査 補助化学療法 緩和ケア 緊急入院 レスパイト入院 終末期入院 看取り	検診への促し 初期診断 症状管理 定期検査 補助化学療法 緩和ケア 訪問診療 在宅療養支援 ケアチーム指導 看取り	病院とかかりつけ医の連携 症状把握・報告 不安，苦痛，不満のアセスメントと対応 生活指導 介護指導 ケアチーム指導 緩和ケア 看取り	ケアプラン作成 療養環境整備 介護力調整 介護指導 ケアチーム調整 　薬剤師 　歯科医師 　理学療法士 　… 多職種連携	レスパイト デイサービス デイケア デイホスピス ショートステイ 療養や看取りの場を提供

（谷水正人氏提供資料より）

- ▶心理・精神的ケアがなされていない
- ▶生活面が把握できていない
- ▶納得していない状況で在宅ケアがスタートする
- ▶看取りをゴールにするか不明である，呼吸器疾患・循環器疾患・難病ではゴールの設定が困難である
- ▶終末期の判断が困難（がん，高齢者，上記疾患）で，患者・家族に充分な説明がなされていない
- ▶治療方針の不一致～在宅医療について病院勤務医の知識が不充分である

- ▶ 緩和ケア，輸液，化学療法，看護方針が定まっていない
- 双方の言い分には，もっともな点と，単なるコミュニケーション不足の部分がある．

⚓ 医療連携の課題──EC3
- 上記で箇条書きされた医療連携の課題・問題点を集約すると，
    - ▶ **E**ducation
    - ▶ **C**ommunication
    - ▶ **C**oordination
    - ▶ **C**ooperation

  の4項目に整理，英単語の頭文字からEC3とまとめられる．

⚓ 情報共有
- 情報の共有は重要であるが，それで充分ではなく，治療方針の共有も重要である．これらの課題に取り組むには，基幹病院の連携室，医師会，保健所，在宅医療推進協議会の各機関が連携を行い，退院前カンファレンスの実施や共有カルテの試みがなされるべきである．神経難病のネットワークが参考になる．

⚓ 今後のあるべき姿
- 基本的には，医療連携の理念や精神は同じであるが，大都市圏と地方都市，さらにはへき地では，状況が異なってくる．日本の将来の人口の推移予測を見てみると，全国的に，人口減少局面に入っている．
- 県庁所在市と人口10万人クラスの市の人口の推移予測を見ると，人口10万人クラスの市のほうが人口減少のスピードが速い．
- さらに，**市区町村の人口規模別の人口減少率**をみると，人口規模の小さい市区町村であるほど，人口の減少率の高さが顕著となっている．

> 現在過疎化が進行すると考えられる地域の人口は，全国平均よりも大きく減少することが見込まれ，過疎化のさらなる進行が懸念される．日本海側，紀伊半島，四国南部が，この傾向が顕著である．人口の少ない地域ほど，より早く人口減少する．

⚓ 医療過疎地域での病院と診療所の連携
- 医療提供体制の弱体化は，公共交通の利便性の低下，空き家の増加，商店・スーパー等の閉鎖と連動しており，そこには働き口の減少がある．
- 農山村地域であれば，耕作放棄地の増大や，獣害・病虫害の発生など，農山村の生活・産業の基盤全体の影響，衰退が大きく，地域住民の居住そのものが揺らいでいる．人が，その地に住み続けるためには，医療や介護サービスの提供が必須であり，医療や介護サービスを提供するためには，生活基盤や公共交通機関が必要となってくる．

> 空き家の増加は，東京の都心部でも，いわゆる下町と呼ばれる地域を中心にみられる現象であり，過疎地域だけではない日本全体の問題である．

医師数の少ない地域でのシステム
- 医師数の少ない地域では，病院と診療所という垣根を越えた活動が必要となってくる．地域中核であるはずの公立病院などで，内科医の不足で当直体

制が組めないときに，地域で開業している内科医・地区医師会の会員が病院の当直を行うことで，地域医療体制を支えるシステムを取っている地域もある．
- 今後は，地域全体で一体となった医療提供体制を構築する必要がある．これは，患者のライフコースに沿って，医療提供者が時間・空間を共有して医療を提供することである．

小児科および夜間休日診療所
- また，小児科の時間外診療に，地域医師会のベテラン小児科医が，交替で担当するシステムがある．これは，東京や仙台，千葉県八千代市などの都市部でも見られる．
- 医師会や自治体が運営する夜間休日診療所を，地域中核病院に隣接，あるいは，敷地内・病院建物内に設置する事例がみられる．

オープンシステムとケアカンファレンス

浜松医療センターの例
- 浜松市の浜松医療センターは，前身となる浜松市医師会中央病院が構築したオープンシステム（地域の医師が病院を利用できる方式）を引き継ぐ形で運営している．

  『このシステムでは，診療所（医院）で初期診療を行い，専門的な検査・手術や入院を要する診療については，高度な設備を有する病院が行うものです．病院と診療所とが互いの機能を分担し連携していることから，初診から入院治療，退院後の療養指導まで，一貫した診療方式をとれることが特長です．』（浜松医療センターホームページ「オープンシステム」より引用）

尾道市の例
- 尾道市の旧尾道市内（合併前尾道市）では，地域基幹急性期病院（尾道市立市民病院・JA尾道総合病院）と開業医が一体となった地域医療連携を行っており，診療所の医師が，基幹病院のカードを持ち，病院に出入りしている．

> **ここに注目**　浜松市と尾道市の事例は，病院と診療所の垣根を越えて，一体となって，医師が医療を提供している姿である．このような事例は，両市だけに限らない．地方都市では，この姿が理想的となる．

- 尾道市医師会方式のサービス担当者会議は，主治医が参加し，将来の状態変化に対応できる未来志向問題対処型であり，ケアカンファレンスと言うべきものである．

Point
ケアカンファレンスとは多職種協働には必須のもので，
①利用者本人，家族を含めたケアチームのメンバー全員が参加
②ケアプランを事前に共有
③介護・医療の情報と
④今後起こりうる生活上・医療上の問題の対処方針を
⑤全員で確認し，共有する

文献
1) 二木　立．保健・医療・福祉複合体―全国調査と将来予測．医学書院；1998．

Advice on good practice

出身病院だからといってすべての患者を送るわけではありません

　日本の社会は急速に高齢化してきている．これから慢性疾患を抱えながら生活していく高齢者が増えていくものと思われる．開業医はそのような患者を毎日のように診て，ちょっとした変化や訴えから新たな病気を見つけ出し，地域の専門医に紹介し適切な治療を行ってもらえるようにしている．そして開業医はさまざまな患者の社会的環境や今までの病歴を把握して，またその患者の性格や嗜好まで知っている．また人気のある開業医はその知識や技術だけでなくコミュニケーションスキルにたけている医師が多い．言うまでもないことだが，患者を支えるためにコミュニケーションスキルが優れていることはとても大切であり，そのような医師は良医と呼ばれる．

　一方，専門医は病期の診断，難しい手術や症状のコントロールなどここぞというときに力を発揮して，患者や家族が望む結果を導き出してくれる．そのような医師は名医と呼ばれる．患者や家族は，日常生活ではいつでも側にいてくれて，自分たちのことをよく知っている良医を必要としており，いったん病気になったら名医に助けてほしいと思っている．良医が多くの名医をよく知っていれば，患者の希望に応じて紹介することができる．逆に名医が地域の良医をよく知っていれば，治療終了後，地域の良医を適切に紹介することができる．

　しかし残念ながら今まではそのような連携があまり行われてこなかった．連携の基本は出身大学や出身病院のつながりということが多かった．確かにこのようなつながりのほうが楽にできるには違いないが，患者にとって本当にベストの選択になるとは限らない．患者や家族が望む真の地域連携がうまく動くためには，この良医と名医を結ぶ地域連携を作り上げることである．また，どこでもいいから診療所と連携しますとか，どこでもいいから急性期病院を紹介しますという連携もどきは今後望まれないだろうし，特にがん診療においては質の高い連携が望まれていると思われる．

　地域を見渡して良医や名医がいないと思われる方もいるだろう．しかし開業医が地域で開催されるさまざまな会合に積極的に出かけ，地域の名医を見つけようという努力をすることで患者にとってベストな選択をきっとできるようになると考えている．また，良医や名医は地域で育てていくものであり，診療ネットワークを構築し，地域の看護師，薬剤師，栄養士，ケアマネジャーなど多職種の参加する定期的な会合を行うなかで必ず良医も名医も育ってくると思われる．

　地域の診療所で安心して診察してもらい，信頼する地域の病院で手術や化学療法などの専門的治療を受ける地診地療システムを構築し，結果を示すことが今後求められるだろう．今までのような病院同士，診療所同士の競争ではなく，これからは地域力を磨いていくことがわれわれの役割であろう．

（岡田晋吾）

地域医療連携・多職種連携の意義と課題

開業医と多職種連携

岡田晋吾
北美原クリニック

- ◆病院での医療はすでに従来の医者を頂点とするヒエラルキーの医療から多職種が平等に参加するチーム医療へと変化してきている．
- ◆社会の高齢化，病院の機能分化という状況の中でチーム医療は病院内にとどまらず，地域でチーム医療を展開することが求められている．
- ◆開業医にとっては多職種連携と言われてもまだ耳慣れない言葉かもしれないが，多職種と連携してチーム医療を行うことで質の高い医療をストレスなく提供することが可能になる．
- ◆いろいろな職種が地域で活躍しており，開業医が実際に連携することができる職種は調剤薬局薬剤師，ケアマネジャー，訪問看護師以外にも増えてきている．
- ◆多職種とチーム医療を行ううえで，開業医はもちろんチームの一員であるが，チームを良い方向に導くことも求められている．
- ◆実際に多職種連携を行う場面としては，地域連携パス活用，在宅医療の現場があげられる．
- ◆地域の多職種と連携できることは開業医の強い力になると感じている．

チーム医療の広がり

- 昭和の時代には医師を頂点とするヒエラルキーに基づく医療を行うことが普通であった．その後医療の高度化，医療事故の多発など医療環境の変化から多職種が平等の立場から医療に参加するチーム医療が推進されてきた．
- 現在どこの病院でも使用されているクリニカルパス（クリティカルパス）はチーム医療を展開するためのツールであり，クリニカルパスの広がりとともに医療におけるチーム医療が広がった．
- その後 NST（nutrition support team；栄養サポートチーム）や褥瘡対策チーム，感染対策チームなどチーム医療が医療の基本となり，現在でもさまざまな医療現場でチーム医療が展開されている．
- そしてチーム医療は病院内，医療だけでなく地域，福祉まで広がっている．

チーム医療のメリット

- チーム医療とは厚生労働省チーム医療推進会議資料によると「医療に従事する多種多様な医療スタッフが，各々の高い専門性を前提に，目的と情報を共

1 チーム医療とは

「医療に従事する多種多様な医療スタッフが，各々の高い専門性を前提に，目的と情報を共有し，業務を分担しつつも互いに連携・補完し合い，患者の状況に的確に対応した医療を提供すること」

(「チーム医療の推進に関する検討会」報告書，平成22年3月19日，厚生労働省より)

2 多職種連携の相手

- 病院スタッフ

医師，看護師，薬剤師，栄養士，リハビリテーションスタッフ，ソーシャルワーカー，事務など

- 地域のスタッフ

歯科医師，歯科衛生士，訪問看護師，リハビリテーションスタッフ（理学療法士，作業療法士，言語聴覚士），調剤薬局薬剤師，栄養士，ソーシャルワーカー，ケアマネジャー（介護支援専門員），介護福祉士，ホームヘルパー（訪問介護員）など

有し，業務を分担しつつも互いに連携・補完し合い，患者の状況に的確に対応した医療を提供すること」と定義されている（**1**）．
- チーム医療がもたらす具体的な効果としては，①疾病の早期発見・回復促進・重症化予防など医療・生活の質の向上，②医療の効率性の向上による医療従事者の負担の軽減，③医療の標準化・組織化を通じた医療安全の向上，等が期待される．
- 病院医療ではチーム医療のメリットを生かし，医療の高度化，複雑化に対応してきている．
- 今までは病院内においてチーム医療が必要であったが，平均在院日数の短縮化や社会の高齢化などの要因に伴い，開業医がかかわる医療も高度化，複雑化しており，地域でチーム医療を展開することが必要不可欠になってきている．

地域における多職種連携の必要性

- 高齢化の進んだ社会の中で地域医療を担っている開業医にとっては高齢者に対して医療を提供することはもちろん生活を支えることもとても重要なことである．
- 高齢者が地域で安心して生活していくためには，医療と介護あるいはその他の福祉も含めた暮らしを支えるさまざまなサービスの提供が必要となる．
- それらのサービスを別々に提供することは効率が悪く，利用者にとっても負担になる．そのためには各サービスの連携が必要となってくる．
- 各サービスにかかわる多くの専門職が，利用者に関する情報や目標を共有しながら，それぞれの職種の役割を理解し，的確にサービスを提供することが必要である．まさしく多職種連携である．
- 多くの場合，このような連携の中心は介護の現場ではケアマネジャー（介護支援専門員）のことが多いが，少しでも医療がかかわる場合には開業医が中心となって多職種連携を進めていく必要がある．

開業医が連携する職種

- 開業医が連携する職種は病院医師だけでなく，さまざまな職種がある（**2**）．
- 病院スタッフでは医師，看護師だけでなく薬剤師，栄養士，リハビリテーショ

ンスタッフ，ソーシャルワーカー，事務などが実際に診療所の看護師の指導などを行ってくれている．
- 地域のスタッフとしては訪問看護師，調剤薬局薬剤師，栄養士，リハビリテーションスタッフ，ソーシャルワーカー，ケアマネジャー（介護支援専門員），介護福祉士，ホームヘルパー（訪問介護員）などとの連携が必要であり，最近では在宅医療に積極的にかかわっている歯科医師，歯科衛生士とも連携している．
- 多くの連携相手があるが，すべての患者に多くの職種が必要なわけではない．患者の状態，療養環境に合わせてチームを組むことが必要であり，開業医がその調整役，指導役として重要な役割を担う場面が多い．

当院で行っている多職種連携の実際

- 当院でも多職種連携を積極的に行っている．多職種連携を行うことで負担が減り，質の高い医療を提供できていると感じている．いろいろな患者に多職種連携によるチーム医療を提供しているが，病院スタッフとの多職種連携例として地域連携パス，地域スタッフとの多職種連携例として在宅医療での実際を紹介する．

地域連携パス

- 当院では地域の中核病院と地域連携パスを用いてがん，心筋梗塞，関節リウマチなどの患者について連携をしている（ 3 ）．地域連携パスを使用するにあたっては地域の中核病院での説明会に出かけて，そのパスの意義，使用法について指導を受けている．
- 地域連携パスの会議には病院からは専門医，看護師，事務が出席することが多いが，当院からは医師だけでなく，事務や看護師も出席している．実際に患者を紹介された場合に看護師や事務が戸惑うことがなくなるので医師にとってもストレスがない（ 4 ）．

地域連携パス
地域連携パスは大腿骨頸部骨折について初めて診療報酬上の評価がつき，その後脳卒中でも診療報酬がついた．これらは当初，急性期病院から回復リハビリテーション病院へのいわゆる病病連携であったが，その後，維持期として診療所の役割が重要視されるようになった．さらに最近ではがんや糖尿病，心筋梗塞などの地域連携パスが作成され，使用されている．これらは病病連携よりも診療所が重要な役割を求められている病診連携となっている．

3 当院が使用している地域連携パス
- PEG 管理地域連携パス
- レミケード療法地域連携パス
- エンブレル療法地域連携パス
- 心筋梗塞地域連携パス
- 胃がん地域連携パス
- 乳がん術後地域連携パス
- 大腸がん術後地域連携パス
- 前立腺がん地域連携パス
- 肝炎地域連携パス

PEG：経皮的内視鏡下胃瘻造設術（胃ろう）．

4 地域連携パス勉強会

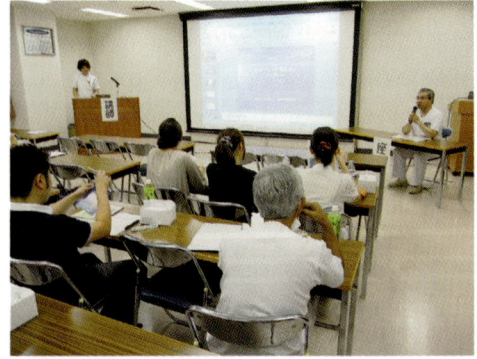

多職種が参加して検討する．

- 抗がん剤や抗リウマチ薬の場合には，病院薬剤師や認定看護師から当院の看護師が投与法や観察点などの指導を受けたり，事務が診療報酬の請求方法を指導される．また必要に応じて実際に経口抗がん剤を渡す地域の調剤薬局薬剤師も参加することもある．

> **多職種連携の重要性**
>
> このように病院，診療所間の連携を行うにあたって医師同士だけでなく，それぞれの多職種が参加して話し合うことで，スムーズに連携することが可能となる．困ったときにもお互いの顔が見えていることにより，事務は事務同士，看護師は看護師同士で連携を取ることができ，不安が払しょくされる．
>
> 多職種連携により，質の高い医療を継続させることができ患者の安心感につながっている．また地域連携パスを使用することで専門外の診療にも参加することが可能になり，開業医のモチベーションアップにもつながっている．

- 最近では病院にさまざまな分野の認定看護師やがん薬物療法認定薬剤師などの資格をもったメディカルスタッフも増えており，彼らの知識，技術を地域で生かすことも開業医の役割と考えている．

在宅医療

- 在宅医療のニーズが高まってきていると感じている．在宅医療では医療よりも生活を支えることが重要であり，そのためには多職種連携が必須になっている．
- 当院は在宅専門クリニックではないため，夕方1時間半ほど訪問診療の時間を確保して行っているが，最近では年間25例ほど看取りを行っている．
- 多職種連携を行うためにはしっかりと目標と情報を共有することが大切であり，そのためにはカンファレンスをしっかり行う必要がある．
- 病院の退院調整看護師から当院に在宅医療希望患者の連絡があった場合には，資料を送ってもらい，受け入れ可能かどうかを検討する．可能な場合には当院看護師より退院調整看護師との間で退院前カンファレンスの日程，参加メンバーの調整をお願いしている．

退院前カンファレンスの開催

- 開業時には退院前カンファレンスを行っている病院はなかったが，現在ではすべての急性期病院が行っている．退院前カンファレンスには病院からは主治医，病棟看護師，退院調整看護師，必要に応じて緩和ケアチーム，栄養サポートチームなどが参加している．在宅側からは在宅主治医，訪問看護師，ケアマネジャー，必要に応じて調剤薬局薬剤師，介護用品業者，入浴サービスなどが参加する．
- カンファレンスの内容は現在の病状や緊急時の対応などを患者や家族の前で多職種で確認し，在宅移行後の不安について説明し，移行後戸惑うことのな

5 退院前カンファレンス

参加メンバー	カンファレンスの内容
連携先より ・患者，家族 ・診療所医師 ・訪問看護師 ・ケアマネジャー ・ヘルパーなど **病院より** ・主治医 ・看護師 ・管理栄養士(NST) ・緩和ケアチーム	①現在の病状 ②医療処置 ③在宅療養での注意点 ④緊急時の対応 ⑤必要な在宅サービス ⑥患者の希望

6 多職種によるケアカンファレンス（サービス担当者会議）

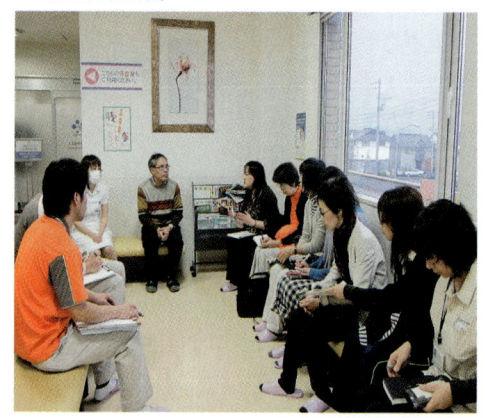

誤嚥性肺炎(94歳，男性)についてのカンファレンス場面．在宅でのケアについて患者，家族の希望を聞いて意見を述べ，目標を地域のスタッフと共有，必要に応じて病院担当看護師に連絡する．

いように十分に話し合い，準備を行う．多職種でカンファレンスを行うことでそれぞれの専門的な面からアドバイスすることができ，すぐに調整することが可能になる（ 5 ）．

- 退院前カンファレンス開催により，①患者や家族が入院中に在宅でかかわる医師，訪問看護師，ヘルパー等のスタッフを事前に知ることができ，安心できる，②患者にかかわる在宅スタッフが病状等，患者の状態を十分に理解したうえでサービスを提供できる，③退院後，ケアマネジャー等の多職種スタッフとの連絡がスムーズになる，というメリットがある．診療所は退院時共同指導料を算定することができる．

⚓ 退院後の連携，情報共有ツールの活用

- 退院後も患者の状態が変化した場合や患者や家族の希望が変わった場合にはサービスを提供する関係者が一堂に会して，カンファレンスを行い，今後のケア内容などについて話し合う（ 6 ）．
- このように多職種が密接に連携することで患者や家族に安心感を与えることができるが，しっかりとした連携ができていないと不信感をすぐに与えてしまうことになる．お互いの情報の共有がとても大切となる．
- 当院は一般外来診療が主なので診療の途中で家族，ケアマネジャーや訪問看護師から電話などでの問い合わせがあると負担になるため，多職種との窓口として患者ごとに外来看護師の担当を決めている（ 7 ）．
- また，多職種連携といっても病院内とは違って多法人の多職種連携であるため，情報共有ツールとして電話やFAXだと複雑となるのでICTの利用が適していると考えている．ICTを使うことでストレスなく多法人の多職種

退院時共同指導料
患者の入院中に，退院後の在宅療養を担う医療機関の医師または当該医療機関の医師の指示を受けた看護師，訪問看護ステーションの看護師が病院に赴き，患者の同意を得て病院の医師や看護師等と共同で退院後の在宅療養に必要な指導等を行い，文書により患者に情報提供を行った場合に算定できる（在宅療養支援診療所　1,000点，それ以外の診療所　600点）．

7 当院の在宅連携システム

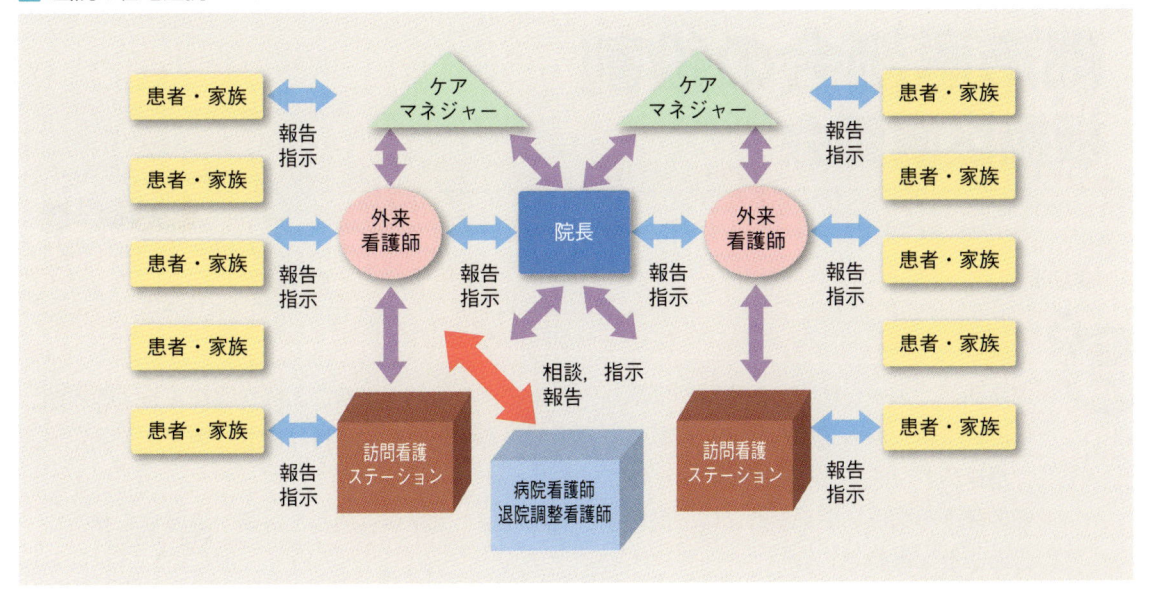

と連携を取ることが可能になっている*.

* 「今やICTがなければ在宅医療を続けられません」(p.240)参照.

多職種連携における開業医の役割

- 実際の臨床現場で多職種からの医師への期待を強く感じている.

より質の高い医療を実現するために

患者・家族とともにより質の高い医療を実現するためには，1人1人の医療スタッフの専門性を高め，その専門性に委ねつつも，これをチーム医療を通して再統合するという発想の転換が必要であるとされている（厚生労働省チーム医療推進会議資料より）.

再統合できるのは病院医療も地域医療も理解し，患者や家族を身近で見ている開業医であろうと感じている.

多職種連携において開業医に求められている役割

- 多職種連携において，開業医には以下の役割が求められていると思う.
    ① チームのメンバーの能力を知る，伸ばす場を創る
    ② 各職種の能力を知ったうえでそれぞれの職種の自由裁量に任せる
    ③ 医師が責任をしっかり取り，必要があれば修正・指導を行う
    ④ できるだけ楽に意思疎通ができる方法の提示（カンファレンス，地域連携パス，ICTなど）
    ⑤ 地域スタッフをほめて伸ばす
- 開業医が積極的に多職種と連携をすることで質の高い医療を地域に広く展開することができると考える.

地域医療連携・多職種連携の意義と課題

郡市医師会の役割
板橋区医師会

天木 聡
天木診療所／板橋区医師会

- ◆ 大学病院，大中小病院，診療所が密集し，さまざまな医学部出身の医師が混在する大都市圏においては，地域医療を現場に密着して支えている地区医師会が中立的な立場でネットワーク構築の中心的な役割を担っていく必要がある．
- ◆ 顔の見える関係を築くためには医師会員と関係職種との疾病に応じた会議，講演会を頻回に行うことが重要である．
- ◆ 区内に共通した各種の連携ツールを作成し，作成した連携ツールと収集した情報を有効に利用するため関係機関へ配布，あるいはICTを利用して公開している．
- ◆ 在宅医療を支援するため，医師会の在宅部門を統括する在宅医療センターを設置しているが，在宅療養を提供する機関と連携し多職種協働による在宅医療を支援するために療養相談室を新設した．
- ◆ これから迎える大都市圏での超高齢化に対して地域包括ケアシステムの構築は急務である．高齢者は医療依存度が高いため，このシステム構築のためには地域において多くの情報をもつ「かかりつけ医」の役割は大きい．

医療連携が必要な背景

- 東京都の二次保健医療圏のうち，板橋区は，豊島区，北区，練馬区と共に区西北部保健医療圏に属する．この医療圏は，人口10万人あたりの病床数は東京都全域と同程度だが，病院数は全圏域中最多で，病床数の7割は板橋区内に集中している．
- 板橋区内には特定機能病院・がん診療連携拠点病院として，日本大学医学部附属板橋病院，帝京大学医学部附属病院の2つの大学病院，医師会の管理運営する板橋区医師会病院，旧都立病院の地方独立行政法人東京都健康長寿医療センター，公益財団法人東京都保健医療公社豊島病院を含む39の病院がある．会員診療所数は平成24年4月で329を数える．
- 板橋区医師会は会員数562名（平成26年4月）を有し，区内の日本大学出身者が87名，帝京大学出身者が40名と22.6％を占める．この2大学を含めて都内の大学出身が344名，都外の大学出身が218名であり，全国85大学出身者で構成されている．医療資源に恵まれている一方，病院，診療所数が

5疾患・5事業および在宅医療

平成18年6月21日付けで公布された改正医療法により，平成19年4月1日から4疾病5事業にかかわる医療連携体制を構築するための施策を医療計画に明示することが定められた．それを受け，平成20年から，各都道府県において地域医療5か年計画が作成され，4疾病（がん，脳卒中，急性心筋梗塞，糖尿病）5事業（小児医療，周産期医療，救急医療，災害医療，へき地医療）に関して，二次保健医療圏ごとにネットワークを構築し，具体的な目的をもって地域住民にサービスを提供することになった．現在は精神疾患と在宅医療が加わり「5疾病・5事業および在宅医療」にかかわる医療連携の構築が求められている．これにより，従来の大病院中心の連携から，疾患別の連携へとパラダイムシフトが生じ，疾患別連携ネットワークの構築が喫緊の課題となった．

多く，かつ出身校もさまざまなため，各医療機関において連携に対する意識に温度差があり，ある程度のコンセンサスを得られるような連携システムを構築していくことが必要だった．

- 医師会が構築する連携システムの強みは全会員，すなわち板橋区内の医師会員の医療情報を収集できることである．収集した医師情報や施設情報は，①会員間で共有化するのか，②協力医療施設と共有化するのか，③患者および一般区民と共有化するのかによって，共有する対象に応じた仕組みが必要になる．
- 板橋区医師会では，会員間での情報の共有は会員専用のホームページで行い，その一部を協力医療施設とも共有できるような仕組みを構築している．会員専用の連携医療機関ページでは，医療連携ごとに関係する医療機関マップと，医療機関機能リストを閲覧することができる．その内容は必要に応じて更新されている．
- 患者および一般区民には板橋区医師会のホームページを作成し情報の共有を図っている．

板橋区医師会における疾病別医療連携の軌跡

- 平成12年の診療報酬改定により病院と診療所の機能分化が政策的に強く誘導され，この結果200床以上の急性期医療を提供していきたい病院の患者を抱え込む行為が連携する上では命取りになり，一方200床未満の病院・有床あるいは無床診療所にとっては「かかりつけ医」機能を発揮し，急性期病院との関係を築く必要性が生まれてきた．
- 板橋区でも東京都健康長寿医療センター，日本大学医学部附属板橋病院，帝京大学医学部附属病院，豊島病院は個別に板橋区医師会と定期連携会議を開催し，連携に対しての意識を共有するため，紹介率，逆紹介率，返送率等の意見交換を行い，お互いの立場を理解する努力を行ってきた．会議を重ねるうちに病院執行部と医師会との顔の見える信頼関係が構築されたと考えられる．

- このような信頼関係の基盤があったからこそ，平成18年6月の医療法改正に対応して，医師会からの疾患別医療連携パス作成の呼びかけに多くの病院専門医が快く参加していただけたものと考える．
- 疾患別の連携を構築するにあたっては，医療職以外とも幅広く議論できるように，連携構築の会は医師会が中心ではあるが組織としては医師会外に設置した（**1**）．また，連携に関する講演会・研修会の講師は，顔の見える連携を推進するため，原則として区内の病院専門医に依頼している．

認知症の医療連携

- 板橋区医師会では，東京都老人総合研究所，東京都老人医療センターの先生方と共に「板橋区痴呆を考える会」を平成16年1月に立ち上げた．当初の目的は，板橋区における「痴呆」対策を検討し最新情報の共有化を図り，認知症の早期発見と，専門医療機関と連携することにあった．
- 今までは，家族がどこかおかしいと思ってかかりつけ医に相談しても「年のせいだから」の一言で片づけられるという状況もあり，また家族も誰に相談をすればよいかわからない状態だった．
- 認知症の早期発見を目指してかかりつけ医として気軽に相談に乗り，認知症の有無を判定し，必要に応じて専門病院あるいは介護福祉サービスと連携をするための「もの忘れ相談医」の育成を開始した．育成にあたっては「もの忘れ相談医」研修会を実施し，一定の資格要件を定めて「もの忘れ相談医」を認定し，相談医リストを作成し，関係機関に配布した．
- 現在「もの忘れ相談医」育成は，賛同を得た東京都区西北部保健医療圏（豊島区，北区，練馬区）に広がり，相互乗り入れの形で実施されている．
- 平成18年からは板橋区の認知症対策として「もの忘れ相談事業」が始まり現在に至っている．行政との連携がうまくいった例である．

脳卒中の医療連携

- 脳卒中に対して，板橋区内での医療資源，介護福祉資源を有効に利用し，切れ目のない連携を目的として，平成18年4月に，医師会役員，区内大学病院，旧都立病院の他，脳卒中診療にかかわる病院，リハビリテーション専門医，

サイドノート：

医療連携のために作成された疾患別の連携ツールは現在区民向けのホームページ上で公開されている．

「痴呆」と「認知症」
平成16年3月，日本老年医学会において「痴呆」という言葉が差別的であると問題提起されたのを受け，同年12月24日付けで「痴呆」に替わる用語に関する検討会報告書がまとめられ，同日，行政用語を「痴呆」から「認知症」に変更した．

「もの忘れ相談医リスト」は医師会ホームページ上で公開している．

もの忘れ相談事業
板橋区では，区の担当職員と共にもの忘れ相談医が高齢者や家族が気軽にもの忘れや認知症の相談を受ける事業を区内16か所の地域包括支援センターで開始した．平成23年度からは健康福祉センターで相談を受けている．

---

1 板橋区医師会の医療連携

Ⅰ．板橋区「認知症」を考える会	（平成16年	1月）
Ⅱ．板橋区脳卒中懇話会	（平成18年	4月）
Ⅲ．板橋区の乳がんを考える会	（平成18年	12月）
Ⅳ．板橋区の慢性腎臓病を考える会	（平成20年	7月）
Ⅴ．板橋区糖尿病対策推進会議	（平成20年	7月）
Ⅵ．板橋区虚血性心疾患連携検討会	（平成21年	12月）
Ⅶ．板橋区大腿骨頚部骨折懇話会	（平成23年	2月）
Ⅷ．板橋区うつ診療連携の会	（平成24年	1月）
Ⅸ．板橋区リウマチ性疾患連携の会	（平成24年	8月）
Ⅹ．CKD医療連携会議	（平成26年	4月）

保健所長をコアメンバーとして「板橋区脳卒中懇話会」を設立した．同年11月に板橋区医師会脳卒中ネットワーク医療機関リストを作成し，協力医療機関，消防署，行政へと配布した．

- 同時に脳卒中地域連携パスと脳卒中在宅療養ノートを作成し，板橋区内で運用を開始した．脳卒中在宅療養ノートは，脳卒中罹患者の現状の問題点を把握し対応策を考える機会を提供するために企画された．脳卒中の再発が起きても，再発直前のADLが把握でき，急性期病院の専門医，かかりつけ医の間での情報を共有するためのツールとして期待されている．
- 脳卒中の地域連携診療計画退院時指導料の施設基準に関する意向調査も行い，計画管理病院（急性期病院），転院後の入院医療を担う保険医療機関（回復期病院），退院後の外来医療を担う保険医療機関（維持期の診療所）のリストを作成し，関係機関に開示している．
- 急性期病院においては医療機関名称，連絡先住所，電話番号，担当医師名が掲示されている．維持期の診療所においてはそれに加えて，「医療機関コード」が，また回復期病院においてはさらに「受け入れ病棟届出入院基本料区分」が記載されている．
- 区民啓発の一つとして，脳卒中の予防，連携体制，治療などをテーマに区内医療機関の専門医等による区民公開講座を開催している．

⚓ がんの医療連携

- 会員医療機関の中でがんの医療連携に賛同をいただいた医療機関に対して5大がん（胃がん，大腸がん，肝細胞がん，肺がん，乳がん）と前立腺がんの6種のがんについて，連携可能ながんのアンケートを実施し参加医療機関名簿と参加医療機関マップを作成した．この名簿およびマップと，がん連携の計画策定病院の一覧を会員専用ホームページに公開し，医師会員と計画策定病院から閲覧できるようにしている．
- 乳がんに関しては平成16年12月から，マンモグラフィーを用いた乳がん検診が開始されたが，これは，撮影医療機関，読影専門医によるダブルチェック，乳がん総合判定医療機関による説明の3段階で構成されている（ **2** ）．
- 板橋区では乳がん検診の受診率が低いこと，乳がんの医療情報が乏しいことから，平成18年12月に，区民の啓発，医療保健福祉サービスの情報提供をする目的で，「地域連携パス検討委員会」を立ち上げた．
- 一方板橋区医師会は乳がんの医療連携面の充実と，かかりつけ医の知識・技能向上を目指して「板橋区の乳がんを考える会」を発足した．
- この2つの会のコアメンバーは共通で学識経験者，がん診療連携拠点病院の乳がん専門医，旧都立病院外科部長，乳がん検診班長，医師会副会長，保健所長，健康生きがい部参事，健康福祉センター長で構成された（ **3** ）．
- この連携協議を通じて，板橋区は乳がんを予防したい方に「板橋区乳がんを予防する生活ガイド」を，また乳がん治療中の方には「板橋区乳がん治療中

板橋区医師会脳卒中地域連携パス
医師会ホームページの医療連携ページからダウンロード可能．

板橋区医師会脳卒中在宅療養ノート
医師会ホームページの医療連携ページからダウンロード可能．

東京都脳卒中地域連携診療計画書
東京都福祉保健局が作成した，東京都の標準パスも公開されており活用できる．

2 乳がん―板橋区と板橋区医師会の連携①（平成16年12月～）

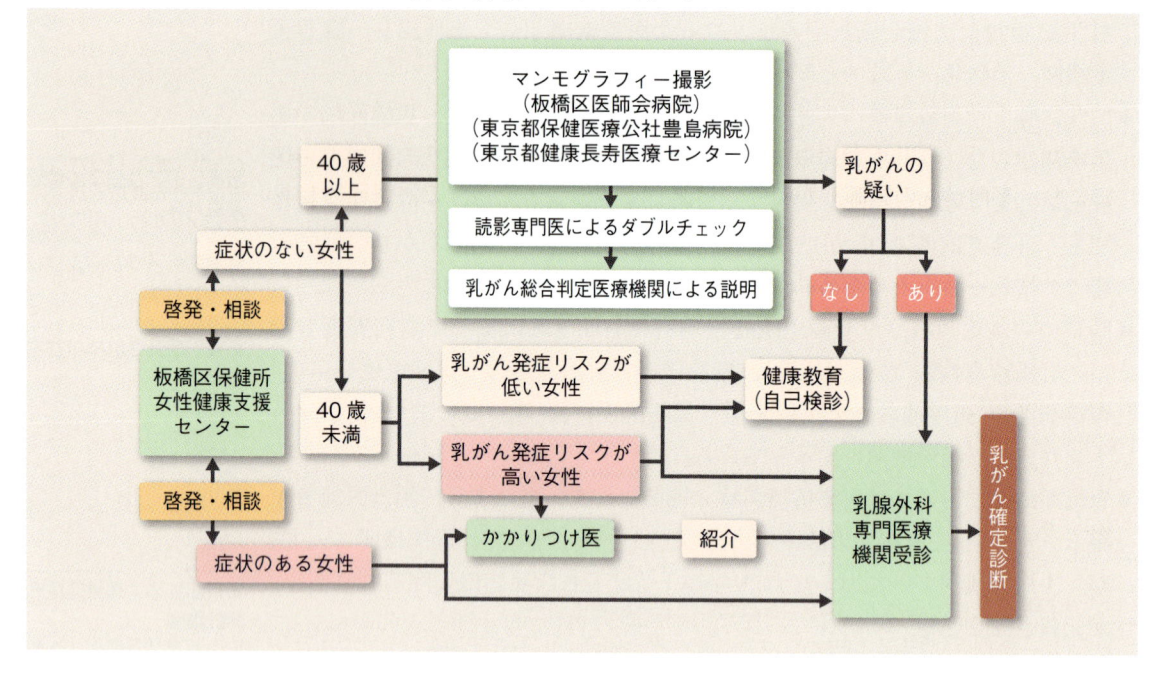

```
                        マンモグラフィー撮影
                        （板橋区医師会病院）
                        （東京都保健医療公社豊島病院）
          40歳          （東京都健康長寿医療センター）        乳がんの
          以上  ──→                                  ──→   疑い
                        読影専門医によるダブルチェック
  症状のない女性                                                  なし   あり
                        乳がん総合判定医療機関による説明
   啓発・相談
                      乳がん発症リスクが       健康教育
  板橋区保健所        低い女性              （自己検診）
  女性健康支援    40歳
  センター        未満  乳がん発症リスクが                              乳腺外科      乳
                      高い女性                                        専門医療      が
   啓発・相談                                                         機関受診      ん
                                                                                 確
                                                                                 定
  症状のある女性  ──→ かかりつけ医  ──紹介─→                                  診
                                                                                 断
```

3 乳がん―板橋区と板橋区医師会の連携②（平成18年12月～）

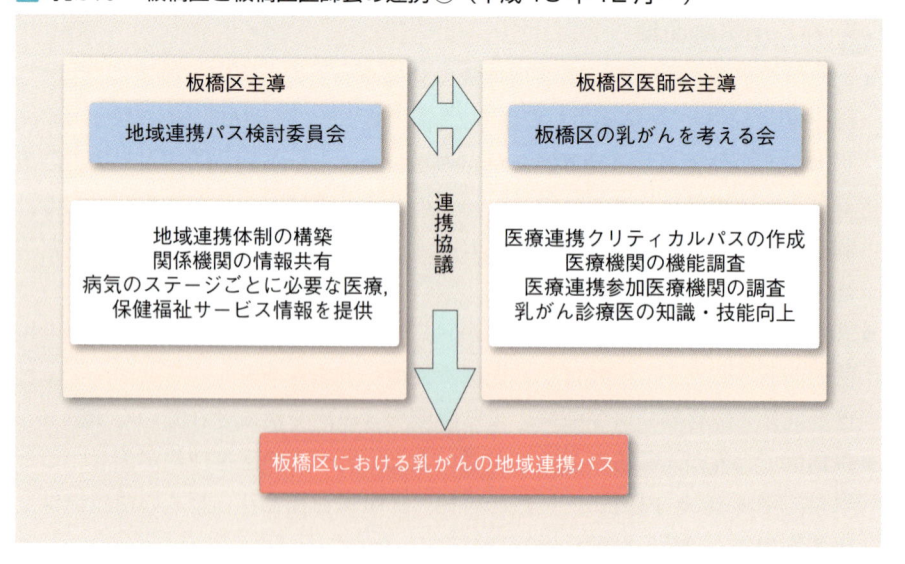

```
       板橋区主導                              板橋区医師会主導
   地域連携パス検討委員会   ⇔             板橋区の乳がんを考える会

                          連
   地域連携体制の構築      携             医療連携クリティカルパスの作成
   関係機関の情報共有      協             医療機関の機能調査
   病気のステージごとに必要な医療，議       医療連携参加医療機関の調査
   保健福祉サービス情報を提供             乳がん診療医の知識・技能向上
                          ↓

            板橋区における乳がんの地域連携パス
```

の方のための生活ガイド」の2つの生活ガイドを作成し，区内医療機関などに配布を行った．
- 板橋区医師会は連携協議を通じて，平成21年に，乳がんに罹患した場合に患者自身が活用できる，「私のブレストケア手帳」を作成した．乳がんの治療を受けた患者が自分自身で経過を記入し，乳がん専門医とかかりつけ医の

2人を主治医としながら，穏やかな予後を過ごすための生活手帳としての側面もある．
- その後，東京都はがん東京都医療連携手帳（がん地域連携クリティカルパス）を作成した．先に述べた6種のがんに対して，手術などの専門的な治療を行った後5〜10年先までの診療計画をがん種ごとに手帳にまとめてある．これにより，専門病院の医師，かかりつけ医，その他の医療機関で治療経過を共有でき，適切な診療を行うことができる．
- 「私のブレストケア手帳」は乳がん治療を受けた患者の生活手帳として役に立ち，東京都医療連携手帳（乳がん）は診療側の治療計画という色彩が強い．一方，板橋区の作成した2つの「生活ガイド」は，乳がんの予防と乳がん患者の病気のステージごとの医療，保健福祉サービスの情報を提供している．
- 医師会員の乳がんに対する知識と技能の向上と乳がん検診の精度を高めるために平成19年度から，年に2回以上の乳がん講演会を行っている．この講演会への参加は，乳がん検診総合判定医の必須条件である．講演会の講師はすべて板橋区内にある日本大学医学部附属板橋病院と帝京大学医学部附属病院の専門医にお願いし，顔の見える連携を図っている．
- 乳がんの治療を行っている病院に対して，乳がん診断の際の検査法，乳がん手術の有無，学会の認定医・専門医の有無，手術件数，乳房温存療法，局所照射，センチネルリンパ節生検，外来化学療法，乳房再建などの項目の調査を行い，その結果を会員に公開し，乳がん検診あるいは日常診療で発見された乳がん患者を紹介するための参考として情報提供をしている．

> **Point**
> **東京都がん地域連携クリティカルパス**
> がん診療連携拠点病院（24か所），東京都認定がん診療病院（10か所），東京都がん診療連携協力病院（23か所・部位別），国立がん研究センター中央病院および東京都医師会が協力して都内医療機関が共通に使用できるがんの東京都医療連携手帳の運用を行っている．

⚓ 糖尿病の医療連携

- 「板橋区糖尿病対策推進会議」は，かかりつけ医の知識技術を維持し，専門医とかかりつけ医の連携と信頼関係を構築し，患者の不安を軽減させることを目的に医師会員，病院専門医，行政とともに設立された．
- 糖尿病連携医認定研修会を定期的に実施し，医療連携に係わる糖尿病連携幹事病院として日本大学医学部附属板橋病院，帝京大学医学部附属病院，東京都健康長寿医療センター，東京都保健医療公社豊島病院の4病院の機能表と糖尿病連携参加病院9病院の機能表を作成した．医療機能表の項目を示す（4）．
- 糖尿病連携かかりつけ医に関しては，受け入れ可能な治療内容として，食事運動療法，経口薬，インスリン治療の3項目となっている．また平成24年4月現在，糖尿病連携幹事病院4施設，糖尿病連携参加病院9施設，糖尿病連携かかりつけ医108施設，糖尿病連携眼科医25施設が参加している．これらの情報は会員専用ホームページ上に公開されている．
- 「糖尿病連携パスポート」は，二人主治医制による役割分担，チーム医療の構築，地域完結型医療の達成，医療の標準化を目的とし平成21年6月から運用を開始した．内容は，諸検査記入欄，眼科受診結果記入欄の他に糖尿病

4 糖尿病連携病院機能表項目

基本情報		
住所	専門医の有無	連絡窓口および電話番号
外来情報		
糖尿病教室	栄養指導（集団）	栄養指導（個別）
インスリン導入	運動療法を実施するための設備	糖尿病患者の妊婦への対応
CSII 導入，ポンプ貸与		
入院情報		
教育入院（頻度，日数）	教育＋合併症検査入院（頻度，日数）	合併症検査入院（頻度，日数）
インスリン導入（頻度，日数）	血糖コントロール目的入院（頻度，日数）	

CSII：持続インスリン皮下注射注入療法．

5 板橋区医師会在宅医療センター

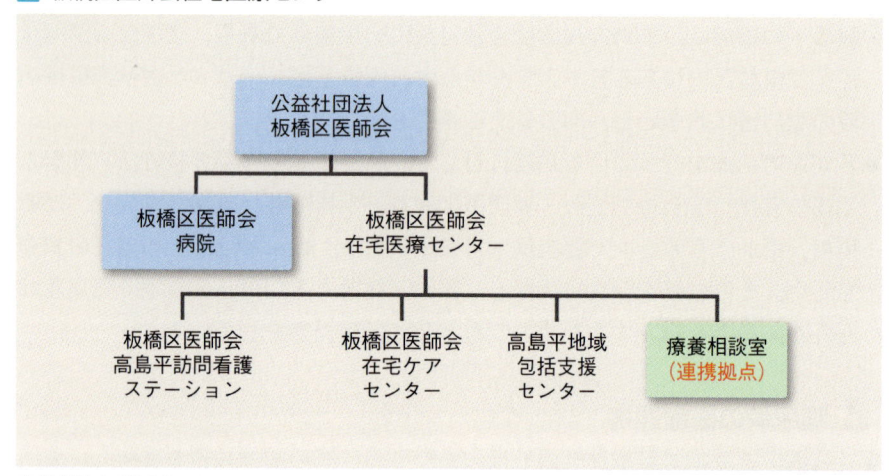

療養相談室が新設された．

専門医による糖尿病の解説，板橋区歯科医師会，板橋区薬剤師会の協力による歯科領域，薬剤領域の解説が記載されている．

板橋区医師会における在宅医療連携

- 板橋区の人口は平成 26 年 4 月 1 日現在，540,549 人，65 歳以上の人口は 22.2％となっている．今後，他の大都市圏と同様に 65 歳以上の人口はさらに増加し，65 歳以上の人口は 2040 年には 33.1％と推計されている*．
- 在宅医療を積極的包括的に支援する目的で，板橋区医師会高島平訪問看護ステーション，板橋区高島平地域包括支援センター，板橋区医師会高島平介護予防支援事業所，板橋区医師会在宅ケアセンターの 4 事業所を統合して板橋区医師会在宅医療センターとし，統括責任者を 1 名おいた．平成 24 年 11 月に，介護と医療のより円滑な連携を目的として同センター内に療養相談室を新設した（5）．

*国立社会保障・人口問題研究所「日本の市区町村別将来推計人口」（平成 25 年 3 月推計から計算）．

人口の高齢化と地域包括ケアシステム

2040年の段階で75歳以上の後期高齢者人口が多いのは東京都，神奈川県，大阪府，愛知県，埼玉県など大都市圏の都道府県であると推計されている（国立社会保障・人口問題研究所「日本の市区町村別将来推計人口」(平成25年3月推計)．したがって高齢化の傾向は板橋区に限ったことではなく，大都市圏の特徴ともいえる．厚生労働省は団塊の世代（約800万人）が75歳を超える2025年に向けて高齢者の尊厳の保持と自立生活の支援の目的のもとで，可能な限り住み慣れた地域で，自分らしい暮らしを人生の最期まで続けることができるよう，地域の包括的な支援・サービス提供体制（地域包括ケアシステム）の構築を推進している．高齢者は有病率も高く，医療と介護のニーズも必然的に増えてくる．地域に密着した医療，介護・福祉と連携する能力のある「かかりつけ医」が今後はさらに求められる．

- 平成22年5月，区内での在宅医療連携を活性化するために，一般病院と診療所に対して在宅機能のアンケートを行い，区内医療機関の機能リストを作成した．
- 区内訪問看護ステーション，板橋区薬剤師会，板橋区歯科医師会に各々の視点で在宅に関連すると考えられる項目についてのアンケートを行い，一般病院，診療所，訪問看護ステーション，薬剤師会会員，歯科医師会会員の在宅医療機能リストが完成した．機能リスト項目を示す（6）．
- 一般病院，診療所，訪問看護ステーション，薬局，歯科診療所の位置を板橋区の地図上にプロットした板橋区在宅連携マップも作成した．これらを在宅医療に関する板橋区内連携機関機能リストとして小冊子にまとめ，関係機関に配布している．この小冊子は原則として1年に1回の改訂を行っている．なお，この情報は会員専用ホームページ上にも公開されている．

板橋区医師会における多職種連携

- 紙面上の情報のみで多職種間で連携することは遠慮もあり，積極的な連携に至ることは困難だった．そこで，板橋区医師会では従来から定期的に開催してきた医師，看護職，介護職など多職種参加型の地域医療研修会をより顔の見える連携に発展させる目的で，平成19年からテーマを見直し，年3～4回に開催頻度を増やした．
- 毎年秋に行われる板橋区医師会医学会では，医療，介護，保健にかかわる演題を広く多職種から募集し，職種を越えてディスカッションができる場を提供している．

板橋区医師会医学会
平成8年から，年1回，土曜日と日曜日の2日間をかけて開催．1日目は医学的な学術発表で，医師以外にも多くの医療・介護分野で活躍している方々の演題発表．2日目は区民公開講座として，昼の特別講演を挟み午前・午後2つのシンポジウムを一般区民の方に無料公開．平成13年度から板橋区と共催となった．

6 在宅医療機能リスト項目

医師会会員診療所（一部病院も含む）							
対応可能薬品							
オピオイドの持続性皮下注	オピオイド	サンドスタチン皮下注	ワルファリン	インスリン	G-CSF	EPO	抗がん剤
対応可能処置							
膀胱・腎盂，留置カテーテル	人工肛門	腹膜透析・CAPDの管理	気管切開	人工呼吸器	在宅酸素	経鼻栄養	胃ろう
胸腔穿刺・胸水除去	末梢点滴	中心静脈栄養	輸液ポンプ	褥瘡	CPAP	輸血	胃ろう交換
シリンジポンプによる経管栄養液注入	腹部ドレーン	リンパ浮腫	SpO_2測定管理	気管内洗浄	呼吸リハ	自己導尿	PTCD廃液管理
看取りの可否							

一般病院（在宅関係）		
急性期病院よりのリハビリ・療養調整目的患者の受け入れ	慢性疾患患者の急性増悪時の受け入れ	がん終末期患者の一時入院
がん終末期患者の看取りまで含めた入院	がん化学療法の病病連携	身体症状中心の認知症患者の受け入れ
緩和ケア	連携している介護施設の有無	医療連携担当医の有無

訪問看護ステーション					
従業者（常勤・非常勤を問わず人数）					
看護師		PT		OT	ST
体制に関する届出の有無					
医療保険				介護保険	
24時間対応体制加算	24時間連絡体制加算	重傷者管理加算	緊急時訪問看護加算	特別管理加算	ターミナル・ケア加算	サービス提供体制強化加算
精神疾患に対応				小児疾患に対応	

薬剤師会会員薬局			
生活保護法における予防介護，居宅管理介護	生活保護法における居宅管理指導	在宅管理指導	居宅管理指導
退院時カンファレンス参加	高度管理医療機器等販売業許可証	無菌製剤処理の施設基準	麻薬小売業の許可	注射剤の供給
医療機器（衛生材料）の供給	訪問管理指導の対応時間	訪問可能な範囲	

歯科医師会会員診療所		
訪問診療		
一般歯科診療	口腔ケア	摂食機能障害への対応
診療所での対応		
車いす利用者への対応	聴覚障害者への配慮	視覚障害者への配慮
身体障害者の歯科治療		
一般歯科治療		口腔ケア（歯みがき指導）
発達障がい者の歯科治療		
一般歯科治療	口腔ケア（歯みがき指導）	予防重視で定期的に診る

> **ここに注目**
>
> **顔の見える多職種連携**
>
> 平成22年3月からは，顔の見える多職種の連携を構築するために医師会，歯科医師会，薬剤師会，訪問看護ステーション，介護施設，ケアマネジャー，地域包括センター，行政の担当者を世話人とする「在宅療養ネットワーク懇話会」を医師会主導で立ち上げ，原則4か月ごとに担当職種が輪番で企画開催している．
>
> 懇話会の大切なルールは，①決して批判しない，否定しないこと，②積極的に多職種へ発言すること．

- 区民に在宅療養を理解していただくために在宅療養ネットワーク懇話会が中心となり，区民公開講座を行っている．これは基本的に講演と寸劇で構成されている（ 7 ）．
- 区民公開講座終了後に参加区民にアンケート調査を行ったが，その結果から多職種連携への期待と，公開講座の継続希望が強く感じられ，在宅療養連携に対しての情報を区民が望んでいることが示された．このような公開講座は在宅連携を推進していくうえで区民の理解を得る有益な手段と考える．

⚓ 療養相談室

- 退院時カンファレンスなどの退院支援，在宅医療を提供する機関との連携，多職種協働による在宅療養支援を目的に設置された（ 8 ）．
- 平成24年度はパイロット的に高島平およびその周辺を支援対象としていたが，その他の地区からも多くの相談が寄せられたため，平成25年度からは

7 平成25年区民公開講座パンフレットと寸劇舞台風景

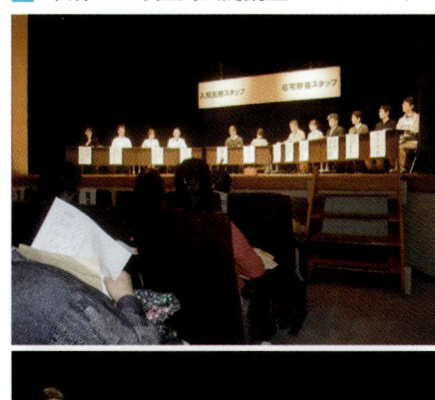

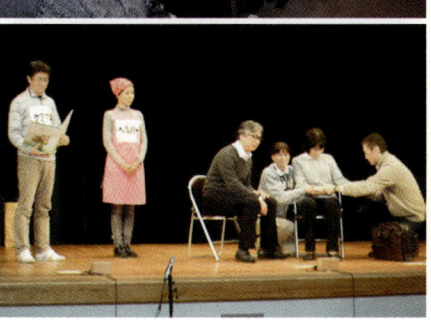

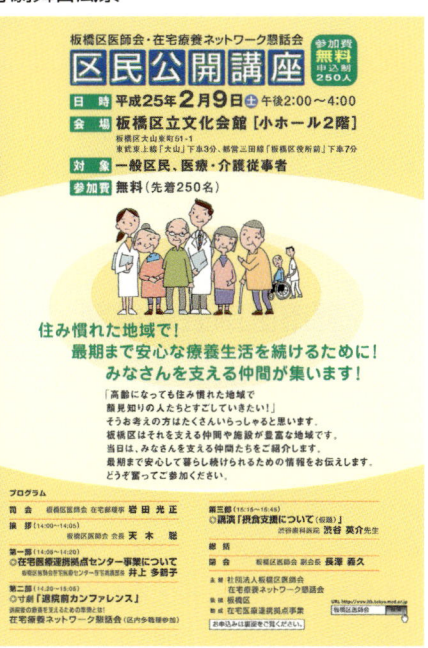

TOPICS

カナミックの導入

　板橋区では平成26年度にカナミック(⑨)の導入を開始した．カナミックは介護事業の品質を支え，多職種間連携を目的として構築されたクラウドサービスである．東京大学高齢社会総合研究機構が千葉県柏市で行っているいわゆる「柏モデル」を初めとして，全国約200拠点の地域包括支援センターと約10,000事業所の医療法人・介護事業所への導入実績がある．

カナミックを選択した理由
1) 板橋区医師会が検討している主治医・副主治医間の情報共有システムに類似．
2) セキュリティが高く個人情報管理上優れる．
3) コストパフォーマンスがよい．

---

⑧ 療養相談室の役割

1) 医師会病院と協働による早期退院支援
2) 24時間対応をサポートするため「主治医・副主治医体制」の支援
3) 医療依存度の高い利用者の退院支援やケアマネジメントの支援
4) 訪問可能な在宅医や専門医の情報把握と相談支援
5) 訪問看護ステーション等の機能や空き情報把握と相談支援
6) 薬剤師や歯科医師など専門職に対する情報把握と相談支援
7) 医療依存度の高い方の受け入れ可能な施設情報の把握と相談支援

⑨ クラウドサービス"カナミック"による療養相談室ネットワーク

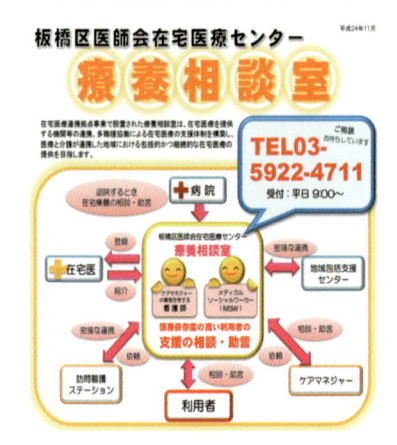

板橋区全体へ支援対象を拡大した．
- 平成26年度に療養相談室と医師，訪問看護ステーション看護師，介護職員の連携をよりリアルタイムに推進する目的で，カナミックの導入を開始した（☞ TOPICS）．

郡市医師会の役割

- 高齢化社会に対応する地域包括ケアシステムは，住み慣れた地域での包括的なケアを目指している．地域に密着し患者を家族ぐるみでケアする「かかりつけ医」は，これから超高齢化社会を迎える大都市圏では中心的な役割を担うことになる．
- 医師会は「かかりつけ医」の集合した団体であることから，「かかりつけ医」の資質の向上を支援するための講演や実習などの仕組みを作ることが大切である．

- かかりつけ医機能を十分に発揮させ，地域包括ケアシステムを発展させるため，医師会は積極的に中立的・中心的な立場で行政，地域，関連団体と連携していくことが重要と考える．

地域医療連携・多職種連携の意義と課題

開業医がよりよい医療連携，多職種連携を行うための課題

白髭　豊
白髭内科医院／長崎在宅 Dr. ネット事務局

- 長崎在宅 Dr. ネットは，都市部の診療所連携を推進する組織として医師の負担感を軽減した．これが波及して，職種内ネットワークが多数出来上がった．
- 多職種連携の基盤があるところで，緩和ケア普及のための地域プロジェクト（OPTIM）を実施した．
- OPTIM による専門職の啓発，連携促進により，制度や体制の組織的な変更を伴わなかったにもかかわらず，地域ネットワークが強固になった．
- スムーズな地域連携のためには，「あじさいネット」による ICT ネットワーク，市民への総合相談支援と医療・介護・福祉の連携を促す「長崎市包括ケアまちんなかラウンジ」が重要な核になっている．

はじめに―ネットワークの広がり

- 2003 年発足した「長崎在宅 Dr. ネット」（以下，Dr. ネット）は，都市部の診療所連携を推進する組織として医師の負担感を軽減した．2008年より3年間，緩和ケア普及のための地域プロジェクト（outreach palliative care trial of integrated regional model：OPTIM）を長崎で行った．
- OPTIM や Dr. ネットにより，病院から在宅移行する症例，自宅死率の上昇を認めた．
- OPTIM 前後に，Dr. ネットに加え，栄養士（ながさき栄養ケア・ステーション），薬剤師（長崎薬剤師在宅医療研究会「P-ネット」），訪問看護ステーション（ナースネット長崎），地域連携室（ながさき地域医療連携部門連絡協議会），歯科医（長崎県在宅デンタルネット）等の職種内のネットワークが次々と広がって地域医療連携に寄与している．
- さらに，インターネットを経由して病院の診療情報を閲覧できる「あじさいネット」，行政主導で相談支援業務を行いつつ啓発業務，在宅医療提供機関等との連携を行う「長崎市包括ケアまちんなかラウンジ」が，地域の有機的連携に寄与している．本稿では，長崎における地域医療連携の状況につき詳説し，開業医が医療連携，多職種連携を行う際の重要なエッセンスを明らかにする．

長崎在宅 Dr. ネット

Dr. ネットの発足
- 在宅療養支援診療所を含めた一般診療所が無理なく在宅医療を請け負うためには，相互の連携による負担軽減が必要不可欠である．
- 2003 年，診診連携を推進する組織として「長崎在宅 Dr. ネット」が発足した[1,2]．

Dr. ネットの仕組み
- 自宅療養を希望する入院患者の主治医が見つからない場合に，事務局が窓口となり病院側・患者側に在宅主治医，副主治医を紹介する．
- 具体的には，市内を 5 地区に分けてコーディネーターを配置し，事務局から情報を伝達する．その後，コーディネーターから，個人情報を考慮して疾患，居住地等の情報をメーリングリストでメンバーに周知し，手上げ方式で主治医，副主治医を決定する（**1**）．
- 退院前には，病院と在宅スタッフ合同でカンファレンスを行う．最大の特徴は，一人の在宅患者に対して，主治医と副主治医の複数の担当医師を決めることである．

主治医と副主治医の連携
- 副主治医は，主治医よりあらかじめ診療情報を提供され，万が一の支援に備える．日常診療のなかで，副主治医が往診・訪問診療することはない．あく

Point

NPO 法人化
Dr. ネットは 2003 年 3 月に 13 人の開業医で発足し，2008 年 1 月に NPO 法人化した．さらに，2010 年 7 月，国税庁から「認定 NPO 法人」に認定された．認定 NPO 法人は，寄付者に所得税や法人税，相続税など税制上の優遇措置が認められ，寄付金を集めやすくなる．

主治医が学会や旅行で不在の際に，必要があれば，副主治医が往診にかけつけることができる．24 時間対応の実現はもとより，主治医・副主治医で異なる専門分野をカバーできる利点もある．

1 メーリングリストを利用した主治医決定までの流れ

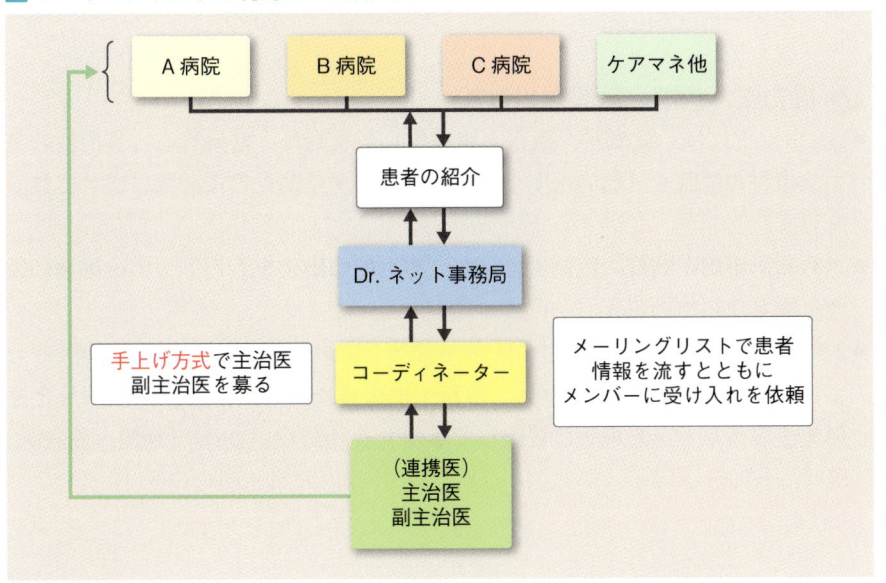

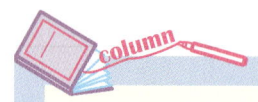

プチ・メーリングリスト（プチML）

　2007年8月，在宅移行する末期がん患者の主治医をサポートするために，限られた医師6名（在宅主治医，副主治医，病院医師）で，症例単位の小規模メーリングリスト（以下，プチML）を作成した．退院前には，患家の地理案内，処方箋調整，退院直前情報が流れ，退院後には訪問日ごとの情報提供，処置に関する質問と回答，日常診療での疑問の解消，レセプト記載についての情報等があった．

　プチMLには，少数メンバーなので気恥ずかしさがない，症例の詳細で具体的な相談ができる，退院前からの導入で入念な無駄のない退院準備が可能，リアルタイムに近い病状報告と対応が可能，病院医師が退院後の患者の経過や在宅の実情を知ることができる，関係する医師全員で経過の把握ができる，などの利点が認められた．

　その後の調査で，Dr.ネット登録症例の約30%でプチMLが作成され（2008年4月），医師のみならず多職種スタッフで情報を共有する際に利用されており，新たな情報交換の方法として有用である．今後，同じような多職種のITネットワークとしてあじさいネット内のノート機能，セキュアメールが役立つと思われる．

まで主治医不在の際のバックアップであるので，副主治医になることで負担を感じることは少なく，また副主治医のなり手に困ることもない．

- 2009年12月実施のアンケート調査では，「連携医のパートナーが決まっている」医師は，回答のあった連携医55名中19名(34%)だった．連携医55名のうち，1年間で実際に副主治医に往診を依頼したことがある医師は14名(25%)にすぎず，看取りを依頼した連携医はわずか2名であった．
- その一方，Dr.ネットが役立っている点を聞いたところ，「不在時の副主治医の存在による安心感」をあげた者が52%と半数を占めていた．すなわち，主治医は副主治医の存在により不在時の対応に大きな安心感を得られる一方，副主治医が実働することは少なく，副主治医の負担はそれほど大きくないことがわかった．

協力医，病院・施設医の参加

- Dr.ネットには，皮膚科，眼科，精神科，形成外科，脳外科など専門性の高い診療科の医師も「協力医」として参加し，医学的助言や必要に応じて往診を行う．
- さらに，市内の病院の医師も参加し，専門的な助言をしたり，病診連携の橋渡し役となっている．
- 2014年6月現在，計181名の医師が参加している．主治医，副主治医として往診を行う「連携医」79名，眼科・皮膚科など専門性の高い医師等と遠隔地から当ネットの趣旨に賛同して参加する「協力医」48名，「病院・施設医」54名．

2 疾患内訳（489/628 例）

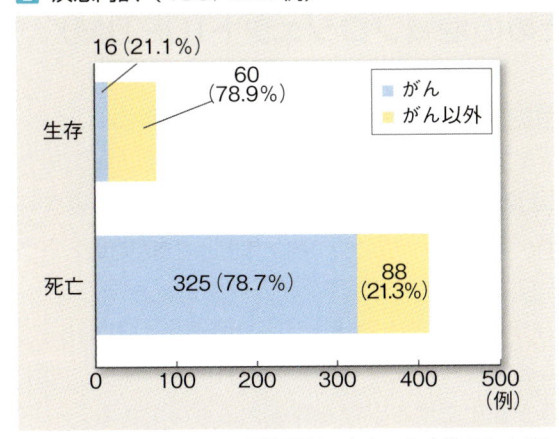

生存: 16（21.1%）／60（78.9%）
死亡: 325（78.7%）／88（21.3%）
凡例: がん／がん以外

総症例数 628 例のうち，現状不明・中止・在宅移行なし等，計 139 例を除く。
2013 年（平成 25 年）4 月調査：2012 年（平成 24 年）12 月までの登録症例について．

3 全体内訳（489/628 例）

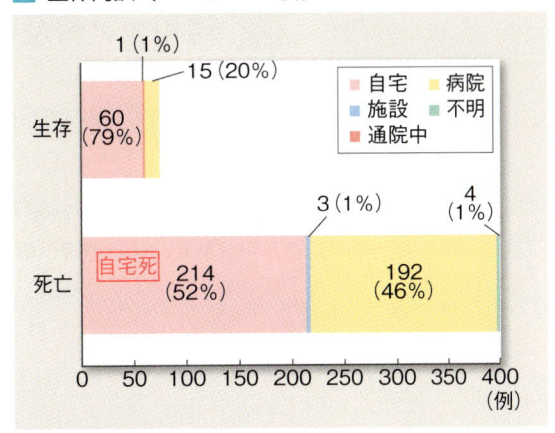

生存: 1（1%）／60（79%）／15（20%）
死亡: 自宅死 214（52%）／192（46%）／3（1%）／4（1%）
凡例: 自宅／施設／通院中／病院／不明

総症例数 628 例のうち，現状不明・中止・在宅移行なし等，計 139 例を除く．
2013 年（平成 25 年）4 月調査：2012 年（平成 24 年）12 月までの登録症例について．

⚓ 実績

- 2012 年 12 月までで，病院側から事務局に主治医の斡旋を依頼された症例は 628 例に及んだ．
- 主治医決定までに要した時間は平均 0.77 日と短時間であり，48 時間以内が 86% にのぼった．
- 追跡調査できた 489 例中，がんが 341 例，がん以外が 148 例だった．489 例中 413 例が死亡していたが，そのうち 325 例（78.7%）ががんであった（2）．在宅死は 214 例で全死亡の 52% に及んだ（3）．

在宅療養の実現

- 最終的な療養場所別の平均在宅日数は，入院から在宅に移行し最期まで在宅で過ごし亡くなった症例では，平均 142 日の在宅療養を実現した．また，最終的な療養場所が病院・施設の症例（すなわち在宅移行後，再入院または入所して病院・施設で亡くなった症例）でも，平均 182 日の在宅期間を実現した．
- 従来なら，かかりつけ医がいない症例については在宅療養ができなかったであろうが，最終的な死亡場所が在宅の場合は約 4.5 か月，病院の場合約 6 か月の在宅生活が実現できたのは，我々の存在があったからこそと自負している．

緩和ケア普及のための地域プロジェクト(OPTIM)

OPTIMの取り組み，目的

- 2008年4月より2011年3月まで，「緩和ケア普及のための地域プロジェクト(OPTIM)」(厚生労働科学研究 がん対策のための戦略研究)が，実施された．長崎市は全国4つのモデル地域の一つに選ばれ，長崎市医師会を中心としてプロジェクトに取り組んできた[2-5]．
- この研究の目的は，日本に合う緩和ケアの地域モデルを作ることにより，3年間で，患者と遺族に対する苦痛緩和の改善と緩和ケア利用数の増加，および死亡場所が患者の希望に沿う変化をするか等を評価するものである．

OPTIMの実践

- 他の3つの地域が病院からプロジェクトを行うのに対して，長崎は地区医師会として，在宅医療の現場に近い立場からのアプローチを行うことで，着実な成果をあげた．
- 長崎市医師会に設置した「長崎がん相談支援センター」を中心に，緩和ケアの市民への啓発活動と医療従事者への研修会・講演会の実施，総合相談窓口としての機能と関係機関との連絡調整，早期退院支援，地域連携促進を行ってきた．
- さらに，専門緩和ケアサービスとして「地域緩和ケアチーム」を組織し，緩和ケアチームのない病院・診療所・在宅へ出張して緩和ケアに関するコンサルテーションを行ったり，往診や，教育の提供を行った．
- 2008年4月のOPTIM開始後，プロジェクトに関与する看護師，診療所医師などの在宅スタッフで分担を決めて，市内3つのがん診療連携拠点病院(長崎大学病院，長崎市立市民病院，日赤長崎原爆病院)の緩和ケアカンファレンスに定期的に出席するようになった．
- そこで在宅側から患者の受け入れ可能との意思表示をすることで，緩和ケアチーム・地域連携室を通して，患者，家族，主治医，病棟看護師を動かし，退院支援へ数多くつながるようになった．

実績

- 長崎大学病院の緩和ケアチームが関与した症例の転帰では，在宅移行症例の割合が，2005～2006年の2%から，Dr.ネットが緩和ケアカンファレンスに参加するようになった2007年に7%に急増し，OPTIMが始まった2008年には17%に増加した．さらに，2009年には21%，2010年には22%と着実な増加が認められた．

ハイリスク・カンファレンスの開催

- 2008年9月,長崎大学病院地域医療連携センターは,がんに限らず入院時に行われるリスク・スクリーニングで「ハイリスク」と判定された症例のうち在宅移行に課題のある症例を,病院・在宅スタッフ合同で検討する「ハイリスク・カンファレンス」を開催するようになった.
- 我々在宅側からの提案により実現した同カンファレンスには,地域連携センターの医師・看護師・ソーシャルワーカー,診療所医師・看護師,長崎がん相談支援センタースタッフ,訪問看護師などが主な参加者で,退院困難なケースに病院スタッフと在宅スタッフが討議し,スムーズな在宅移行に向けた具体的検討を行った.
- すなわち,在宅でどのような医療手技が可能か(輸血,胸腹水の穿刺ができるかなど)や,在宅の医療資源情報(地域で利用可能な訪問看護ステーション,在宅医の情報など在宅スタッフ側が精通する詳細な情報)を病院・在宅スタッフで共有することにより,多くの退院支援に結びつけてきた.
- その後,同様のカンファレンスは,長崎市立市民病院と日赤長崎原爆病院でも開始された.同カンファレンスは,OPTIM後,長崎大学病院地域医療連携センターオープンカンファレンスとして継続している.
- すなわち,病院から在宅医療へ移行した患者の症例を振り返り,多職種の視点から問題点,解決法,良かった点等々について検討し,患者により質の高い退院支援,療養支援,在宅医療,福祉等を提供できるように,病院スタッフならびに在宅医療を担う多職種の能力を養うことを目的として毎週1回定期開催されている.

OPTIMの効果,ネットワークの広がり

- 長崎市の自宅死率は,2005年の7.3％から漸増し,2011年には10.9％へと増加した(4).また,長崎市内のがん診療連携拠点病院から退院して訪問診療または往診を導入した症例数を2003年より経年的に集計したところ,2008年191件,2009年227件,2010年281件と急激な増加が明らかとなった(5).長崎市での自宅死率,在宅移行症例の増加には,Dr.ネットの活動とOPTIMの効果が大きく関与していると考えられる.
- OPTIMでは,早期の退院支援・調整,地域医療連携ネットワークの整備,在宅医療従事者への研修・教育を継続して続けてきたが,がん対策基本法が施行された2007年以前と比較して,2008年以降,長崎の病院での早期退院支援・調整,地域医療連携ネットワークの熟成は,すでに隔世の感がある.
- すなわち,OPTIMの活動の前後に,医師(長崎在宅Dr.ネット),栄養士(ながさき栄養ケア・ステーション),薬剤師(長崎薬剤師在宅医療研究会「P-ネット」),訪問看護ステーション(ナースネット長崎),地域連携室(ながさき地域医療連携部門連絡協議会),歯科医(長崎県在宅デンタルネット)等の職種内のネットワークが次々と広がりつつある.

4 自宅死率の経年変化

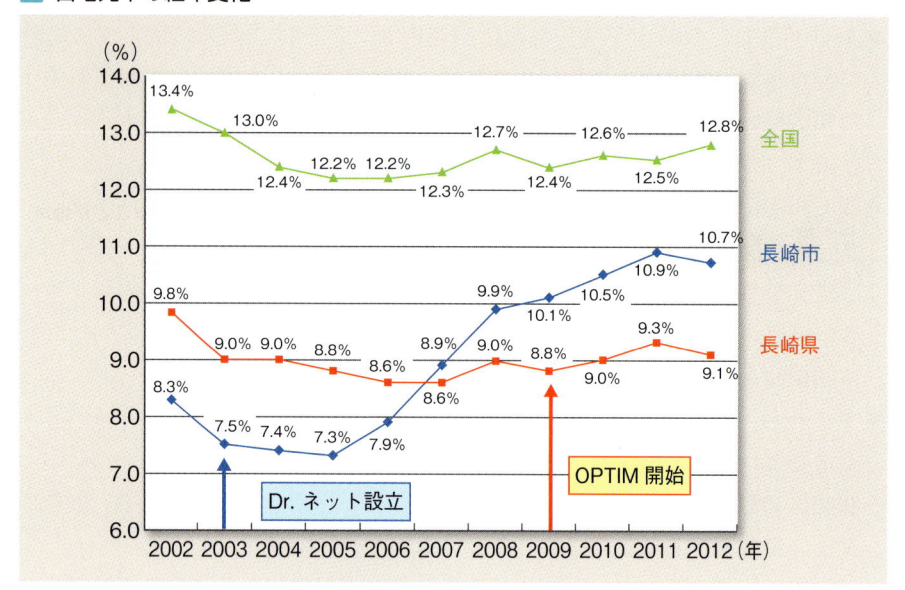

5 拠点病院から退院して訪問診療を導入した件数（2003〜2011年）

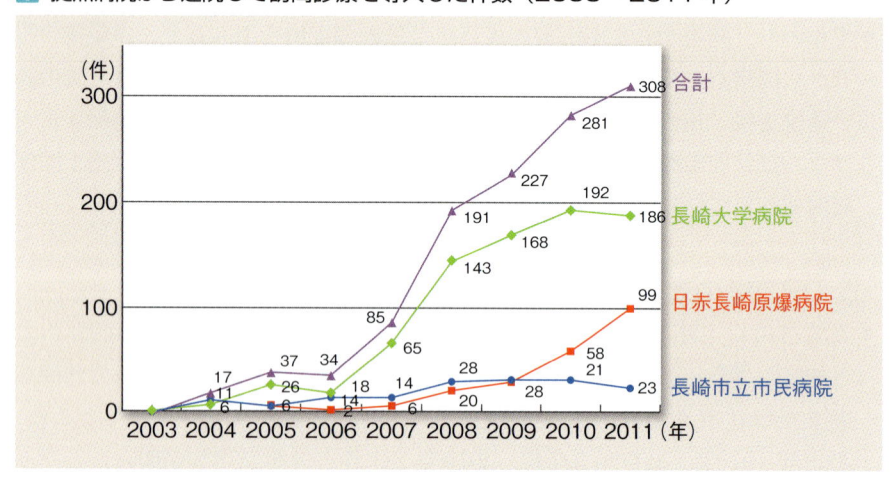

- 各職種内の連携に加え，多職種での連携の素地があるところで，さまざまな地域連携カンファレンス，病院側へ在宅スタッフが入り込んでカンファレンスをするなどを繰り返した結果，顔の見える関係が大いに進化していった（**6**）．

OPTIMによる地域緩和ケアプログラム

- 介入後調査から，ネットワークの価値を体験し緩和ケアに関する知識を得ることで，連携に関する困難感，専門家から支援を受けることによる困難感，職種間のコミュニケーションの困難感が改善したと考えられる．
- OPTIMによる包括的な地域緩和ケアプログラムは，制度や体制の組織的な

6 OPTIMによる地域連携の強化―「地域連携カンファレンス」の開催

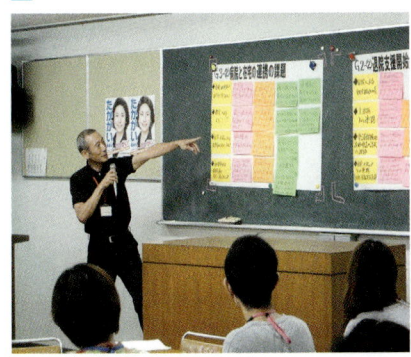

★参加者の声
・各専門職の役割が理解できた．
・課題や改善策をみんなで共有することが地域連携の基盤になる．
・多職種でのグループワークを通して「顔の見える関係」ができ，患者さんの緩和ケアや退院支援へと有機的につながる．

平成22年度第1回地域カンファレンス(2010.8.5)の様子．
多施設から多職種が，緩和ケア，がん医療，地域連携，プロジェクトに対しての問題点，解決策について話し合い，共有し，長崎での緩和ケアの普及の方法を探し，実践することを目的にする．

変更を伴わなかったにもかかわらず，地域ネットワークの構築を可能とし，医療福祉従事者の知識を改善して困難感を軽減するのみならず，患者が希望する場所，多くは自宅での生活を可能にし，患者・遺族の緩和ケアの質評価や quality of life も間接的に改善しうることが示唆された．

「長崎市包括ケアまちんなかラウンジ」

- OPTIM長崎の活動は2011年3月に終了したが，OPTIMのこれまでの成果をもって行政に要請した結果，2011年度より長崎市が同事業を発展的に継承し，「長崎市包括ケアまちんなかラウンジ」として，がんに限定しない総合的な相談支援を行っていくことになった．

支援のコンセプト

- 流れとしては，医師会が行政より委託を受けて事業を行っていくこととなるが，コンセプトとしては，以下を目指している．
  ①包括支援機能：地域住民を包括的に支援するための相談窓口
  ②医療支援機能：病院-在宅-施設の移行促進，がん・難病に関する相談，がんサロンの開催，公民館等での出張相談
  ③市民への啓発：リビング・ウィルの啓発（日頃から「自分らしく生きる」ことを考え話し合える地域と環境をつくる），公民館講座，市民健康講座の開催，医療従事者との懇談会など
  ④地域連携の促進・強化：医療・福祉・介護従事者からの相談受付，研修会の開催，在宅医療提供機関(Dr.ネット，ナースネットなど)との連携を総合的に支援する．いわば「基幹型」の地域包括支援センターとして，地域包括ケアの核として機能する方向性

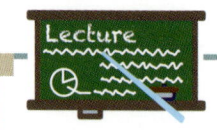

病院から在宅への移行率と病院医師・看護師の在宅の視点の変化

OPTIM が施行された長崎市において，各がん診療連携拠点病院から在宅診療への移行率の変化を明らかにし，病院医師・看護師の在宅の視点との関係を探索した（2008〜2011年）．病院医師・看護師対象の質問紙調査を行い，医師154名，看護師469名を解析対象とした．在宅移行した患者数は，2007年を100とした増加比でみると，日赤長崎原爆病院967％，長崎大学病院295％，長崎市立市民病院221％であった．

在宅移行した患者数の増加比が多い病院では，「がんでも希望すれば最期まで在宅で過ごせると思うようになった」「自宅で過ごしたいか，自分から尋ねるようにしていた」「容態が変わったときの対応や連絡方法をあらかじめ決めるようになった」「投薬など，患者・家族が自宅でもできるように，入院中からシンプルにするようになった」などの在宅の視点に関する質問に対して「そう思う」と回答した頻度が有意に多かった[6]．

「あじさいネット」による ICT ネットワーク

*2章「あじさいネット」（p.130）参照．

- 「あじさいネット」*は，インターネットを経由して患者同意のもと病院の診療情報を閲覧できるサービスである．
- 2004年大村市で発足し，2014年5月現在，全登録数35,042名，情報閲覧施設数225施設，情報提供病院数23施設の巨大なネットワークとなった．
- 当初，病院からの一方向性のカルテ情報の提供であったが，医師に加え薬局薬剤師，訪問看護師の参加も始まり，多職種で双方向性の情報共有が実現しつつある．
- 2014年には，iPad を使用して在宅の現場からの接続が可能となった．
  ▶ これにより，訪問診療先で検査，画像などの病院カルテ情報を iPad で閲覧しながら患者へ説明することや，患者個別のノート機能やセキュアメールを用いて患者の状態を在宅の現場から多職種へレポートすることが可能となった．
  ▶ Dr. ネットで多用してきたプチ・メーリングリストでは実現できなかった強固なセキュリテイが確保されている．

今後，テレビ会議システム（LiveOn）の利用により，診療所に居ながらにして退院前カンファレンス参加が可能になる日は近い．

まとめ

- 長崎では，2003年以来，Dr. ネットをはじめとした職種内連携とそれを基盤とした多職種間の連携が発展してきた．このような状況のもと，2008〜2011年に緩和ケア普及のための地域プロジェクト（OPTIM）を行った．
- 制度や体制の組織的な変更を伴わない包括的な地域緩和ケアプログラムによって地域ネットワークの構築が大きく成熟した．
- さらに，あじさいネットを利用した ICT ネットワークにより，多職種連携は新たなステージに入りつつある．ここで銘記すべきは，連携はあくまでも顔の見える関係が基盤であり，フラットな多職種の協働が不可欠である．顔の見える関係こそが多職種の連携が統合へと発展していく礎になるであろ

う．

文献

1) 白髭　豊, 藤井　卓. 長崎在宅Dr.ネットによる地域医療連携. 日本医事新報 2005；4224：29-32.
2) 白髭　豊ほか. 長崎市における地域医療連携～長崎在宅Dr.ネットと緩和ケア普及のための地域プロジェクト（OPTIM長崎）～. 長崎県医師会報 2010；771：32-37.
3) 白髭　豊, 奥　保彦. 特集　在宅医療の充実に向けて. 医師会における在宅医療の取り組み―長崎市医師会. 日本医師会雑誌 2013；142（7）：1552-1553.
4) 白髭　豊. 長崎在宅Dr.ネットの取り組みと「緩和ケア普及のための地域プロジェクト」. 地域で支える患者本位の在宅緩和ケア（片山　壽 編）. 篠原出版新社；2008, pp.172-188.
5) 白髭　豊.〔長崎市〕地域緩和ケアネットワークの構築の試み. ホスピス緩和ケア白書2008（〈財〉日本ホスピス・緩和ケア研究振興財団「ホスピス緩和ケア白書」編集委員会 編）.（財）日本ホスピス・緩和ケア研究振興財団；2008, pp.78-82.
6) 白髭　豊ほか. OPTIMプロジェクト前後での病院から在宅診療への移行率と病院医師・看護師の在宅の視点の変化. Palliat Care Res 2012；7（2）：389-394.

Advice on good practice

患者さんにとっての連携メリット

「あなたは連携していますか？」と質問したとする．日本のほとんどの開業医は，「私は地域の医療機関と昔から連携している」と胸を張って答えるのではないだろうか．もちろん，地域の医療機関との紹介状のやり取りも立派な連携であろう．しかし，それだけで「連携している」といえるのだろうか．

そもそも「連携」とは何か？　辞書によれば「互いに連絡を取り協力して物事を行うこと」とある．紹介状のやり取りでは，「連絡を取り合う」としても，「協力して物事を行う」ことまではしておらず，連携しているとは言えない．すると本来の意味の連携は「地域連携」ということになる．「地域連携」を辞書に沿って置き換えるならば「医療，介護，福祉が顔の見える関係を構築し，情報を共有しながら多職種協働で患者，家族を支えること」になるであろう．

そうは言っても一朝一夕で地域連携ができるはずもなく，第一段階は診療所から病院の紹介あるいは逆紹介，第二段階は病病連携，病診連携，多職種協働というネットワーク作りがあり，第三段階ではじめて患者中心の連携，疾患管理を目的とした地域全体としての取り組み，ICTや地域連携パスの活用などができるようになる．地道な活動があってこその地域連携といえる．

さてここでは，地域連携における患者，家族のメリットとは何かを考えてみたい．言うまでもなく，医療や介護の中心にいるのは患者，家族である．連携というと，ともするとサービス提供側のメリットやデメリットばかりを考えがちであるが，地域連携の目的はあくまでも患者，家族のためにこそある，ということは地域での共通認識としてまずは確認しておきたい．

さて，まずは連携していなかった頃の患者の不満の声を拾ってみよう．「大きな病院の先生はすぐいなくなる」「診療内容についての情報が当の本人に伝わりにくい」「複数の病院や医院に行かなければならない」「本当に自分のことをわかってくれる医師は誰なのか，本当に自分のことをわかってくれているのかわからない」「クリニックできちんとがんが診れるのか心配」「もし何かあったらどこで診てくれるのか」「病院を離れたら見捨てられるのではないか」「病院を退院したらどこに相談すればいいのかわからない」等々．

しかし，地域でしっかりと患者，家族を支える連携があると，患者の声はこう変化する．「病院とクリニックと2人の主治医をもつことができるので安心」「いくつもの病院に行かなくても済むようになる」「自分のことをいつもわかってもらっているので安心」「薬の重複や相互の副作用を未然に防ぐことができる」「自分が病気の流れのなかでどんな状況にあるのかがわかる」「医師，看護師だけでなくリハスタッフや薬剤師，栄養士，さらにはケアマネジャーやヘルパー，行政の相談窓口など，たくさんの人に見守ってもらえているから安心」等々．

一方で，地域連携は多職種協働が基本とはいえ，やはりいつも身近で患者，家族を支えるかかりつけ医の存在は重要である．かかりつけ医は，高血圧や糖尿病など，いわゆる持病を把握し，その人をとりまく環境や生活を知り，患者を全人的にフォローし続けてくれる頼もしい存在なのである．そのかかりつけ医が地域と連携し，情報を共有しながら，タイムリーに多職種がかかわっていくことが，地域医療の質向上に大きく貢献していくものと信じる．かかりつけ医は，地域にとっての財産であるといえるのではないだろうか．

〈三原一郎〉

地域医療連携の実際

2章

地域医療連携の実際

病院地域連携室の活動と開業医に求めること

宇都宮宏子
在宅ケア移行支援研究所宇都宮宏子オフィス

◆ 医療機関における地域連携室の活動は，紹介患者を受け入れる前方連携と退院調整や外来患者への在宅療養支援を行う後方連携の二つが中心になる．
◆ 入院患者の退院調整には退院調整看護師と MSW（医療ソーシャルワーカー）が配置されている医療機関が多い．
◆ 顔の見える関係から，心が通じる連携を構築していくことが大切である．
◆ 入院治療後，入院前の生活と変化が予想できる場合は，入院早期から，退院調整部門に連絡し，入院前の生活状況や退院調整の必要性を伝えておく．
◆ 患者が将来，意思決定能力が低下したときに，治療や療養についてどのように考えているか，人生の価値や生き方について患者・家族と信頼関係を築き，話し合っておくこと（ACP：アドバンスケアプランニング）を実践し，入院時，病院チームと共有し，患者にとっての最善を選択できるように連携・協働する．

医療機関における地域連携の変遷

- 急性期病院は，紹介率に基づく診療報酬評価により，地域連携を進めるために「地域連携室」を設置し，いわゆる前方連携に力を入れてきた．
- 2006 年，「良質な医療を提供する体制の確立を図るための医療法等の一部を改正する法律」（以下，改正医療法）では，患者の視点に立った「安全・安心で質の高い医療が受けられる体制」の構築として，①医療情報の提供による適切な医療の選択の支援，②医療機能の分化・連携の推進による切れ目のない医療の提供，③在宅医療の充実による患者の生活の質（QOL）の向上という柱をもって，これからの医療提供体制を確保する考え方が示された．
- その中で，「病院又は診療所の管理者は，当該病院又は診療所を退院する患者が引き続き療養を必要とする場合には，保健医療サービス又は福祉サービスを提供する者との連携を図り，適切な環境の下で療養を継続することができるよう配慮しなければならない」（第 1 条の 4 第 4 項）として，医療提供施設の責務が見直された．2008 年に後期高齢者に対する「退院調整加算」が新設され，その後さまざまな医療・介護における「病院から在宅への移行」に関する評価が認められてきた．

> **column**
>
> **前方連携と後方連携（退院支援）は，入口と出口の医療マネジメント**
>
> 　かかりつけ医がいたにもかかわらず，別の在宅専門クリニックの医師へ訪問診療がつながることもみられ，医療の統合が入院を契機に遮断されている．
> 　適切なマネジメントをして在宅医を変更する場合も，まずはかかりつけ医と相談する．地域連携を発展させるためには，前方連携と後方連携（退院支援）は常に連動していかなくてはいけない．入院治療を受け，完治して，地域へ戻れる場合は問題ないが，「治癒できない」「元の状態には戻れない」で，急性期病院として提供する入院医療が終了した後，どうするか．かかりつけ医や在宅チームと早期から協働することが重要である．

- 2012年，診療報酬・介護報酬同時改定では，退院調整・医療福祉連携に関する高い評価がつき，地域包括ケアシステム実現に向けて，医療機関も介護現場も「連携」を強化することを求められている．

地域連携の実践部隊と顔の見える連携を！

- 2008年の診療報酬改定で，「退院調整を行う部署を配置して，退院支援を行う事への評価」が新設され，「急性期退院調整加算」，ケアマネジャーとの連携強化を推進するための「介護支援連携指導料」へと発展，2012年の同時改定では，病院と在宅医療を担う医療機関・訪問看護との早期からの連携・協働を高く評価している．
- 多くの医療機関では，**看護師と社会福祉士の両職種を配置する退院調整部門**が中心になり，病棟から早期に，「退院困難患者」を特定し，退院調整部門に支援依頼して，退院調整部門が，在宅復帰や転院に向けた"退院調整"を行うための院内システム構築を進めている．
- 退院調整専門部署だけではなく，外来，病棟看護師が，「生活者として患者をとらえ，在宅療養支援ができる」ことを目指し，教育やシステムを強化している医療機関も増えている．

> **ここに注目**　まずは「入院前の生活」を在宅チームから情報発信し，「暮らしの場へ帰すことのできる医療・看護」を提供できることを協働で進めていこう．

病院で在宅療養移行が難しいのはなぜか？

かかりつけ医としてどのようにかかわることができるか

- 多くの急性期病院で，スムーズに退院支援ができない理由に3つのポイントがあると考えている．

在宅療養移行を可能とするには
1. **病院チームの意識改革**
　24時間体制の病院で提供している医療・看護を生活の場で提供することはできない．特に急性期病院では安全性を追求することから患者を管理することが重要視され，結果廃用性筋力低下へつながっていた．自立・自律支援を目指し，患者と共に在宅療養移行に取り組むことである．
2. **患者と目指す方向性を共有する**
　急性期病院から，いったん転院をする場合も，「生活の場へ帰るために何を目的にした転院なのか」を患者・家族と共有する．目指す方向性が見えない長期入院は，患者の意欲低下につながり，家族は，施設収容による安心を優先し，当事者の気持ちを忘れてしまう．
3. **在宅チームからのアプローチが OJT（On the Job Training）になる**
　かかりつけ医や在宅チームが早期に病院チームと相談できるように，カンファレンスに参加し，生活場面にあったシンプルな医療・ケアへ調整・変更する．そして，具体的な社会保障制度や社会資源につなげる調整を行う．

① 退院後の在宅療養のイメージがもてない
- 在宅チームが早期にかかわる大きな意味がここにある．在宅医療・在宅ケアの知識が少ないために，在宅で継続可能な医療やケアに調整・変更することができない．入院中の様子から，「家は無理ね」と在宅復帰を諦めてしまう．

② 患者を総合的に，時間軸で捉えることができない(苦手である)
- 入院から退院まで，そしてその後の生活の場までを，時間軸(縦軸)で考えることができない．急性期病院の看護師は，「受け持ち看護師」という機能はもっているが，実際は入院期間の短縮や，夜勤勤務等の交代制であることから，一人の患者を時間軸で包括的にみることが難しい．
- 今，多くの医療機関で，入院患者に対する「退院支援カンファレンス」を実施しているところが増えてきている．看護師・リハビリスタッフ・医師も交えて，「退院に向けた視点」をもってチームカンファレンスを開催している．
- 患者の治療経過・病状変化から退院時に継続する医療上の問題(検討課題)や生活・介護上の問題(検討課題)をアセスメントし，患者・家族で自立可能か，在宅サポート体制が必要か，カンファレンスなどを通じて医療チームと患者・家族が継続して検討する．

Point
患者に必要な医療管理・ケアをマネジメントする場面が必要である．
⇒入院早期からの「退院支援カンファレンス」によるチームアプローチ

③ 自立する生活の場へ移行する(退院する)患者への自己決定支援が難しい
- 急性期病院では，転倒予防や誤薬予防，データ重視による安定を優先するため，患者は管理される空間にいるのが現状である．そこには，"自立・自律を促し，本人の意向を尊重する"という退院支援の視点とのギャップがあり，移行の困難さがある．

1 入院から退院までの3段階

〈第1段階〉(外来・入院から48時間以内)→外来・病棟看護師

　　　　　入院時医療情報 ⇒ 入院前の情報提供　医療の統合
　　　　　　　　　　　　　ケアマネジャー，訪問看護からの情報提供
退院支援が必要な患者を予想し，支援の方向性を検討する
【退院支援が必要になる患者とは】
　①医療管理・医療処置等が継続する
　②ADL・IADLが低下し，自立した生活に戻れない
　③がんや難病のように，進行する症状を抱えながら在宅療養を迎える
　④在宅療養における病状管理が不十分なため再入院を繰り返していた
　　医療情報・患者の生活背景から必要性を予測する
　　医療チーム間で共有　患者・家族と退院準備の必要性を共有する
　　　　　　　　↓

〈第2段階〉(1週間以内)…生活の場に帰るためのチームアプローチ

　　　　病棟スタッフを中心に「退院支援カンファレンス」を企画・開催
　　　　退院調整部門が参加することで在宅移行への助言・調整介入をする
　　　　⇒患者が望む生活の場へ帰すことのできる医療提供
- 患者・家族の退院への自己決定支援
- 治療経過における「退院時の状態」をイメージし，継続する医療・看護は何か，患者・家族で自立できるかを検討し，必要な介入を行う
　(医療管理手技指導・療養指導・薬剤指導・栄養指導・リハビリ等)

〈第3段階〉…「退院調整」⇒退院調整部門が担うことが効果的

退院を可能にするための制度・社会資源への調整を行う
かかりつけ医，ケアマネジャー，訪問看護との早期からの協働がカギ！

赤字は在宅チームとして取り組めること．

- 生活の場に戻るために必要な医療は何か，患者・家族の思いを軸に，患者・家族と共に考える．早い段階から「患者主体の医療提供・治療法の選択」と共に「療養の選択」ができることが重要である．
- 高齢者や慢性疾患等で，病気や老いの影響により生活がどう変わっていくのか，それでも望む場所で，どう生きていくか，その延長線に最期の時をどこで迎えたいかを，早い段階で，医療者から少しづつ投げかけて考えていくことを実践する(アドバンスケアプランニング：ACP)．

入院から退院まで―3段階のプロセス

- 外来・病棟・そして退院調整部門が，効果的に，効率的に機能できるように病院規模や機能によって役割分担を明確にし，地域と連携することを推奨している(1)．

治療と同時に始める退院支援と重要な「合意形成」

- 患者にとって入院はあくまでも通過点である．入院医療でしか提供できない医療提供が終われば，速やかに入院生活という"非日常"な環境から，一日も早く自宅への退院を目指すことが重要である．入院環境は，感染の危険・

事例検討会等，病院との合同研修の場で，これからの医療の目指す姿について議論を深め，合意形成を行うことも必要である．
(地域ケア会議・在宅医療連携会議等を活用する)

Point
⇒かかりつけ医として，病気や老いと向き合いながら人生を生きる人として患者にかかわっていくことが，QOL(生活の質)・QOD(死の質)を支える医療やケアにつながる．

寝たきりなど長引く依存状態，医療提供そのものによる危険，生活像の変化，非日常的な環境・治療優先のスケジュールなどデメリットも多く，さらにはうつ・絶望感・無力感を生み出し，入院生活そのものが，退院を困難にすることも多い．

- かかりつけ医として，入院を決めるとき，「退院時の状態像」の共有化を，患者・家族・医療者間で行っていく．
- 入院目的や患者の状態によりたとえ予想であっても「退院時の目標設定」を患者・家族に説明し，患者・家族と共有する．

> **退院時の状態のイメージを患者・家族と共有する**
>
> 　入院医療から「生活の場」である自宅に帰る頃の「退院する頃の状態」のイメージを具体的に言語化して，患者・家族と共有することは，その後の入院中の医療や看護を患者が主体的に受け入れることにつながる．
>
> 　入院早期から，可能であれば入院決定した外来時から，「生活の場」に帰る頃の状態を見すえて患者にかかわることが大切であり，「これからの時間をどう生きるか」患者の人生の再構築をチームで支援し，患者・家族が主体的に組み立てることが重要である．

退院前カンファレンスは必ず参加しよう！

- 退院前カンファレンスは，退院調整部門が主体となって，患者・家族，在宅サービス・院内スタッフが一堂に集まり，在宅療養へ移行するための情報の共有・確認を行う場面である．
- カンファレンスを効果的に開催するために，①病状経過，介護情報，患者・家族の意向，②サポートが必要と判断していること，③在宅での検討課題について，事前に参加者が情報共有しておくことが必要である．
- カンファレンス終了時には，医療処置材料や衛生材料，書類（訪問看護指示書・サービス利用の書類等）など，退院までの準備・必要事項の確認を行う．外来日や初回訪問日などの予定も決めておくとよい．

在宅からの発信が病院の文化を変える

- 退院調整部門に，MSW（医療ソーシャルワーカー）に加えて退院調整看護師を配置している医療機関が，2008年10.2％から2010年76.6％と増加している[2]．
- 退院調整部門が医療機関における課題に気づき，孤軍奮闘していることも多く，在宅チームのリーダーとしてサポートし，在宅療養移行を地域と協働で強化していくことを期待する．
- 入院により暮らしや人生が遮断されない，暮らしの場を変えずに生き続けることができるために，何が必要かを病院医療者へ発信してほしい．

退院支援・退院調整 ❷

　退院支援・退院調整とは，入院患者が適切な期間に適切な医療を受け，退院後も安全な療養が継続できるよう，入院時から取り組む患者・家族へ提供されるケアである．

　退院支援は，患者・家族が退院後の療養生活を自分で選ぶことができるように，その思いを引き出しながら必要な情報を提供していくことと，退院後も医療を継続できるように調整すること．それに対して**退院調整**は，療養を継続していくために必要な環境を整える作業を指している．

2 退院支援・在宅医療移行のフローチャート

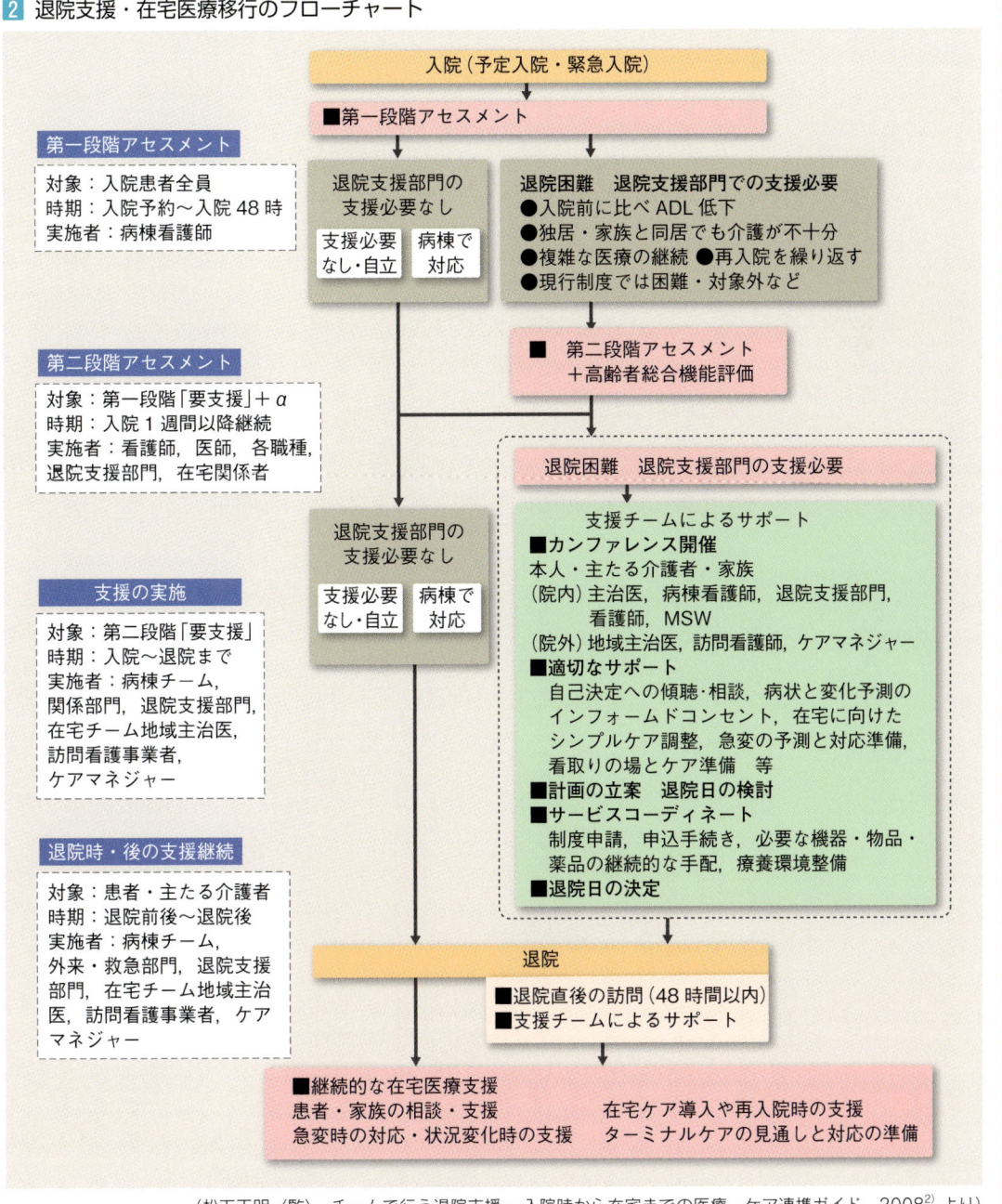

第一段階アセスメント
- 対象：入院患者全員
- 時期：入院予約～入院48時
- 実施者：病棟看護師

第二段階アセスメント
- 対象：第一段階「要支援」+α
- 時期：入院1週間以降継続
- 実施者：看護師，医師，各職種，退院支援部門，在宅関係者

支援の実施
- 対象：第二段階「要支援」
- 時期：入院～退院まで
- 実施者：病棟チーム，関係部門，退院支援部門，在宅チーム地域主治医，訪問看護事業者，ケアマネジャー

退院時・後の支援継続
- 対象：患者・主たる介護者
- 時期：退院前後～退院後
- 実施者：病棟チーム，外来・救急部門，退院支援部門，在宅チーム地域主治医，訪問看護事業者，ケアマネジャー

入院（予定入院・緊急入院）

■第一段階アセスメント
- 退院支援部門の支援必要なし → 支援必要なし・自立／病棟で対応
- 退院困難　退院支援部門での支援必要
  - ●入院前に比べADL低下
  - ●独居・家族と同居でも介護が不十分
  - ●複雑な医療の継続　●再入院を繰り返す
  - ●現行制度では困難・対象外　など

■第二段階アセスメント＋高齢者総合機能評価
- 退院支援部門の支援必要なし → 支援必要なし・自立／病棟で対応
- 退院困難　退院支援部門の支援必要

支援チームによるサポート
■カンファレンス開催
本人・主たる介護者・家族
（院内）主治医，病棟看護師，退院支援部門，看護師，MSW
（院外）地域主治医，訪問看護師，ケアマネジャー
■適切なサポート
　自己決定への傾聴・相談，病状と変化予測のインフォームドコンセント，在宅に向けたシンプルケア調整，急変の予測と対応準備，看取りの場とケア準備　等
■計画の立案　退院日の検討
■サービスコーディネート
　制度申請，申込手続き，必要な機器・物品・薬品の継続的な手配，療養環境整備
■退院日の決定

退院
■退院直後の訪問（48時間以内）
■支援チームによるサポート

■継続的な在宅医療支援
患者・家族の相談・支援
急変時の対応・状況変化時の支援
在宅ケア導入や再入院時の支援
ターミナルケアの見通しと対応の準備

（松下正明〈監〉．チームで行う退院支援—入院時から在宅までの医療・ケア連携ガイド．2008[2] より）

文献

1) 松下正明(監修).チームで行う退院支援―入院時から在宅までの医療・ケア連携ガイド.中央法規出版;2008.
2) 日本看護協会(編).平成23年度版看護白書.日本看護協会出版会;2011.

参考文献

- 宇都宮宏子.退院支援から地域連帯へ―看護師は何をするか.髙橋紘士,武藤正樹(編).地域連携論―医療・看護・介護・福祉の協働と包括的支援.オーム社;2013.pp.112-119.
- 宇都宮宏子,三輪恭子(編).これからの退院支援・退院調整―ジェネラリストナースがつなぐ外来・病棟・地域.日本看護協会出版会;2011.
- 篠田道子(編).ナースのための退院調整―院内チームと地域連携のシステムづくり.日本看護協会出版会;2007.

Advice on good practice

病院には連携専従スタッフがいるけど開業医には…

　このあたりで,このことなら○○先生に聞く,といったことを常日頃,我々はよくやっている.顔の見える医師同士の風通しのよさ,あるいは,開業医(病院)間の連携の一例である.

　大学病院,公的な基幹病院には連携看護師,社会福祉士といった資格をもつ医療連携専従スタッフが常駐している.そのような病院のホームページのどこかには,必ず連携室の情報がある.案内に沿って直接電話したりファックスやメールを発信することで,手間が省けて,医療連携がうまくいく.開業医が在宅医である場合,その活動のかなりの労力が医療連携に注がれる.実際,比較的規模の大きな在宅支援診療所には,連携専従スタッフを自前で備えている施設もみられる.これに対して,一人医師体制,あるいはそれに近い体制で診療している一般の開業医,在宅医が,医療連携に向けてとるべき方策はあるのか？

　開業医は,その地域で社会基盤の一つとして,地域医療の最前線にいる.そこが開業医の立脚点である.多人数の専門職スタッフによる病院医療とは異なり,在宅医療の裾野は個人医師でカバーするには広すぎる.点(個人による)でなく,面(何らかの組織化された集団)で下支えされるべきである,と言われる.これは,大げさではなく,たとえば,冒頭に述べた,知らないことは,経験のある知り合いを当てにすることで済むなら済ませたい.何でもできるスーパーマンはフィクションであり,顔の見える連携,協調は必須である.日常,地域の医療資源を把握することを,開業医は意識的にも無意識にもやっている.人は移動し地域は常に新しく変化し在宅医療も進歩し続ける.常に最新の情報を得るための情報交換が大切な所以である.いわば,自身が連携専従スタッフを兼務していると言える.

　しかし,地域医療の枠外の医療(遠距離専門医や自身の専門外の専門医による医療など),さらには,医療職以外の他職種との連携となると,これは一開業医には意外と難しい.地域内でも詳細な介護の相談は受けられない場合が多いし,仮に知っていても地区の境界をまたぐとまったく異なっていて,しばしば前触れなく制度は年度で変更される.退院時カンファレンスやサービス担当者会議への出席の意義を理解し,何とか出席しようとするが,それ以上に他業種の集まる機会に継続的に足を運ぶことは難しい.結局,医療と介護の境界があいまいな立ち位置にいる患者に対しての対応に立ち止まることになる.しかし,そのような,我々開業医の限界は,ある専門職には熟知されていたりしてうまく仲介されたりする.開業医は,そのような医療連携スタッフに助けられることがある.

　手前味噌であるが,私の所属する地区医師会では,区の委託事業として在宅医療の窓口を開設して数年たつ(詳細は豊島区医師会 豊島区在宅医療相談窓口：http://www.tsm.tokyo.med.or.jp/station_6f.html).そこでは,地域住民向けに在宅医療の窓口業務を行っている.もちろん開業医も利用できる.我々の医師会では医療連携を目的として,個人開業医の情報の収集と集約(さらにはその更新)を行っている.本事業は本年度以降はSNS (social networking service)を活用する方向で官民が関わり発展している.

　私は一人の開業医として,医療連携が公平になされることを願う.公的な組織(市区町村の包括支援センター,保健所,社会福祉協議会,など)の専属スタッフ(看護師,保健師,社会福

祉士など)が，医療連携を目的として情報を集め，さまざまなツールを介してそれが有効活用されることを願う．可能であれば，地区の専門家団体(地区医師会，歯科医師会，薬剤師会，その他専門職種の団体)がその任にあたっていただきたい．

「医療連携のことなら，○○施設の□□さんにお世話になっている」「××の△△さんに介護のことは頼むことにしている」などと特定個人の顔が思い浮かぶなら，すでにあなたは在宅医療連携の最前線で活躍しているはずである．開業医の連携専従スタッフの育成，それは開業医自身に委ねられている．

(久保信彦)

地域医療連携の実際

地域連携パス
地域連携パスとは

田城孝雄
放送大学大学院

◆ クリティカルパスとは，プロジェクトや一連の業務においてスケジュールやプロジェクトマネジメントを決定づけている重要なタスクの流れ（必須な過程・経路）のことをいう．
◆ 医療・介護・福祉の分野では，クリティカルパスは，医療の内容を評価・改善し，質の高い医療を患者に提供することを目的として，入院から退院までの計画を立てたもの，といえる．
◆ クリティカルパスの目指すものは医療の標準化である．
◆ 脳卒中など後遺症をかかえて患者が地域へ復帰した場合に，病院内クリティカルパスから地域連携クリティカルパスへと移行し運用される．
◆ 地域連携クリティカルパスが運用されることにより医療提供者は地域資源を有効活用して適切なサービスを提供でき，一方，患者も自分の状況を理解しサービスについて確認できる．

クリティカルパスの定義

- まず初めに，クリティカルパス（clitical path）そのものの定義から考える．クリティカルパスは，基本的には工学の領域で用いられている専門用語である．
- 「クリティカルパス」とは，プロジェクトや一連の業務を行う場合，プロジェクトや業務の目的を達成するまでに考えられるプロセスの中で，事実上プロジェクトのスケジュールを決定づけている重要なタスクの流れのことをいう．
- このため，プロジェクト計画立案や業務の早期化検討においては，クリティカルパスと思われるタスクにいかにして資源配分し効率的なプロジェクトマネジメントを目指すかがポイントになる．逆にいうならば，クリティカルパス以外のタスクの所要時間を短縮しても，プロジェクト期間や業務の期間短縮にはあまり貢献しない．
- 簡単にいうと，クリティカルパスとは，プロジェクトの早期完成のために絶対に遅らせてはならない工程の組み合わせのことである．言い換えると，前が終わらないと次に進めない工程の組において，最も経路が長くなる工程のことであり，クリティカルパスの長さはプロジェクト全体の長さを意味する．
- クリティカルパスでない工程をいくら短縮しても，プロジェクト全体の短縮

- にはつながらない．プロジェクトマネジメントにおいては，クリティカルパスを守ることに注力するのが重要となる．
- 医療・介護・福祉分野では，検査・治療・入院などの計画を明示して在院日数短縮や患者の安心感を得る手法として応用されており，これは「クリニカルパス」「ケアマップ」ともいわれる．
- 松島照彦先生によると，クリティカルパスとは，「医療の内容を評価・改善して，質の高い医療を患者に提供することを目的として，入院から退院までの計画を立てたもの」と定義される（筑波記念病院ホームページの記載を参考）．患者用には，検査の予定や治療の内容，リハビリテーションの計画，いつ頃どのような状態になれば退院することができるかなどを一覧表にしたもので，患者に説明する際に提示するものである．
- クリティカルパスを作成し，計画を立てて医療を行うことにより，無駄なく，無理なく，もれなく，間違いなく，診療を進めることができ，また，立てた計画を定期的に評価し，常に改善することにより，医学の進歩に合わせたよりよい医療を提供することができると考えられている．

> クリティカルパスは，俗にその過程が止まればすべてが止まってしまうもの，仕事やプロジェクトの成否を決定的に左右するリスク要因といった意味で使われる場合もある．

クリティカルパスのわが国への導入の歴史

- 1990年代に，主として看護師の自己研鑽のツールとして，米国より導入された．その後，患者に対する説明のツールとして，病院において，トップダウン型の導入がなされた．たとえば，平成7年から済生会熊本病院で導入されている．
- 病院内クリティカルパスの意義としては，チーム医療の観点から，医療チームの成員間の情報共有のツールとして，チーム員が同等の知識を有するために一覧表として明示し，しかも全員が理解するものを目指した．
- 慢性疾患の増加，脳卒中など後遺症の状態で地域に患者が帰る場合など，地域医療，多職種連携の観点から，病院から地域へ展開して，病院内クリティカルパスから地域連携クリティカルパスへと拡がりを見せている．

PDCAサイクル
Plan-Do-Check-Act cycle

KAIZEN
トヨタ生産方式に代表される工場，企業，組織における向上のための活動・戦略．日本国内にとどまらず世界中の企業で採用されている．

TQM
total quality management；総合的質管理

DPC
diagnosis procedure combination；診断群分類包括評価

院内クリティカルパスの効果

- 院内クリティカルパスの効果として，目標を設定して管理することにより，治療日数の短縮，治療成績の向上，合併症の減少を目指し，また情報共有することにより，ヒヤリハットの共有と改善，医療事故の減少など，医療安全の観点からの安全管理・医療連携などに有用である．
- バリアンス分析などPDCAサイクルで改善していくことは，KAIZENであり，病院組織のTQMにつながる．また，KAIZENの結果，在院日数の短縮などが期待され，診療報酬のDPC対策につながるものである．

クリティカルパスの目指すもの

- クリティカルパスの目指すものは，医療の標準化である．今まで各自で行い，

個人あるいはグループごとに蓄積してきたノウハウなどを，個別医療を見直して，チームで治療の基本型を作ることにより，病院全体で，同じ言葉，同じ治療方針，同じ治療目標（アウトカム）でパスを作成するものである．

地域連携クリティカルパス

- 地域連携クリティカルパスは，国立熊本病院の野村ら[1]により発表され，次いでわれわれが，福島県会津若松市の竹田綜合病院における脳卒中の連携パスのコンセプトを学会発表した．その後，学会発表の事例が年ごとに増えていった．

定義

- 地域連携クリティカルパスとは，「地域内で各医療機関が共有する，各患者に対する治療開始から終了までの全体的な治療計画（急性期病院から回復期病院を経て自宅に帰り，かかりつけ医にかかるような診療計画であり，医療連携体制に基づく地域完結型医療を具体的に実現するもの）」をいう．

> **ここに注目 地域連携クリティカルパスの目的**
>
> 地域の医療提供者の円滑な連携によって，患者が安心して日常生活に復帰できることを目的としている．地域連携クリティカルパスが運用されることにより，医療（介護）サービス提供者が地域の資源を有効活用し，適時適切な保健・医療・福祉（介護）のサービスを提供でき，一方，患者自身が自分の状況を理解し，提供されているサービスの必要性や適切性を確認できる．

分類

- 地域連携クリティカルパスは，いろいろなタイプのものが考えられており，若干の混乱を生じている．地域連携クリティカルパスを，以下のように分類できる．この分類により地域連携クリティカルパスが理解しやすくなる．

地域連携クリティカルパスの分類
　　①リレー型
　　②サイクル型
　　③混合型（リレー型とサイクル型の組み合わせ）

- 各タイプを図示すると，それぞれ **1**（リレー型の例：青森県むつ市），**2**（リレー型の例：青森県八戸市），**3**（サイクル型の例：竹田綜合病院循環器連携パス），**4**（混合型の例：尾道市医師会）になる．

リレー型地域連携クリティカルパス（**1**，**2**）

- リレー型地域連携クリティカルパスは，**1**，**2**に示したように，

「循環型」という名称もある．しかし，循環器疾患のパスと混同，混乱をきたすので，サイクル型という名称が望ましいといえる．

リレー型
- 急性期疾患
- 救命救急 ➡ 急性期 ➡ 回復期リハビリテーション
　➡ 社会復帰
　➡ 療養 ➡ 施設
　　➡ 在宅（居宅・ケア付き住宅）

1 青森県むつ市の例

(青森県資料より作成)

急性期	回復期	維持期

- むつ総合病院 ⇔ むつリハビリテーション病院 ⇔ 在宅，圏域内診療所・施設利用
- むつ総合病院・大間病院

```
急性期病院        回復期・維持期       診療所・施設
  14日      ⇔     病院        ⇔
                 30～90日
                                    ↓↑
                              在宅介護支援センター
                              (地域包括支援センター)
                              市町村保健師
                                    ↓↑
                                   在宅
```

〈患者・家族〉
・入院時，病棟でパスを説明
〈提供者〉
・むつ総合病院橋渡し窓口を活用
・退院7～14日前に外部関係者に連絡
・外部関係者を交え，退院前カンファレンス開催，パス提示
・病棟で退院後のパス評価

〈患者・家族〉
・入院時，病棟でパスを説明
〈提供者〉
・医療相談室を活用
・退院前から退院準備開始，外部関係者に連絡
・外部関係者を交え，退院前カンファレンス開催(医療連携室を活用)，パス提示
・地域関係者の知識・技術相談
・病棟で退院後のパス評価

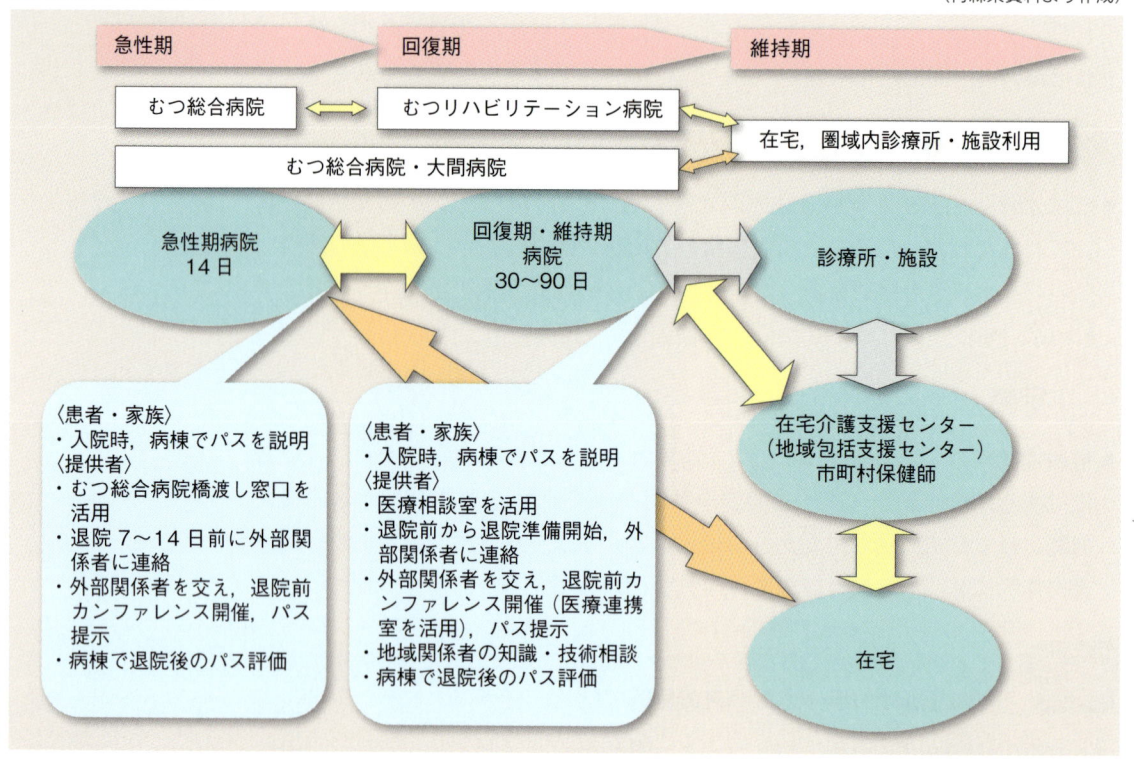

2 青森県八戸2次医療圏の例

(青森県資料より作成)

急性期	回復期	維持期

- 八戸市立市民病院 —①— ○○病院(回復期リハビリテーション病棟)
- 青森労災病院 ———— ○○病院, ○○病院……
- 八戸赤十字病院 ——— 自治体病院 —②— 在宅(診療所・介護保険施設等利用)

```
急性期病院   回復期病院       維持期病院(療養型)，
  14日        90日          診療所，介護保険施設
       急性期＋回復期病院            ↓↑
                             在宅介護支援センター
                             (地域包括支援センター)
                             市町村保健師
                                    ↓↑
                                   在宅
```

〈患者・家族〉
・入院時，病棟でパスを説明
〈提供者〉
・各病院の地域医療連携室，看護相談室などを活用
・退院7日前に外部関係者に連絡
・外部関係者を交え，退院前カンファレンス開催，パス提示
・病棟で退院後のパス評価

〈患者・家族〉
・入院時，病棟でパスを説明
〈提供者〉
・各病院の地域医療連携室，看護相談室等を活用
・退院1ヶ月前に外部関係者に連絡
・外部関係者を交え，退院前カンファレンス開催，パス提示
・地域関係者の知識・技術相談
・病棟で退院後のパス評価

・ケアプランへの反映
・サービス調整会議への反映

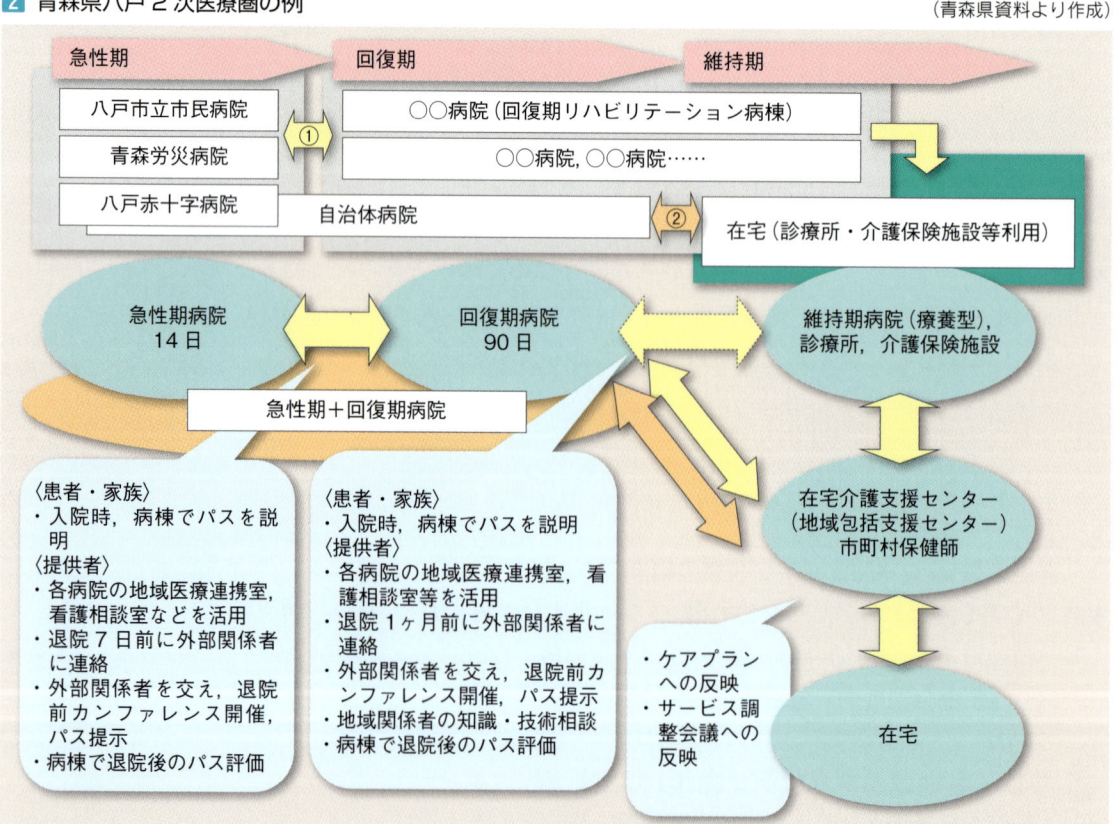

3 サイクル型地域連携クリティカルパス

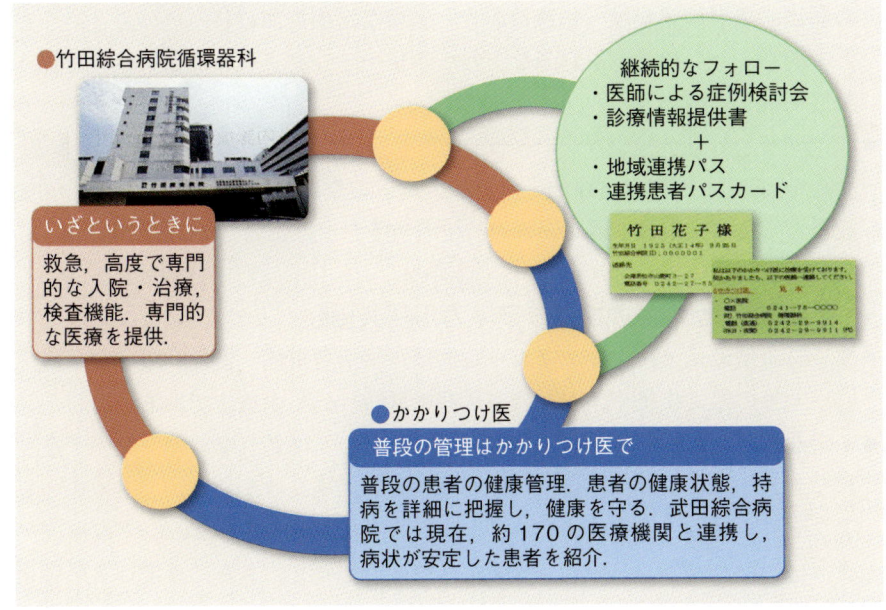

●竹田綜合病院循環器科

いざというときに
救急，高度で専門的な入院・治療，検査機能．専門的な医療を提供．

継続的なフォロー
・医師による症例検討会
・診療情報提供書
　　＋
・地域連携パス
・連携患者パスカード

●かかりつけ医

普段の管理はかかりつけ医で
普段の患者の健康管理．患者の健康状態，持病を詳細に把握し，健康を守る．武田綜合病院では現在，約170の医療機関と連携し，病状が安定した患者を紹介．

（竹田綜合病院資料より作成）

4 混合型（リレー型＋サイクル型）尾道市医師会方式

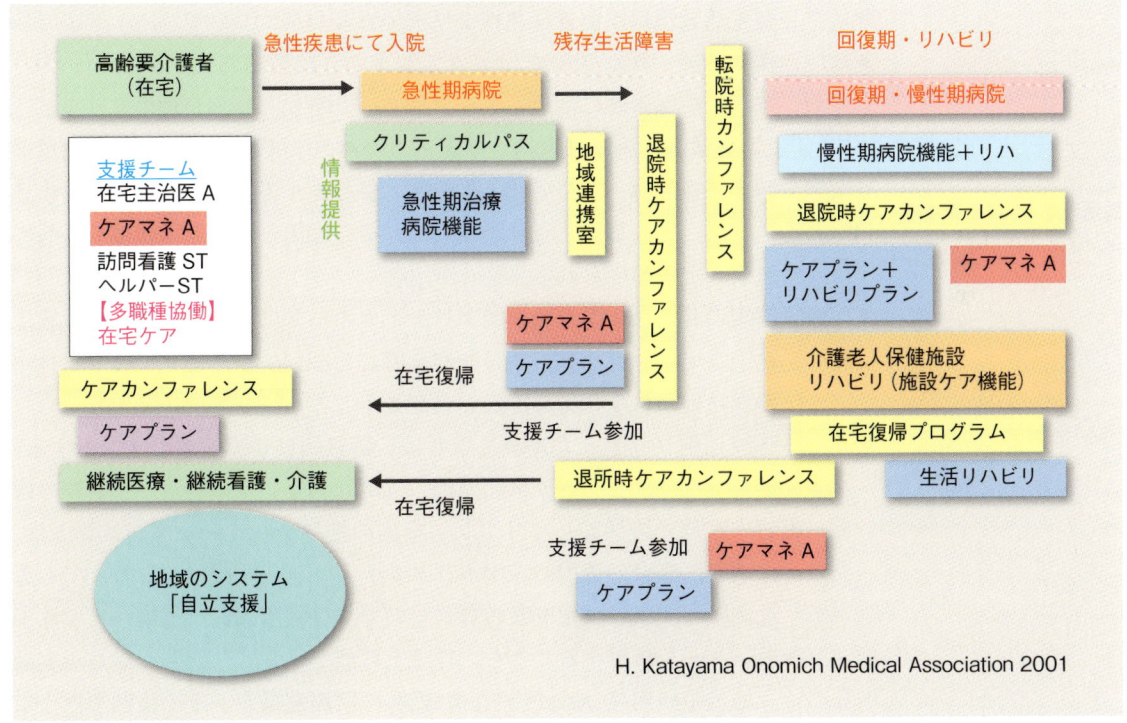

H. Katayama Onomich Medical Association 2001

（尾道市医師会 片山壽氏資料より作成）

①救命救急 ➡ ②急性期 ➡ ③回復期リハビリテーション

の順に，患者の重症度・状態に応じ，適切な医療機関に移っていくということを明示し，このような経過をたどる手術やインターベンション治療を行う急性期疾患が該当する．

- 回復期リハビリテーションの後は，状態や家族状況などにより，④社会復帰，⑤在宅(自宅・ケア付き住宅・有料老人ホームなど)に復帰する場合と，⑥施設などで療養・介護を受ける場合，在宅介護を受ける場合，などに分かれる．

> **Point**
> 回復期病院では，患者がどのような状態で転院してくるかを，あらかじめ把握できるため，重複した検査をせずにすむなど，転院早々から効果的なリハビリを開始できるという効果が期待できる．

⚓ サイクル型地域連携クリティカルパス(3)

- サイクル型地域連携クリティカルパスは，生活習慣病，慢性呼吸不全・慢性心不全等の慢性疾患や，がんの経過観察(術後ほか)が適応である．
- 一定期間(たとえば1年間)合併症を発症しない，増悪しないで，次の予定されたチェックアップ(フォローアップ検査)を無事受けることができることをアウトカムとし，またバリアンスを，①増悪，②合併症発症，③ドロップアウト(受診を止めてしまう)，④他院へ移るなどとし，さらに連携パス患者を登録制にしてマネジメントする．

生活習慣病疾病管理連携クリティカルパス

サイクル型生活習慣病疾病管理連携クリティカルパスについて

- 地域連携クリティカルパスに，サイクル型という類型を導入することにより，生活習慣病の疾病管理に活用できる．筆者は，特に，疾病管理のツールとして，「生活習慣病疾病管理連携クリティカルパス」を提唱している．循環器疾患や脳血管疾患は，3大死因に含まれ，また要介護状態の原因となる疾患である．また，その病態となる動脈硬化，その原因となる生活習慣病としては，糖尿病などが挙げられる．
- 生活習慣病のサイクル型地域連携クリティカルパスは，アウトカムを「重症化せず次のフォローアップの期日を迎えること」とし，専門外来でのフォローアップの期日前に重症化や合併症を発症することをバリアンスとする．
- また，地域連携クリティカルパス患者は，登録制にしてマネジメントする．マネジメントは，データベースに登録し，次回の受診日の管理，予約枠の確保，患者・家族への周知，バリアンス事例の把握を行う．マネジメントは，たとえば地区医師会に連携パスマネジメントセンターを設置して行ってもよいし，地域医療計画は都道府県の責務なので，保健所内に，連携パスマネジメントセンターを設置することも，理論上可能である．しかし，最も現実的なのは，地域中核病院(地域医療支援病院)の医療連携室がその役割を担うことであろう．

> **生活習慣病疾患管理連携クリティカルパス**
> - アウトカム：重症化しない
> - バリアンス：重症化，合併症発症
> - 連携パス患者を登録制にしてマネジメントする

⚓ 混合型地域連携クリティカルパス

- 混合型は，脳血管疾患の後遺症の患者など，救命救急から在宅復帰または施

設療養までを連携するものであるが，高齢者などでは，脳梗塞や脳出血を繰り返したり，また誤嚥性の肺炎，褥創管理や脱水症などで入退院を繰り返す場合がある．このように医療上の問題に加えて，生活上の問題点，介護上の問題点を含んで，リレー型とサイクル型の要素を混合したものである．

- 広島県尾道市の高齢者の長期継続ケアが代表的である．
- 混合型（リレー型＋サイクル型）は，脳血管疾患およびその後遺症のように，発症急性期から救命救急，急性期，回復期リハビリテーション，維持期，療養期までにいたる経路はリレー型パスの適応であり，療養期に脱水症，誤嚥性肺炎などを発症して，再入院を繰り返す部分がサイクル型パスに該当する．介護上，生活上の問題点も，連携パスで扱う．

長期療養モデルの最も現実的で複雑なタイプから学ぶ

尾道モデルが提唱する長期療養モデルが，リレー型とサイクル型の組み合わせである．後期高齢者の在宅医療など，最も現実的であり複雑なタイプである．
「尾道方式」成立過程のポイントとして，以下が挙げられる．
- 明確な目的意識とケアマネジメントの理念をもつ
  （ケアカンファレンスを開催する）
- 目的意識に合致した実践的な手順を標準化する
- 関係職種・一般市民間で共通認識を醸成する

- この混合型地域連携クリティカルパスが必要となった社会的背景としては，高齢化社会において，複数の慢性疾患を抱えた高齢の患者が，地域と家族の支援を得て自立した生活を送れるための環境整備が緊急の課題になっていることがある．したがって，これからの医師はこのような状況を的確に把握し対応できる能力の修得が社会的にも求められている．
- 患者との良好な意思疎通に基づき，日常的な疾病・傷害に対しては基本的な対応ができ，自ら専門的対応が困難な場合には，必要に応じて専門医へ引き継ぎを行うことを担保するものが混合型地域連携クリティカルパスである．

医療制度改革における地域連携クリティカルパスの導入

地域医療計画

- 平成17年，18年に行われた医療制度改革では，地域連携クリティカルパスの導入が書き込まれた（ 5 ）．
- また，この医療制度改革の動きの中で行われた医療法の改正により，平成19年4月から5か年計画で策定された『地域医療計画』では，地域連携クリティカルパスの導入率が目標設定された（「病因と診療所の連携」の 4 ， 5 p.16, 17参照）．

5 患者の視点に立った，安全・安心で質の高い医療が受けられる体制の構築

〜医療情報を十分に得られる〜

医療情報の提供による適切な医療の選択の支援

- 都道府県による情報の集約と公表
  → 医療機関が施設の医療機能を都道府県に届け出て都道府県がその情報を分かりやすく情報提供する仕組みを制度化する．
- 住民・患者に対し，自分の住む地域の医療機能や医療機関の連携の状況を医療計画により明示する．
- 広告できる事項を拡大する．

〜安全で質の高い医療を安心して受けられる〜

医療機能の分化・連携の推進による切れ目のない医療の提供

- 医療計画の見直しにより，脳卒中，がん，小児救急医療など事業別に，地域の医療連携体制を構築する．
- 地域の医療連携体制内においては，地域連携クリティカルパスの普及等を通じて切れ目のない医療を提供する．

  ※地域連携クリティカルパス
  急性期病院から回復期病院を経て自宅に戻るまでの治療計画．患者や関係する医療機関で共有することにより，効率的で質の高い医療の提供と患者の安心につながる

⇒ 転院・退院後も考慮した適切な医療提供の確保

〜早期に在宅生活へ復帰できる〜

在宅医療の充実による患者の生活の質(QOL)の向上

- 介護保険等の様々な施策との適切な役割分担・連携も図りつつ，患者・家族が希望する場合の選択肢となり得るよう，在宅医療の提供体制を地域において整備する．
- 医療計画において，脳卒中，糖尿病，がん等の在宅等での看取り率や在宅復帰率等について，数値目標を導入する．
- 24時間対応ができる在宅医療や終末期医療への対応に係る評価等，在宅医療に係る診療報酬上の評価を充実する．

安全・安心で質の高い医療の基盤整備

| 文書交付等患者への適切な情報提供 | 医療安全対策の総合的推進 | 根拠に基づく医療(EBM)の推進 | 地域や診療科による医師偏在問題への対応 | 医療従事者の資質の向上 | 医療法人制度改革 |

(厚生労働省資料「Ⅱ　安心・信頼の医療の確保と予防の重視」より)

📖 診療報酬

- 診療報酬上は，平成18年診療報酬改定において，大腿骨頸部骨折手術(熊本モデル)の連携パスが評価され(⑥，⑦)，大腿骨頸部骨折手術において，地域連携クリティカルパス(地域連携パス)を活用するなどして，医療機関間で診療情報が共有されている体制について，新たに評価が行われ，急性期病院と回復期リハビリテーション病院に対して，地域連携診療計画管理料と地域連携診療計画退院時指導料が評価された．
- 次いで，平成20年診療報酬改定において，大腿骨頸部骨折に加えて，脳卒中にも，地域連携診療計画管理料と地域連携診療計画退院時指導料の評価が拡大した．
- さらに，平成22年診療報酬改定においては，がん診療連携拠点病院に対して，5大がんの地域連携クリティカルパスが認められ，また，脳卒中・大腿骨頸部骨折のリハビリテーション型連携パスの対象が，回復期リハビリテーション病院から診療所に拡大した．

6 熊本市内で使用されている「医療連携クリティカルパス（連携パス）」について（2005）

(1) 連携パスの基本構造
　疾患別に診療ネットワークを形成し，連携パスの共通様式を作成の上，使用する．

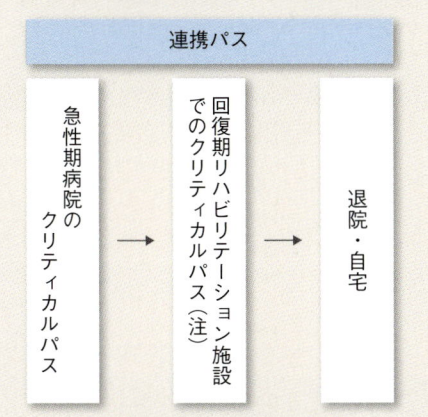

```
　　　　　　　連携パス
┌─────────┬─────────┬─────────┐
│急性期病院の│回復期リハ │退院・自宅│
│クリティカル│ビリテー  │          │
│パス       │ション施設 │          │
│           │でのクリティ│          │
│           │カルパス(注)│          │
└─────────┴─────────┴─────────┘
```

(注) さらに，外来医療との連携も視野に入れた連携パスも今後の検討課題．

(2) 現在使用されている連携パス
- 人工骨頭置換術
- 人工膝関節置換術
- 頸椎椎弓形成術
- 肩腱板修復術
- 脳血管障害
- 大腸癌手術
- 大腿骨頸部骨折骨接合術
- 人工股関節置換術
- 腰椎椎弓切除術
- 下肢骨折手術
- 胃癌手術

(3) 大腿骨頸部骨折（人工骨頭置換術，骨接合術）における連携パスの導入効果

① 急性期病院における平均在院日数の変化

	事例数	平均在院日数	(A)に対する減少率
・連携パス導入前（平成11年1月～12月）	72例	28.5日 (A)	—
・連携パス導入後（平成13年1月～8月）	77例	19.6日	約31％減
・連携パス導入後（平成15年1月～17年1月）	423例	15.4日	約46％減

② 連携先病院（ある回復期リハビリテーション施設）における平均在院日数の変化

	事例数	平均在院日数	(B)に対する減少率
・連携パス導入前（平成15年）	55例	90.8日 (B)	—
・連携パス導入後（平成16年）	53例	67.0日	約26％減

（厚生労働省資料より作成）

7 地域連携クリティカルパスのイメージ

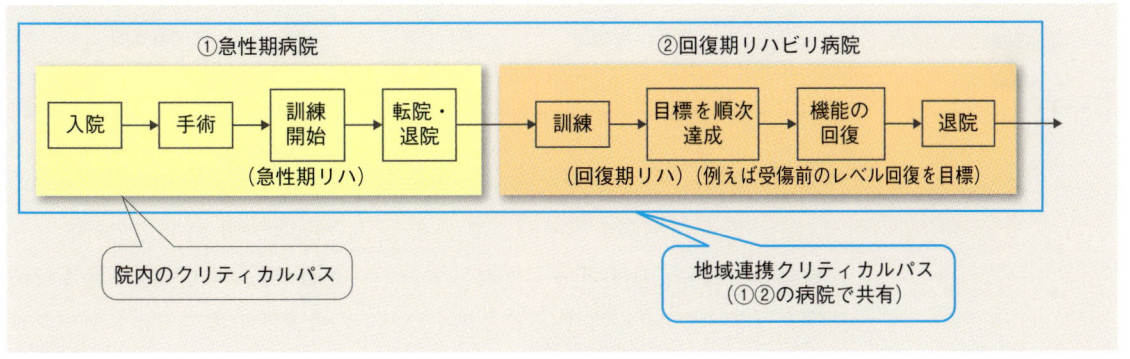

```
①急性期病院                    ②回復期リハビリ病院
入院→手術→訓練開始→転院・退院→訓練→目標を順次達成→機能の回復→退院
     （急性期リハ）              （回復期リハ）（例えば受傷前のレベル回復を目標）

院内のクリティカルパス          地域連携クリティカルパス（①②の病院で共有）
```

（厚生労働省資料「II　安心・信頼の医療の確保と予防の重視」より作成）

何故，大腿骨頭頸部骨折の連携パスはうまくいって，脳血管疾患後遺症の連携パスはうまくいかないのか

- 脳卒中（脳血管疾患）の病期ごとの課題を 8 に示す．
- その時期の治療（介護）の課題，治療（介護）の指標，チームケアにおける主た

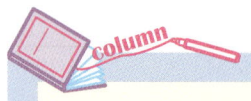

> **脳卒中の医療計画の指標**
>
> 脳卒中の医療計画の指標の例として，以下のものが挙げられる．
> - SCU（脳卒中の専用病室；stroke care unit）の数および病床数
> - t-PA による脳血栓溶解療法の実施基準を満たす病院数
> - リハビリテーションが実施可能な医療機関の数
> - 訪問看護ステーション数
> - 健康診断・健康診査の受診率
> - 発症からの時間
> - **地域連携クリティカルパス導入率**
> - 入院中のケアプラン策定率
> - 在宅等生活の場に復帰した患者の割合
> - 発症1年後におけるADLの状況
> - 脳卒中を主な原因とする要介護認定患者数（要介護度別）

8 なぜ脳卒中連携パスは困難か

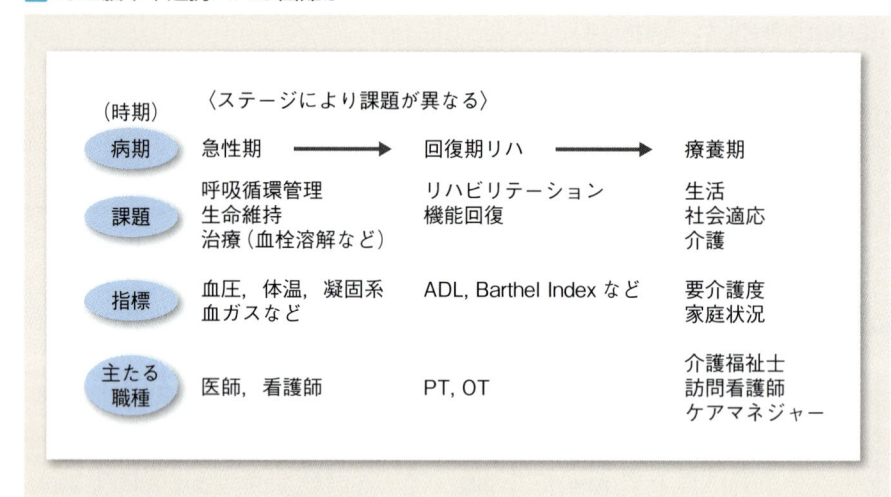

（時期）	〈ステージにより課題が異なる〉		
病期	急性期 →	回復期リハ →	療養期
課題	呼吸循環管理 生命維持 治療（血栓溶解など）	リハビリテーション 機能回復	生活 社会適応 介護
指標	血圧，体温，凝固系 血ガスなど	ADL, Barthel Index など	要介護度 家庭状況
主たる職種	医師，看護師	PT, OT	介護福祉士 訪問看護師 ケアマネジャー

ADL：日常生活動作，PT：理学療法士，OT：作業療法士．

る職種が，病期により次々と変わっていく．このため"一気通貫"的な地域連携クリティカルパスを作ることは，いろいろな意味でのコミュニケーションギャップにより困難となる．
- これを防ぐためには，脳卒中の特徴を理解し，それぞれの病期でのセグメントをまず完成するのがよい．決して医療職が，全体を取り仕切ろうとしないほうがよい．逆にいうと，医療系の職種が脳卒中地域連携クリティカルパス全体を取り仕切ろうとするので，なかなか進まないともいえる．
- ステージにより課題，指標，主たる担当職種が異なり，全ステージを通じた一貫した指標を立てることが困難であることが，脳卒中の連携パス作りを困難にしている．

がんの地域連携クリティカルパス

がん診療連携拠点病院の整備について

地域の医療機関への診療支援や病病連携・病診連携の体制
- 地域の医療機関からの紹介患者の受け入れ，および患者の状態に適した地域の医療機関への逆紹介を行うこと．
- 地域がん診療連携拠点病院内外の医師が相互に症例相談・診断依頼等（病理診断，画像診断，抗がん剤や手術適応等に関する相談を含む）を行う連携体制を整備すること．
- 地域の医療機関の求めに応じて，がん患者に対する共同診療計画の作成等に関する支援を行うこと．
- 地域連携クリティカルパスの整備が望ましい．

がん地域連携クリティカルパス

1. 2次医療圏内の複数の医療機関が共有する治療計画のことで，治療内容や期間，医療機関ごとの役割分担が明記されているもの．
2. パスという以上は質を保証するための行程表が必要である．
3. 連携パスとして動かすためにはパス以前の問題として臨床過程がしっかりしていないといけない（説明，納得ができていないとできない，患者に生じている現実と期待のギャップを埋めること），受け入れ条件（移行ロジック）を明確にすること．
4. ステージにより一方向のパス（治癒する過程を想定）と循環型のパス（治癒しない過程を想定）がある．

文献
1) 野村一俊．大腿骨頚部骨折に対するクリティカルパスと地域連携．Clinician 2002；49(511)：661-674．

地域医療連携の実際

地域連携パス
脳卒中

高畠英昭
産業医科大学リハビリテーション医学講座

- 脳卒中は日本人の死因第4位であり，総患者数は137万人である．高齢の進行に伴い発症数は年々増加している．
- 脳卒中の治療は，医師，看護師，理学療法士，作業療法士，言語聴覚士，薬剤師，管理栄養士，メディカルソーシャルワーカー，歯科医師，歯科衛生士など多職種の協力のもとに行われる．
- 脳卒中の機能障害の改善・再発予防のためには，地域完結型医療を高い水準で実現していくことが重要である．
- 脳卒中地域連携パスは，バリアンス分析を行い，PDCAサイクルに沿って運営され，アウトカム管理ができるものでなければならない．
- 患者用パスを使用することで，インフォームドコンセントが充実し，患者参加型医療が実現できる．

脳卒中とは

- 脳の血管が詰まって起こる脳梗塞，脳の血管が破れて起こる脳出血，脳動脈瘤が破裂して起こるくも膜下出血の総称であり，他に脳梗塞の症状が短時間で消失する一過性脳虚血発作(transient ischemic attack：TIA)がある．突然発症することが特徴である．
- 以前は脳出血が多いことが日本人の脳卒中の特徴とされていたが，近年，出血性脳卒中の割合は減少し，現在約7割が脳梗塞，2割が脳出血，1割がくも膜下出血である．また，脳梗塞のうちラクナ梗塞の割合も減少してきており，最近では最も多い脳梗塞のタイプは心房細動を原因とする心原性塞栓である．
- 脳卒中はがん・心疾患・肺炎に次いで日本人の死因第4位である．ここ20年で死亡数は徐々に減少傾向ながら，わが国における脳卒中の発症率は心筋梗塞の3～10倍と言われており，高齢化の進行に伴い脳卒中を発症する人は年々増加している．
- 脳卒中の後遺症として代表的なものに麻痺，言語障害(失語症，構音障害)，嚥下障害，感覚障害，視力視野障害，高次脳機能障害(失行，失認，注意障害，記憶障害など)，気分障害(抑うつ)などがある．

- 急性期病院退院時に死亡退院が約1割，在宅復帰できる者が4～5割，残りは回復期病院その他の病院・施設へ転院・転所を余儀なくされる．脳卒中は要介護の原因の第1位(25%)であり，寝たきりの原因の第1位(38%)である．

脳卒中における多職種連携と地域連携(1)

- 脳卒中の治療は医師（脳卒中診療医，神経内科医，脳神経外科医，放射線科医，循環器内科医など），看護師の他に理学療法士，作業療法士，言語聴覚士，薬剤師，管理栄養士，メディカルソーシャルワーカー，歯科医師，歯科衛生士など多職種の協力のもとに行われる．また，後遺症が残存した場合や再発予防には上記の他にケアマネジャー，介護福祉士，かかりつけ医の役割も重要である．

- 長期に及ぶことが多い脳卒中の治療においては急性期病院で治療を完結することは困難であり，通常，回復期や維持期(生活期)の病院・施設と連携して行われる．また在宅復帰後には機能維持・改善および合併症予防を目的とした治療，リハビリ，ケアを続けて行うことが必要であり，再発予防のための治療や基礎疾患のコントロールを継続して行うことが求められる．

地域連携クリティカルパスとは

脳卒中地域連携パス

- 脳卒中地域連携パスも「パス」であり，バリアンス分析を行うことによって医療水準の向上を目指すものである．

> このため脳卒中地域連携パスは，Plan（計画・作成）→ Do（実行）→ Check（評価）→ Action（改訂・実施）というPDCAサイクルになぞらえて運営され，アウトカム管理ができるものでなければならない．

1 脳卒中地域連携のイメージ図

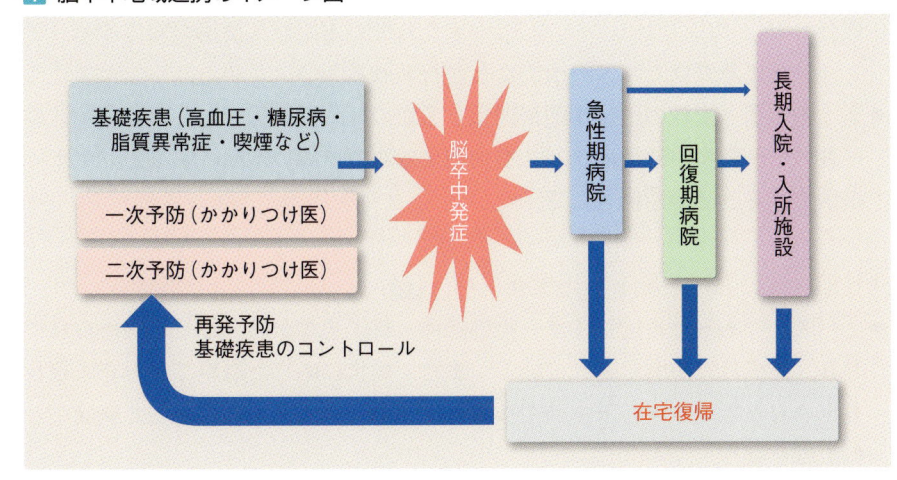

クリティカルパスとは*

クリティカルパスとは，良質な医療を効率的，かつ安全，適正に提供するための手段として開発された診療計画表．もともとは，1950年代に米国の工業界で導入され始め，1980年代に米国の医療界で使われ出した後，1990年代に日本の医療機関においても一部導入された考え方．診療の標準化，根拠に基づく医療(EBM)の実施，インフォームドコンセントの充実，業務の改善，チーム医療の向上などの効果が期待されている．

*厚生労働省：医療制度改革大綱等に関する都道府県に対する説明会資料(平成17年12月16日)より

地域連携クリティカルパスとは

急性期病院から回復期病院を経て早期に自宅に帰れるような診療計画を作成し，治療を受けるすべての医療機関で共有して用いるもの．診療にあたる複数の医療機関が，役割分担を含め，あらかじめ診療内容を患者に提示・説明することにより，患者が安心して医療を受けることができるようにする．内容としては，施設ごとの治療経過に従って，診療ガイドライン等に基づき，診療内容や達成目標等を診療計画として明示する．回復期病院では，患者がどのような状態で転院してくるかをあらかじめ把握できるため，重複した検査をせずにすむなど，転院早々から効果的なリハビリを開始できる．これにより，医療連携体制に基づく地域完結型医療を具体的に実現する．

column

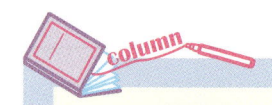

大腿骨頸部骨折および脳卒中で地域連携クリティカルパスを使用し転院した場合

大腿骨頸部骨折および脳卒中においては地域連携クリティカルパス（以下，パス）を使用して転院した場合，計画管理病院（急性期病院）で「地域連携診療計画管理料」（900点），転院先医療機関（回復期病院）で「地域連携診療計画退院時指導料（Ⅰ）」（600点）を，さらに回復期病院退院後の連携先医療機関（診療所または200床未満の病院）で「地域連携診療計画退院時指導料（Ⅱ）」（300点）を算定することができる（❷）．

地域連携診療計画管理料は地域連携診療計画（地域連携パス）を作成・管理する病院（計画管理病院）が算定する点数である．対象疾患の患者に対し，患者の同意を得て，入院後7日以内に地域連携パスに基づく患者個別の診療計画を作成し，患者または家族に説明するとともに，その診療計画を文書で提供した場合に，転院時または退院時に1回限り算定することができる．

❷ 地域連携診療計画管理料・退院時指導料の算定イメージ

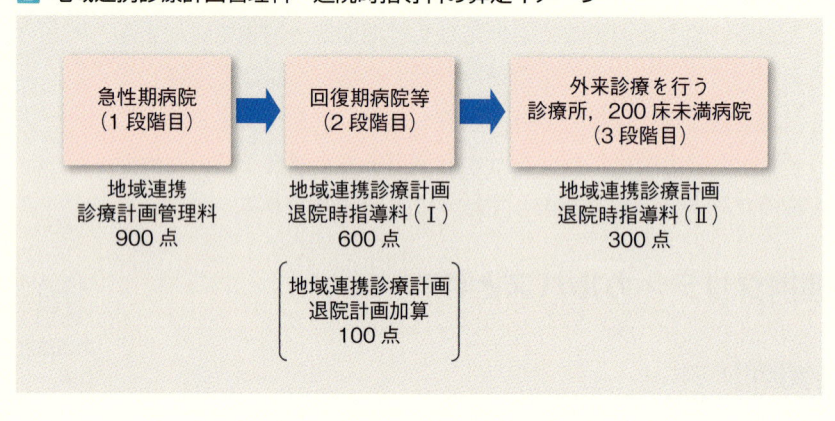

```
急性期病院          →   回復期病院等        →   外来診療を行う
（1段階目）              （2段階目）              診療所，200床未満病院
                                                （3段階目）

地域連携              地域連携診療計画          地域連携診療計画
診療計画管理料        退院時指導料（Ⅰ）        退院時指導料（Ⅱ）
900点                 600点                    300点

                      ［地域連携診療計画
                        退院計画加算
                        100点］
```

- 脳卒中地域連携パスは通常，医療者用パス・患者用パス・連携情報シートの3つがセットになっているものである．医療者間のみで連携情報の受け渡しを行うためだけの連絡帳（パスもどき）ではない．
- 地域連携診療計画において連携する医療機関，介護サービス事業者等の間では，通常年3回の診療情報の共有，地域連携診療計画の評価等を行うための機会（パス・カンファレンスなど）がもたれている．パス使用の報告やバリアンス分析に基づいたパスの改訂などが行われる．
- 多くの職種・複数の医療機関が関係し多額の医療費が費やされる脳卒中診療において，脳卒中地域連携パスを使用することで高い水準の医療を効率よく提供できることが期待される．

急性期病院における脳卒中地域連携パス（❸）

- 「パス」であるため適用基準・除外基準・終了基準があらかじめ決められており，達成目標が明示されている．また，病状に応じた期間ごとの介入項目も定められている．各医療機関はこのオーバービューパスに準じて施設ごとの治療を行う．

地域連携診療計画管理料，地域連携診療計画退院時指導料（I）（II）の主な施設基準等

　計画管理病院において，転・退院後の治療を担う複数の連携医療機関，介護サービス事業者等を記載した地域連携診療計画を作成し，地方厚生（支）局長に届け出ている．

　地域連携診療計画は，病名，入院時の症状，予定されている診療内容，標準的な転院までの期間，転院後の診療内容，連携する医療機関を退院するまでの標準的な期間（＝総治療期間），退院にあたり予想される患者の状態に関する退院基準，その他必要な事項が記載されたものである．

　地域連携診療計画において連携する医療機関，介護サービス事業者等の間で，定期的（年3回程度）に診療情報の共有，地域連携診療計画の評価等を行うための機会を設けている．脳卒中の場合は，都道府県の医療計画において脳卒中に係る医療提供体制を担う医療機関として記載されている医療機関である．

　計画管理病院の一般病棟の平均在院日数は17日以内．地域連携診療計画退院時指導料（II）は診療所または許可病床200床未満の病院が対象．

3 急性期病院における脳卒中地域連携パスの例（脳卒中地域連携パス—長崎県央版）

2．脳梗塞・脳出血パス　中等症用	
適用基準	①くも膜下出血をのぞく脳卒中　②意識レベルJCS20以下　③自力での起立・歩行ができない　①〜③すべてを満たす
除外基準	なし
終了基準	急性期における原疾患および合併症の検査・治療が終了する．
自宅（在宅）退院基準	mRS 0〜1．在宅での生活が可能．または，mRS 2以上でも自宅退院の希望あり，在宅での受け入れが可能．

＊急性期病院入院翌日に評価して使用開始
＊血液透析患者の場合には早めにMSWに連絡を
＊退院基準を満たさない場合には転院（回復期へ）

	急性期施設名： 主治医（担当医）：		
経過	入院〜	1〜3週	3〜6週
日付	入院日：	説明日：	退院日：
達成目標	入院1〜3週目　達成目標 車椅子座位30分可・点滴治療の必要がない．（補液可）		
カンファレンス	初回	毎週1回	
安静・活動度	ベッド上リハ開始		安静フリー
移動（訓練）	座位訓練開始		起立訓練開始
病棟移動（日中）	介助で病棟内を移動		
病棟移動（夜間）	^		
食事	食事開始		
排泄	尿道留置カテーテルまたは床上排泄	ポータブルトイレ使用開始	
入浴	清拭	シャワー浴（介助）	
更衣	更衣介助		
整容	座位で歯磨き開始		
口腔ケア	口腔ケア（介助）		
相談・援助		退院調整	
教育・説明	医師から説明（病状・継続したリハの重要性・地域連携について）	退院時説明	

（長崎県脳卒中地域連携推進会）

患者用脳卒中地域連携パス(4)

- 病状に応じて，診療にあたる複数の医療機関が役割分担を含め，あらかじめ診療内容を患者に提示・説明するために作成されている．このような患者用パスを使用することでインフォームドコンセントが充実し，患者参加型医療が実現できる．

4 患者用脳卒中地域連携パスの例（脳卒中地域連携パス―長崎県央版）

脳卒中地域連携クリティカルパス(地域連携診療計画書)(患者様用)

_____様　　診断名：_____　　主な症状：_____　　など

脳卒中後の機能回復には早期からのリハビリテーションが重要です．長崎県央地区では，患者様に安心して治療・リハビリテーションを受けていただけるよう地域をあげて取り組んでいます．ここに示されているのは標準的な治療・リハビリテーションなどの流れです．患者様の個々の状態により多少の違いはありますが，かかりつけ医までを含めた複数の医療機関で医療情報を共有し，切れ目のない治療を継続して参ります．十分な機能回復が果たせますように，医療者のみならず患者様・御家族の方々の御理解・御協力をお願いします．

	急性期病院(急性期の治療を行う病院)			回復期病院(リハビリテーションを行う病院)			
	施設：　主治医：			施設：　主治医：			
経過(期間)	入院〜	1〜3週間	3〜6週間	回復期入院〜	(回復期転院後)1〜2ヶ月	2〜3ヵ月	3〜4ヶ月
日付	入院日：			転院日：			
目標	原疾患や全身状態が安定し本格的なリハビリができるようになる．			身の回りのことが自分でできるようになる．在宅へ．(または，介護者の介護度が軽減する．)			
治療・検査	点滴治療や内服治療(必要によって手術)を行います．採血・心電図・レントゲン・CT・MRI・エコーなどの検査を行います．			再発予防のための内服治療や基礎疾患に対する内服治療を継続します．必要に応じて採血・レントゲン・CTなどの検査を行います．			退院後も内服治療を継続します
安静・活動度	ベッド上→安静度の制限なくなります．						
移動(リハビリ)	座位訓練を開始します．	起立訓練を開始します(必要に応じて言語訓練なども行います．)		起立訓練→歩行訓練(装具検討)→階段昇降・屋外歩行(必要に応じて言語訓練やコミュニケーションをとるための練習も行います．)			
移乗・移動(日中)	介助または見守りで車椅子などへ移乗し病院内の移動を行います．			介助歩行→見守り歩行→自室内を自力で歩行→病棟内を自力で歩行→屋外を歩行			
移乗・移動(夜間)	夜間の移動が必要な際には看護師に声をおかけください．			夜間の歩行は看護師に声をおかけください．			
嚥下(えんげ)	飲み込みの機能の評価を行い，必要な場合には訓練を開始します．			飲み込みの機能の評価を行い適切な食事摂取法・訓練法を考えます．			
食事	食事を開始します．(ベッド上から)	[*嚥下障害(飲み込みの障害)がある場合には食事ができない場合があります．詳しくはお尋ねください．]		車椅子座位で自力摂取→座位で自力摂取(*嚥下障害のある場合には評価・訓練を行いながら段階的に食事を行います．)			
排泄	尿道カテーテルまたはベッド上	ポータブルトイレ		日中は介助でトイレ　夜間は介助でポータブルトイレ→終日トイレ(介助)→終日トイレ(見守り)→トイレ自立			
入浴	清拭	介助によるシャワー浴		介助で入浴→浴槽を使用しての入浴→自力で入浴			
更衣	介助で更衣を行います．			介助で朝夕の更衣→更衣自立			
整容	座位で歯磨き・整容(身だしなみを整えること)を開始			歯磨き・整容(介助)→座位で歯磨き・整容(見守り→自立)→立位で歯磨き・整容(見守り→自立)			
口腔ケア	介助で口腔ケアを行います．			口腔ケアの指導を行います．			
相談・援助		退院準備		情報収集	方向性確認と説明	介護保険説明と申請	社会資源情報提供	かかりつけ医決定・住宅改修の手続を開始	居宅支援事業所決定
説明・教育	入院時の説明があります．	退院時説明		入院時説明		家屋評価のため，ご自宅にお伺いします．	家族の方へ介助の指導を行います．	退院時説明	退院前外泊訓練

＊検査・治療・看護・リハビリなどのおおまかな予定を示すものです．病状その他の理由により予定に変更が起こりうることを御承知ください．

説明日：_____　　患者(または代理者)署名：_____　　(代理者の場合，続柄)：_____

(長崎県脳卒中地域連携推進会)

連携情報シート（5）

- 連携情報は関連する医療機関で共有する．急性期病院→回復期病院→かかりつけ医へ引き継がれる．在宅復帰後はかかりつけ医によって機能維持や再発予防を目的とした治療が継続して行われるため，回復期病院退院時連携情報シートには患者の機能障害の程度や再発予防を目的とした内服薬の情報が記載される．

5 連携情報シートの例（脳卒中地域連携パス ― 長崎県央版）

回復期連携情報	
回復期　入院時評価・状況	
機能評価：	Barthel Index　　／100
	FIM　　／126
日常生活機能評価：	／19 点
回復期　退院時評価・状況	
機能評価： 転帰：	Barthel Index　　／100 FIM　　／126 GOS mRS
日常生活機能評価：	／19 点
栄養法：	☐経口　☐経腸　☐経静脈（末梢）　☐経静脈（中心静脈）（複数選択可）
嚥下障害：	胃瘻：　○なし　○あり
褥瘡：	○なし　○あり　「あり」の場合→部位： 対処法・コメント：
装具	○なし　○短下肢　○長下肢
口腔ケア	○自立　○部分介助　○全介助
回復期退院時　薬剤情報	
ワーファリン：	○なし　○あり 「あり」の場合→投与量：　　mg/日　直近のPT-INR：
新規抗凝固薬：	☐プラザキサ　投与量：　　mg/日 ☐イグザレルト　投与量：　　mg/日 ☐エリキュース　投与量：　　mg/日 ☐その他　薬品名：　　　　　投与量：　mg/日 　　　　　薬品名：　　　　　投与量：　mg/日 　　　　　薬品名：　　　　　投与量：　mg/日
抗血小板剤	☐アスピリン　投与量：　　mg/日 ☐プラビックス　投与量：　　mg/日 ☐プレタール　投与量：　　mg/日 ☐その他　薬品名：　　　　　投与量：　mg/日 　　　　　薬品名：　　　　　投与量：　mg/日 　　　　　薬品名：　　　　　投与量：　mg/日
退院時 or パス終了時情報	
退院先：	詳細コメント：
キーパーソン：　続柄	氏名ほか：
介護認定：	
身障手帳：	
退院後のかかりつけ医：	○なし　○あり　「あり」の場合以下を記載
病医院名：	医師名：
ケアマネージャーなど：	氏名：　　　事業所：

（長崎県脳卒中地域連携推進会）

バリアンスコード表(6)

- 発生したバリアンスの要因を分析するために使用される．バリアンスが発生した場合にはその原因をコード表から選択し記録する．記録されたバリアンスは収集・分析された後に診療内容の見直しが行われる．これにより地域医療水準の向上が実現できる．

6 バリアンスコード表の例（脳卒中地域連携パス―長崎県央版）

大分類	小分類	バリアンス理由	バリアンスコード
A．患者・家族	1．患者の身体的状態	〈原疾患〉 a. 原疾患の悪化 b. 原疾患の治癒の遅れ	A-1-a A-1-b
		〈合併症ほか〉 c. 肺炎 d. 尿路感染症 e. 心疾患 f. 脳卒中の再発 g. その他の合併症（消化管出血，喘息，手術合併症など） h. その他の身体的理由（発症前の状態など）	A-1-c A-1-d A-1-e A-1-f A-1-g（　　） A-1-h（　　）
	2．患者の精神的状態	a. せん妄 b. うつ c. 認知症 d. 意欲低下 e. その他（失行・失認など，具体的に）	A-2-a A-2-b A-2-c A-2-d A-2-e（　　）
	3．患者・家族の意志ほか	a. 患者・家族の拒否 b. 決断の遅れ c. 理解不足 d. 時間調整がつかない e. その他（　　　　）	A-3-a A-3-b A-3-c A-3-d A-3-e（　　）
	4．患者・家族に関するその他の要因		A-4（　　）
B．スタッフ	1．医師	a. 指示不足 b. 指示追加 c. 技術・知識不足 d. 時間不足 e. 人手不足 f. その他（　　　　）	B-1-a B-1-b B-1-c B-1-d B-1-e B-1-f（　　）
	2．看護師	a. 指示受け間違い b. 技術・知識不足 c. 時間不足 d. 人手不足 e. その他（　　　　）	B-2-a B-2-b B-2-c B-2-d B-2-e（　　）
	3．リハスタッフ	a. 指示受け間違い b. 技術・知識不足 c. 時間不足 d. 人手不足 e. その他（　　　　）	B-3-a B-3-b B-3-c B-3-d B-3-e（　　）
	4．ソーシャルワーカー	a. 指示受け間違い b. 技術・知識不足 c. 時間不足 d. 人手不足 e. その他（　　　　）	B-4-a B-4-b B-4-c B-4-d B-4-e（　　）

6 バリアンスコード表の例（つづき）

大分類	小分類	バリアンス理由	バリアンスコード
B. スタッフ	5. その他スタッフ	a. 指示受け間違い b. 技術・知識不足 c. 時間不足 d. 人手不足 e. その他（　　　　　）	B-5-a B-5-b B-5-c B-5-d B-5-e（　　　）
C. システム（病院）	1. 体制	a. 検査予約がとれない b. その他（　　　　　）	C-1-a C-1-b（　　　）
	2. 設備	a. 故障 b. 不足 c. その他（　　　　　）	C-2-a C-2-b C-2-c（　　　）
	3. 器材・器具	a. 故障 b. 不足 c. その他（　　　　　）	C-3-a C-3-b C-3-c（　　　）
	4. 情報	a. 検査結果が出ない b. 書類の不足 c. その他（　　　　　）	C-4-a C-4-b C-4-c（　　　）
	5. システムに関するその他の要因		C-5（　　　）
D. 地域・社会	1. 受け入れ病院・施設（かかりつけ医含む）	a. 空きがない b. 見つからない c. その他（　　　　　）	D-1-a D-1-b D-1-c（　　　）
	2. 在宅	a. 援助者が見つからない b. 設備や器具がない c. その他（　　　　　）	D-2-a D-2-b D-2-c（　　　）
	3. 地域・社会に関するその他の要因		D-3（　　　）

（長崎県脳卒中地域連携推進会）

参考文献

- パス最前線　2010 春号
- 長崎県央版 脳卒中地域連携パスのウェブ・サイト（http://plaza.umin.ac.jp/kenostrk/）
  *本項で示した脳卒中地域連携パスの例は上記サイトよりダウンロード可能です．

地域医療連携の実際

地域連携パス
がん

谷水正人
四国がんセンター

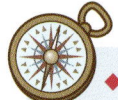

- がんの連携は医療制度改革に伴う医療機関の機能分化と役割分担推進の一環として進められてきた．今後も地域医療ビジョンの中でその方向性が強化されるであろう．
- 専門医中心から連携を軸としたがん医療に脱却するためには医師，患者双方の意識変革が迫られている．
- がんの地域連携クリティカルパス（以下，連携パス）は連携のツールであり，診療計画書の共有と診療情報提供書の交換により成り立つ．
- 連携パスには，チーム医療による医療の質の向上，標準化，業務効率化，医療者負担軽減，患者満足度向上が期待されている．
- がん診療連携拠点病院（以下，拠点病院）には平成24年4月以降がんの連携パスが整備されているが，運用実績はあまり伸びていない．
- 連携パスの計画策定病院（拠点病院およびそれに準じる病院）においては連携パスを運用するための体制整備が必要である．
- かかりつけ医にはがん治療後の継続診療（連携医療）受け入れを表明（連携協力医療機関としての登録）しておく等，連携医療への積極的な関与を期待したい．

がん医療における連携の方向性

- 従来，がんの領域においては専門病院あるいは専門医がもっぱら治療に当たり，地域の開業医ががん患者の診療に直接かかわることは少なかった．しかし，いまやがんは6割が生還し，国民の3人に1人が罹患する慢性病である．
- また人口の高齢化に伴い，併存症を有するがん患者が増加している．専門医との共同診療としてかかりつけ医の重要性が高まっており，かかりつけ医はがん医療において診断時から看取りまで継続的にかかわることが求められている．
- がんの地域連携クリティカルパス（以下，連携パス）はそのツールとして期待され，拠点病院の指定要件に明記されるなど医療政策的に導入が進められている．

連携の診療報酬

- 医療連携は基本的には「診療情報提供書」の交換により成り立つ．診療情報提供書の交換には，「B009　診療情報提供料(I)　250点」が認められている．
- がんの連携パスの診療報酬は，地域連携診療計画に沿ったがん治療にかかわる医療機関の連携により，地域における切れ目のない医療が提供されることを評価したものである．

拠点病院および拠点病院に準ずる病院について

- 「B005-6　がん治療連携計画策定料の1　がん治療連携計画策定料1　750点」：がん患者の退院後の治療を総合的に管理するため，「計画策定病院」が地域連携診療計画を別の保険医療機関(連携協力医療機関)と共有し，当該患者に係る診療情報を提供した場合に1回に限り所定点数が算定できる．
- 「B005-6　がん治療連携計画策定料の2　がん治療連携計画策定料2　300点」：治療計画を変更した場合に所定点数が算定できる．

かかりつけ医療機関(連携協力医療機関)について

- 「B005-6-2　がん治療連携指導料　300点」：計画策定病院(拠点病院，拠点病院に準ずる病院)に当該患者の診療情報を文書により提供した場合に，月1回に限り算定できる．連携の開始に当たっては連携協力医療機関として厚生(支)局への届け出が必要であるが，計画策定病院側からの届け出で済ますことが認められている．
  - ▶ ただし，B005-6-2を算定する連携協力医療機関は算定月の前月の1日までに連携協力医療機関として厚生(支)局に届け出て登録しておく必要があり，計画策定病院からの算定は当該診断治療入院の退院日から30日以内という制限がある．
  - ▶ そのため，連携協力医療機関としての登録は当該患者の入院前に済ませておくか，可能なら当該患者発生前に，双方の医療機関で登録を済ませておくことが望ましい．

他の連携関連の診療報酬

- 「B005-6-3　がん治療連携管理料　500点」として，保険医療機関等から紹介を受けた拠点病院が，外来における化学療法または放射線治療を行った場合に，患者1人につき1回に限り所定点数が算定できる．
- セカンドオピニオン「B010　診療情報提供料(II)　500点」は，診療を担う医師以外の医師による助言(セカンドオピニオン)を得ることを推進するものとして，設けられている．
  - ▶ セカンドオピニオンの相手先病院で診察や検査を受けると，全額自己負担となる．

Point

セカンドオピニオン
セカンドオピニオン自体は自費診療であり，医療機関ごとに費用(1回当たり5,000～20,000円程度)が設定されている．患者・家族は通常の紹介受診とセカンドオピニオンの違いを理解できていないので注意が必要である．

▶ 初めから診察・転院目的とわかっている場合は，紹介元は「B009　診療情報提供料(I)」を算定する．

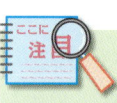

> **ここに注目**　がん連携の診療報酬は算定条件が複雑であり，政策として連携推進が意図されているならば診療報酬のあり方自体の見直しが必須である．

連携パスの実際

愛媛県の協力体制

- 愛媛県では拠点病院7施設(国指定)，がん診療連携推進病院6病院(県指定，拠点病院に準ずる医療機関)で県統一のがん連携パスが導入されている．
- 連携パスの共同診療計画書(拠点病院とかかりつけ医がもつ)，患者がもつ「私のカルテ」，運用手順書，運用実績がホームページ*に公開されている．
- 連携協力施設は登録時に原則としてすべての拠点病院・準拠点病院との連携の協力医療機関として厚生(支)局に届けられている(連携協力医療機関〈かかりつけ医〉の共同申請，協議会事務局は四国がんセンター内に設置されている)．
- 平成26年7月現在，共同登録されている医療機関は230医療機関であり，愛媛県下の診療所の約20%に当たる．

*愛媛県がん診療連携協議会ホームページ/愛媛県がん地域連携パス（共同開発バージョン）

四国がんセンターにおける連携パスの流れ

- 四国がんセンターにおける連携パスの運用実績は**1**の通りである．診療科間に差があるが，連携パスが軌道にのっている呼吸器科，泌尿器科を取り上げて運用の実際を紹介する．運用の流れを**2**に表した．

対象患者の把握(連携パス適応の判断)

- 初診時にかかりつけ医を把握し，入院前の外来でパス適応を決定しておくことが重要である．
  ①紹介患者か否か，紹介元はかかりつけ医か，連携パス登録医療機関かどうか，近隣の登録医療機関の有無，
  ②患者背景：職業，併存疾患，経済状況・家族背景，
  ③連携は術後のフォローアップか化学療法か，予測される今後の予後(緩和ケア連携につなぐタイミング)
  等について確認する．連携室の連携調整担当看護師と外来診察医につく看護師・医師事務作業補助者の間で密に連絡を取りつつ，パス適応の判断を適宜診察医(主治医)にあおぐ．

患者への説明

- 入院前の外来で連携の方針を説明する．
  ①連携について診察医(主治医)からは次の二言だけ伝えてもらう．「今後は

1 平成25年度の四国がんセンターがん連携パス稼働実績

	連携パス適応総数	算定数(顎骨壊死対象外)	前立腺全摘術後	顎骨壊死予防	胃がんOP	大腸がんOP	前立腺ブラキ後	前立RT後	肝がん	肺がんOP UFTなし	肺がんOP UFTあり	肺がんSMILE	乳がんOP*施行中	計
4月	24	23	5	0	1	0	3	0	0	15	0	0	0	24
5月	16	14	6	0	1	0	2	0	0	6	0	1	0	16
6月	22	18	7	0	2	0	4	1	1	7	0	0	0	22
7月	30	25	5	0	3	0	4	5	0	12	0	1	0	30
8月	22	24	3	0	1	0	2	2	0	13	0	1	0	22
9月	24	20	4	0	2	1	2	3	0	12	0	0	0	24
10月	16	11	1	2	0	2	4	0	0	7	0	0	0	16
11月	27	25	4	3	2	2	1	3	0	10	0	0	2	27
12月	19	16	4	3	1	0	0	2	0	8	0	0	1	19
1月	11	9	3	1	0	0	1	0	0	6	0	0	0	11
2月	14	12	2	2	0	1	3	0	0	5	0	0	1	14
3月	15	12	5	0	0	0	1	5	0	3	0	0	1	15
計	240	209	49	11	13	6	27	21	1	104	0	3	5	240
目標値	200	180												

2 外来からかかわる連携パスの導入の流れ

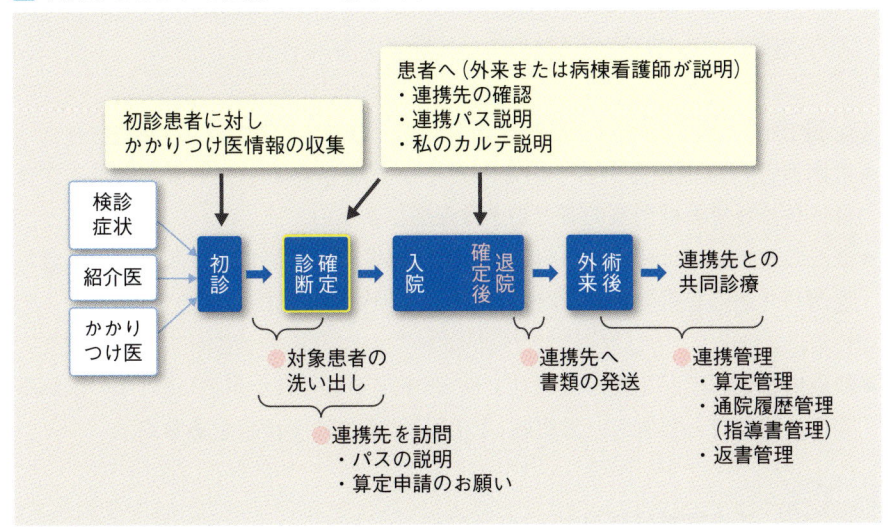

かかりつけの先生と一緒に診させていただきます」「私のカルテの説明を担当の看護師がします」．これ以上の説明は診察医には求めない．
②連携パス担当の看護師からの説明：共同診療，診療計画（パス）について「私のカルテ」を用いて説明する．
③医師事務作業補助者は定型文から診療情報提供書を作成し，診察医（主治医）に署名をもらう．診療情報提供書作成の9割以上は定型業務であり，医師事務作業補助者が代行している．なお連携について同意書・承諾書は取っていない．

⚓ 連携協力医療機関へのお願いと説明

- ①連携室看護師(＝連携コーディネーター)から連携協力医療機関への共同診療を電話依頼し，FAX 情報を送付する．
  ②連携内容の確認：連携パスとしての計画書はあっても連携先によりフォローアップの項目と受診の間隔は異なる．相手先の意向に沿い診療計画のスケジュール調整が必要である．フォローアップの連絡票(報告 FAX；がん治療連携指導料算定の根拠)は定型化しチェックのみで完成するよう簡便な形にしている．
  ③共同診療の目標の確認：有害事象の早期発見，対応，脱落のないフォローアップ，患者の安心，が連携(共同診療)の目的である．併存疾患の継続管理はかかりつけ医にお願いしている．
- 上記①〜③のために，相手が連携パス初回の場合は連携開始までに必ず一度は連携室看護師が直接連携協力医療機関を訪問し，連携方法について打ち合わせる．2 例目以降を依頼する場合は必要に応じて訪問する．当院では 2 台の自家用車が連携室用に配備されている．

⚓ 入院病棟におけるサポート

- 初回治療入院時に病棟の担当看護師がかかりつけ医，連携パスの適応について再度確認し，退院後の連携について説明する．

⚓ 連携開始後の患者の通院状況(病院，かかりつけ医)の管理

- 計画通りの診療が行われているかどうかを適宜チェックする．適正にフォローされなければ医療の質と安全は保証できない．
- 当院の連携室では連携パス専任の診療情報管理士 1 名により現在約 600 名の連携パス適応患者の管理(診療情報提供書の管理，通院状況の把握)を行っている．
- 診療情報管理士が把握したバリアンス(予定から外れた事象)は外来の医師事務作業補助者と共有し，診察医(主治医)にその都度指示をあおぐ．

半年間以上連携している泌尿器科患者 50 例の分析
先方から当院連携室に報告(FAX)あり：37 例(74％)，報告(FAX)はないが医師記録から確認：7 例(14％)，報告なく患者の希望，連携先の希望で連携中止：2 例(4％)，報告がなく連携先への通院が不明：4 例(8％)，であった．

🔍 ここに注目　連携室看護師がキーパーソン

連携パスには医療者負担の軽減も期待されているが，現段階では連携関連の業務および頻繁な情報交換が関係者の負担増となっている．連携室看護師がキーパーソンである．連携コーディネーターたる連携室看護師には想定外の事象に対しても臨機応変に対応できる能力と医師の協力を得る信用(病院長・看護部長からのサポート)が必要である．当院では病院組織として今後も継続して，①研修，グループワークによる職員意識の統一(診療科間の格差是正)とコミュニケーション力の向上，②診療のプロセスの管理を行う機能・部門の拡充(連携室，外来・入院サポート室等)に努めていく必要があると考えている．

医療連携の障壁：心理的側面から

連携に伴う体制整備の課題もさることながら，心理的側面からの連携の障壁を考えてみたい．

（1）連携医療に医療者は耐えられるか

専門医療に徹するということは患者の治療経過の一部を担当することになり，意地の悪い見方をすれば「病気をみて患者をみない」ことである．専門医にはその矛盾を超えて対応する力量が試される．かかりつけ医は知識・対応力の広さにおいて専門医を凌ぐ信頼が得られるかが問われる．一人ですべてを診ていたときは自分でミスをカバーするチャンスもあったがそれもない．専門医もかかりつけ医もお互いの実力を評価し合う関係は心理的ストレスである．まさに医療者としての人間力が問われることになる．

（2）連携医療に患者は耐えられるか

がんのような深刻な病気となれば，設備の整った病院で権威とされる医師にいつも診てもらいたいと多くの患者は望む．ましてや複数の疾患をもつ高齢者にはショッピングモールたる総合病院からは離れられない．連携は医療の効率化と標準化を目指しているが，患者ニーズはむしろ多様化してきている．

（3）チーム医療は難しい

チームが機能しているときはいいが，チームはともすれば補い合って衝突し，譲り合って抜け落ちる．連携の現場でメディカルスタッフの勝手な判断に憤る医師がいるが，逆にリーダーたる医師の頑迷さゆえに連携が滞る場面も多い．

考察―現状とこれからの課題

- 今後，専門的がん治療は拠点病院に集約されていくことになる．他方，かかりつけ医による継続的な疾患管理(診断から看取りまで)が不可欠な要素となってきている．
- がんの連携パスは医療政策的に導入が始まったため，運用体制も含めて未成熟である．四国がんセンターでの運用体制について紹介したが，多くの拠点病院では連携パスの運用は現場の医師任せになっている．
- 連携パスの運用には多くの人手と体制の構築が必要であり，全国的に連携パスの運用は伸びていない現状は当然の帰結と言える．もし診療点数稼ぎに機械的に連携の手帳(私のカルテ等)を渡して済まそうとするならば，連携を阻害することになりかねない．連携推進のためには病院組織をあげての取り組みと，診療報酬等の政策的誘導が欠かせない．
- さらにいえば「連携」が挑むべき本当の相手は Column に示すような否定的な観測を導く社会心理的な通念である．「連携」は単なる構造改革やシステム改革ではなく根本的な人間関係にかかわり，長期間にわたる行動変容を促すことになるだろう．われわれには自分の価値観や信念について深く考えることが要求されている．

地域医療連携の実際

地域連携パス
認知症

田中志子
医療法人大誠会内田病院

◆ 地域が一体となり，認知症になっても大丈夫と思える地域づくりをしていく必要がある．地域の中で行われている活動にどのようなサポートができるかを考える．
◆ 認知症の原因疾患を知ることで治療方法やケアの仕方が変わってくる．認知症を理解してかかりつけ医や看護師が患者，家族を支援できる地域を作る．職員を認知症ケアのエキスパートに育てよう．

かかりつけ看護師の役割

- 地域医療における認知症対応の最も重要なことは家族教育とその支援である．
- 認知症の対応では，薬物療法とケアや環境も含めた広い意味での非薬物療法が重要となってくる[1]．
- 看護師には医療の視点とケアの視点を備えているという職種特性がある．医療知識とケア双方の教育を受けた，かかりつけ医の看護師（以下，かかりつけ看護師）が認知症についてよく理解し，患者や家族の心に寄り添えることが望ましい．
- かかりつけ看護師が認知症を正しく理解し，介護サービス事業者はもちろん家族にも一緒に認知症についての知識の普及と啓発ができれば，認知症患者はよりいっそう地域で生活しやすくなる．
- 高齢化が進む中，平成24年に厚生労働省から高齢者の10％以上が認知症になると発表された．産科と小児科を除いては認知症のある高齢者にかかわらなければならない．かかわりによって前述のように患者の状態が変わることを考えれば，今から認知症対応を得意とする，かかりつけ看護師を育成してほしい．

かかりつけ医ができること

- 訪問介護などの介護サービスが入っているからといって，必ずしもしっかりと食事がとれているとは限らない．
- 簡単に得られる栄養指標の一つである体重は継続的な測定が重要で，簡便かつ信頼性が高い．急激な体重増加があれば，高齢者に多い浮腫などもすぐに

1 家族に対する感謝状

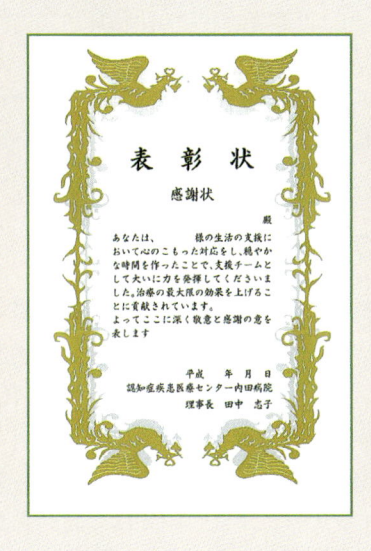

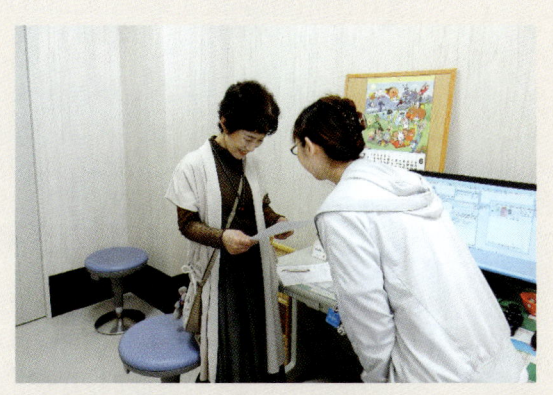

在宅で認知症患者を介護している家族の頑張りを認め，称える．思いがけない感謝状に思わず笑顔と涙がこぼれる．

疑うことができる．
- 体重計に乗るには体幹バランスが必要であるし，体重計の数字が老視によって見えにくいことから自宅で体重計に乗れない高齢者も多い．
- 毎月の診療に体重測定を組み入れることで，高齢者の疾患を見つけることができる．
- 外来診療の時間だけではIADLの低下を推測しにくいが，たとえば窓口の支払いで以前と比べると小銭を扱えなくなった，身支度が整わなくなった，尿臭を感じる，といったことは事務スタッフや看護師は気づいているものである．自院のスタッフの目も養い認知症ケアのエキスパートに育ててほしい．

手段的日常生活動作（IADL）
立つ，座る，歩くなどの基本的生活動作（activity of daily living：ADL）ではなく，日常生活を送るうえで必要な動作で，電話をかける，買い物をする，家事をする，金銭を管理する，薬を管理するなどの動作．これが障害されると一人で生活することが困難になる．

ここに注目 予備群の患者を見落とさない

要介護認定が済んでいれば担当ケアマネジャーとの連携が大切である．また，要介護認定はされていないが明らかに何らかの支援が必要な軽度認知機能障害など認知症予備軍の患者を見落とさないようにすること，そのためには本人はもちろんのこと，別に家族やケア者の話を聞き取ることが肝要である．

- 家族や介護サービススタッフの教育はケアの手法に大きく影響を及ぼし，環境の一部としての彼らが重要な意味をもつ（1）．

認知症地域連携手帳

- 認知症の地域連携パスはまだまだ発展途上である．さまざまな地域でさまざまな方法が施行されているが，「おくすり手帳」のようなものを認知症の患者に持ってもらい，それを受診先で提出したり，ケアマネジャーや介護サー

Point

快刺激
山口は「痛み刺激などと違って適切な刺激を快刺激と呼び，その中でも脳活性には"適度な快刺激"が求められる」[3]と提唱する．ただ心地よく眠くなるような快刺激ではなく活性化するような刺激が認知症には必要だとされる．

脳活性リハビリテーション
『1) 快刺激で笑顔になる，2) ほめることでやる気が出る，3) コミュニケーションで安心する，4) 役割を演じることで生きがいが生まれる，5) 誤りを避ける学習で正しい方法を習得する』の5原則をもとに行われるリハビリテーション．音楽療養，回想療法，アートセラピー，園芸療法などさまざまな手法を用いての脳活性リハが行われるが，認知症患者には通常行われているリハビリテーションにもこの5原則を取り入れてほしい．

ビス事業所が書き込んだりするものである．
- 日本精神科病院協会が平成23年度に「オレンジ手帳」と名づけられた地域連携パス手帳を作成した[2]．
- 群馬県では県のモデル事業として，また熊本県荒尾市，岐阜県大垣市，長野県東信地域などが国立高度専門医療研究センターとモデル事業[3]を進めている段階である．

🧭 地域連携ノートの活用方法

- 住まいの地域に地域連携ノートがあるかどうかを確認する．あればその地域連携ノートを外来診療の際に持参してもらい，日頃の様子を確認する．確認のポイントは，利用しているサービスはどんなサービスか，週に何回それらのサービスを利用しているのかである．
- そのサービスを受けているときの様子が楽しそうであるかどうかも確認する．要介護認定者が在宅で受けられるサービスについては，訪問系が訪問診療，訪問歯科診療，訪問看護，訪問介護などで，その他にも医師の指示のもとで訪問薬剤指導，訪問栄養指導などが受けられる．
- 通所系サービスとしては通所介護，通所リハビリテーションと，訪問と通所サービスの一体型小規模多機能型居宅介護サービスがある．短期入所も利用できる．そのほかに利用できる短期入所サービスとしては介護老人保健施設（老健），介護老人福祉施設（特養）がある．その他多種類の施設系在宅があるが，ここでは割愛する．

🧭 地域活動

- 地域活動の一つとして畑作業（ 2 ）があげられる．また畑作業に従事したことがない，あるいは身体的に参加できない，好まないという人には作業的で文化的な活動を提案する．サービス付き高齢者住宅のラウンジを使って認知症があっても自分が得意だった活動（歌や，墨絵や書道）の講師として参加できる（ 3 ）．ここでも与えられる側になるだけでなく，教える側，与える側にな

---

column

事例紹介：ある認知症疾患医療センターでの取り組みの例

　認知症の初期の患者は自分で病感（へんてこりんな感じ）はあるが，病識に乏しいと言われる．したがって「自分が認知症になったから予防として何かをしよう」というモチベーションに乏しい．そこで，気がついたらサービスを利用できていたという仕掛けを作る．地域の人，認知症患者，認知症の予備軍，病院・施設職員などだれでも参加できるような活動の場所を作る．
　認知症になる前からそのような地域活動に参加することで心身を使い，外出の機会を増やし，他との交流に巻き込んでいく．快刺激を受けて継続できるよう周囲がかかわりと関係性を作っていく．認知症にとっては効果のある快刺激が体験できれば，活動自体が脳活性リハビリテーションとして利用できる．

事例紹介：あるクリニックの取り組みの例

　病院や施設でなく，クリニックでもこうした活動の実績がある．藤本らは滋賀県守山市で先進的に2004年から物忘れカフェという活動を行っている．2013年5月に物忘れカフェを作る入門書『物忘れカフェの作り方』[4]という指南書も作られた．
　待合室を交流の場に使うことも考えたい．

2 畑活動の写真

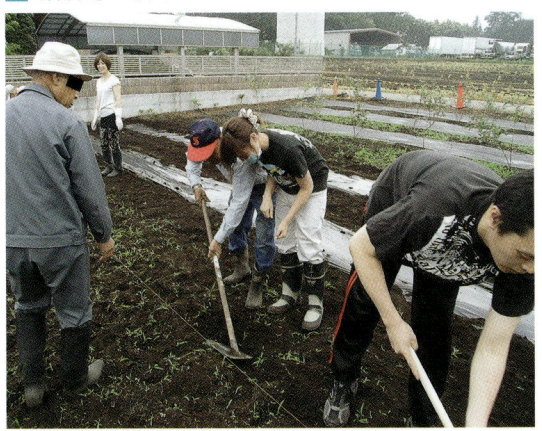

群馬県利根沼田医療圏では兼業農家も含めると農業の割合が高い．認知症になると昔の記憶と手続き記憶は残るため若いころに得意だった農作業などの活動には参加しやすい．地域の人も軽度認知機能障害の人も職員も誰でも参加できる畑を作り，みんなで活動する．認知症があっても自分の得意なことを若者に教えるという役割を担う．職員も自分たちができないことを教えてもらうことで素直に相手を大切にする思いがもてる．

3 ラウンジ活動の写真

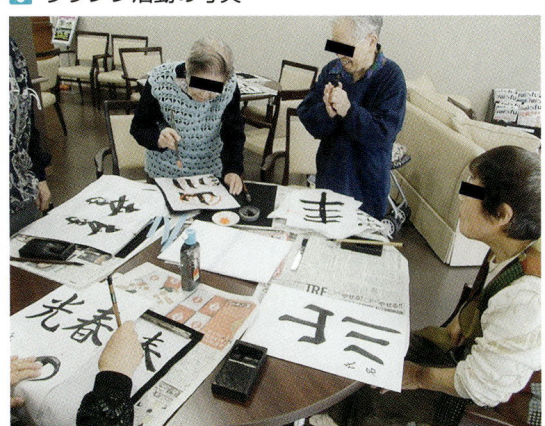

畑の活動はできない，したくない人のために作っている活動．誰でも利用できる．初めは参加に消極的でも楽しかったり喜ばれたりという成功体験により継続することができる．ラウンジの活動も嫌な人には勧めない．楽しいことが大切．90歳を過ぎても書道教室をしていた腕は衰えない．手続き記憶を利用する．
「自分ができると思わなかった．この年でも新しい生きがいができるんですね」という本人の言葉．「エビデンス」は大切であるが「ナラティブ」も大切にする．

4 認知症があってもボランティア活動

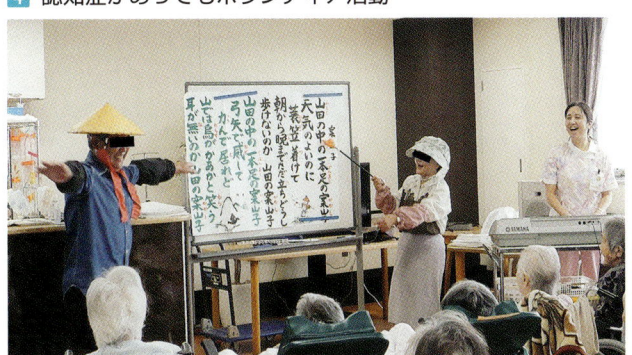

もともと趣味がフルート演奏で，得意だった音楽の才能を生かして音楽療法の際にボランティアとして参加している様子．夫の支援で週2回通ってくる．「まだまだ介護のサービスを受けたくない」気持ちを受け止め，介護保険外の活動として受け入れている．今では介護者の夫のほうが生きがいとしてかかわれている．
できること，楽しいことを続けることが大切．

エピソード記憶と手続き記憶

手続き記憶：自転車に乗る方法やハサミの使い方など手や体がおぼえている記憶．認知症が進行しても残りやすい記憶とされる．

エピソード記憶：どこで誰と何をした，といった物語的な記憶．アルツハイマー病になるとこの記憶が障害される．

TOPICS

事例紹介：群馬県利根沼田 2 次医療圏の例

　介護保険創設時に自治体が作成した介護事業所が記入し，家族も内容を確認できる交換日記型の連絡帳，「ほほえみノート」（❻）というのがある．一部，小規模多機能型居宅サービス事業所は施設での記録を使うところが多く「ほほえみノート」が活用されないところもあるが，ほほえみノートは在宅で訪問系サービス，通所系サービス，短期入所サービスを使うほとんどの高齢者が介護サービスを受ける際に持ち歩き，その日の様子を書き込むようになっていてこの 10 年余りで定着している．

❻ 地域連携ノート（ほほえみノート）の例

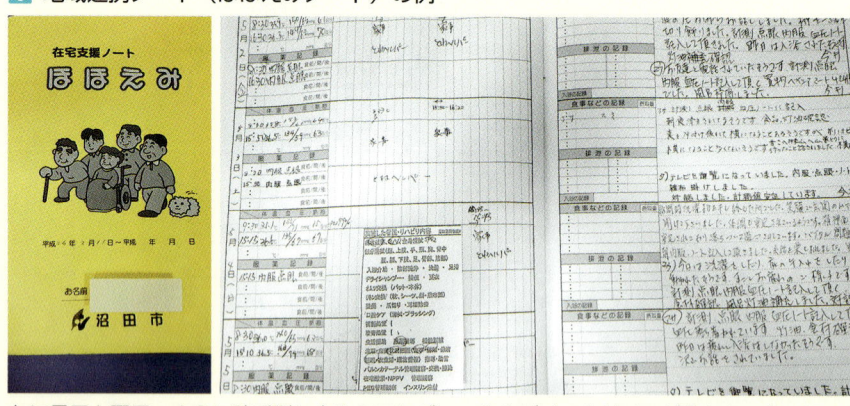

左に月日と曜日，さらに時系列に介入のスケジュールやバイタルサインが書かれ，右にその日の様子が記される．この写真では，訪問介護員と訪問看護師が書き込んでいる．

Lecture

特養と老健

● **介護老人福祉施設（特養）**

　以前は特別養護老人ホームと言われていたので現在でも特養と略されることが多い．多床室タイプと個室タイプがあり，個室タイプはユニット型と言われ 10 室程度の個室に 1 つのリビングがついていて個別ケアをしやすい環境になっている．個室には個室料金がかかるため低所得者層は多床室を希望する人が多い．国は介護報酬にて個室ユニットへの誘導を行っている．また，いわゆる終の棲家としての位置づけであったが最近では重度要介護者のために介護度が軽くなると退去するほうがいいという議論もあり，平成 26 年度の介護報酬改定にて国の方針が示されると思われる．

● **介護老人保健施設（老健）**

　在宅と病院との中間施設として位置づけられた施設であったが，20 年余りの歴史の中では第 2 特養と呼ばれるように入りっぱなしの利用者が増えてきた．平成 24 年の介護報酬改定の際に在宅復帰率によって算定が変わり，在宅復帰を誘導されている．また平成 25 年の診療報酬改定ではさらに病院からの退院先として在宅復帰強化型老健と通常の老健では病院の在宅復帰率に影響が出る．つまり，病院が施設系を含む在宅へ自宅退院させることで診療報酬を維持できる仕組みにおいて，在宅復帰強化型でない老健は自宅として算定できないため，自宅退院率を維持したい病院の多くは在宅復帰強化型老健への退院を勧めるようになった．

> **小規模多機能型居宅介護サービス**
>
> 小規模多機能型居宅介護サービスとは平成18年4月に創設された制度で「なじみの顔」が介護できるような仕組み．一つの介護事業所で居宅介護支援事業（ケアマネジャー），訪問介護，通所介護，泊りの機能をもつ．それまでの訪問介護と違って包括型の契約となり，随時訪問介護ができることや通っているところにそのまま泊まってこられるという安心感から重度になっても利用できることを期待された．しかしながら利用者が高齢になると医療ニーズも増えてしまうため利用者がやがて入院や医療依存度の高い患者を受けられるサービスに切り替えていく実態が把握され，平成23年4月に訪問看護サービスと併立してサービスを補完し合うよう国から方針が示された．

ることが重要である．
- やりたいこと，今の思いを受け止めて生きがいにつなげていくことが大切（4）．

認知症になっても大丈夫な地域づくり

- 大切なことは認知症になっても大丈夫だと思える住民の気持ちを作ることである．認知症とはどんな病気か，認知症になったらどうなるのかを住民に啓発，教育していく．
- 厚生労働省は認知症サポーターを養成している．養成講座を活用して認知症になっても適切な支援があれば混乱の場面は減らせることを一人でも多くの住民が知ることが大切である．

認知症サポーター
2005年4月に国が「認知症を知り地域を作る10か年構想」のもとで作った制度で認知症に対する国民の偏見をなくし，認知症に対する正しい理解と温かい心で本人と家族を支える地域を作ることを目的とした活動．自治体や職能団体が主催して認知症キャラバンメイトという資格を得た講師が養成講座を行う．修了者にはオレンジリングと呼ばれるブレスレットが送られる．2005年の構想では2015年に100万人養成することを目指したが2013年10月現在すでに340万人を突破した．

5 認知症徘徊SOSネットワークにおける模擬徘徊訓練の様子

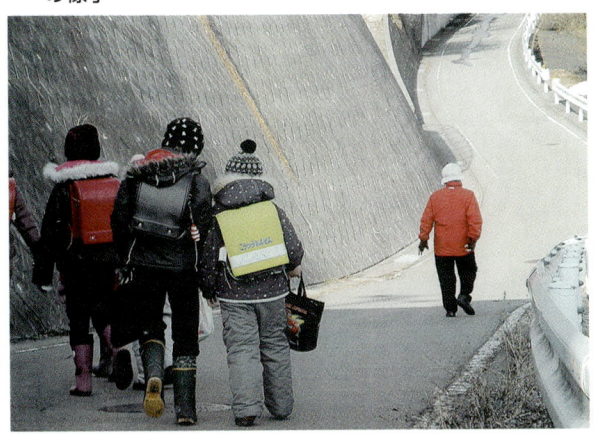

沼田市における認知症にやさしいまちづくりネットワーク（徘徊SOSネットワーク）が毎年行っている徘徊者に対する模擬訓練．認知症でも市民が協力して支えれば大丈夫という理念で開催．最近では小学生にあらかじめ認知症に対する授業を受けてもらい，下校時間に合わせて徘徊訓練を行う．子供たちが赤いジャンパーの徘徊役の高齢者を発見し，信頼できる大人に伝える．認知症は困ったことじゃない，高齢者を助けることが大切ということを子供に伝える．

- 認知症になると出かけたのちに自宅に戻れなくなるケースが見られる．地域で徘徊の人を探し出す仕組みが「徘徊 SOS ネットワーク」(5)である．
- かかりつけ医は地域の活動に興味をもち，できる支援から取り組んでほしい．一人でも多くの人が認知症を知り，認知症にやさしい地域づくりができれば，それこそが認知症のための地域連携があるまちである．

文献

1) 山口晴保．認知症の非薬物療法—医師の傾聴や声がけも非薬物療法．日本医事新報 2011；4538：50-51．
2) 田口真源．地域連携と地域連携パス—日本精神科病院協会における地域連携の取組み．老年精神医学会雑誌 2014；25（増刊-Ⅰ）：129-133．
3) 伊藤弘人ほか．保健医療福祉サービスの連携を支える新たな情報通信技術システムの開発．社会保険旬報 2013；2531：10-14．
4) 奥村典子，藤本直規．もの忘れカフェの作り方—認知症，工夫次第でなんとかなる．徳間書店；2013．

参考文献

- 日本老年医学会．健康長寿診療ハンドブック—実地医家のための老年医学のエッセンス．メジカルビュー社；2011．
- 田中志子．認知症専門医として地域連携を考える．認知症学会誌 2012；26：21-26．
- 山口晴保(編著)．認知症の正しい理解と包括的医療・ケアのポイント，第2版—快一徹！脳活性化リハビリテーションで進行を防ごう．協同医書出版社；2010．pp152-156．

地域医療連携の実際

地域連携パス
関節リウマチ

北村公一，足立栄子
函館五稜郭病院整形外科・リウマチ科

- 関節リウマチ(rheumatoid arthritis：RA)治療において炎症性サイトカインをターゲットとした生物学的製剤による治療が始まり，RA による関節腫脹，疼痛の改善，関節破壊の抑制が可能となった．
- リウマチ専門医の偏在はリウマチ治療に地域格差を生じさせた．地域連携は偏在性を解消できる有効な手段と思われる．
- 連携の目的は患者がかかりつけ医で治療を受けられること，主治医を複数もてることである．主治医が複数いることにより違う視点で患者を診ることができる．
- かかりつけ医で治療できることで患者の時間的・経済的負担を軽減することができる．
- 連携により地域医療機関も専門医に患者を紹介しやすくなる，いわゆる相互循環式連携も可能となる．

生物学的製剤について

- 現在，日本で利用可能な製剤は炎症性サイトカインである TNFαに対する抗体，受容体製剤でサイトカインの作用を抑制するインフリキシマブ，アダリムマブ，ゴリムマブ，エタネルセプト，セルトリズマブ ペゴルと IL-6 受容体抗体であるトシリズマブ，抗原提示細胞の共刺激を抑制するアバタセプトがある．
- 生物学的製剤の登場で関節腫脹や疼痛がなく，レントゲン検査でも関節破壊の進行がない，いわゆる寛解が達成可能となった．
- 投与経路が点滴なのはインフリキシマブ，トシリズマブ，アバタセプトで，維持期は基本的にインフリキシマブ 8 週，トシリズマブ，アバタセプト 4 週間隔で投与する．インフリキシマブは効果減弱時，投与期間の短縮が 4 週まで認められている．逆に寛解が維持されれば 1〜2 週の投与期間の延長も可能である．
- 注射製剤はアダリムマブ，エタネルセプト，セルトリズマブ ペゴル，ゴリムマブで 1〜4 週間隔で投与する．前者 3 剤は自己注射が許可されているが，後者は来院での投与のみである．
- 一次無効は薬剤の切り替え，二次無効や効果減弱例の場合は増量，他の DMARDs（disease modifying antirheumatic drugs：疾患修飾性抗リウマチ

薬)の追加を考慮する必要がある.
- 現在のところ増量や期間短縮が認められている薬剤はインフリキシマブ，増量が認められているのはアダリムマブ，ゴリムマブである．

> **ここに注目** 炎症性サイトカイン抑制による感染防御能低下により感染頻度の増加，感染症状がマスクされるなど，使用時には注意が必要である．

生物学的製剤投与から連携開始前

患者の評価
- 疾患活動性の評価は腫脹関節数，疼痛関節数，CRP あるいは ESR，患者 VAS（visual analog scale），医療者 VAS を組み合わせ，数値化することで疾患活動性を高・中・低・寛解に分ける[1]．
- 機能評価は8つの日常動作が容易から不能まで，4段階で答える質問紙を用意し数値化している（**1**）．

生物学的製剤の開始準備
- 一般的な臨床検査(血算，生化学的検査，CRP，ESR，検尿)の他，胸部レン

1 RA チェックシート

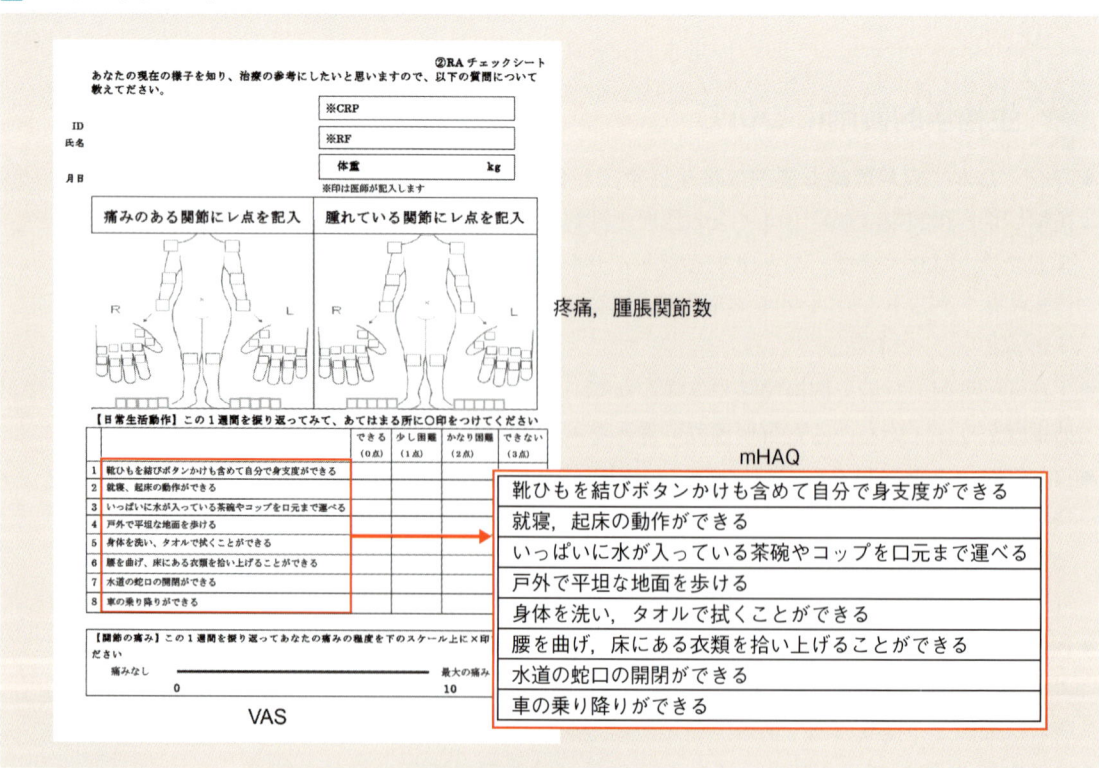

疼痛，腫脹関節のチェック，mHAQ，VAS の評価で構成されている．
mHAQ：modified Health Assessment Questionnaire.

トゲン撮影ができれば肺CT，ツ反あるいはクオンティフェロンを行う．
- 結核の既往や既感染の疑いがあれば，イソニアジドの予防投与を6〜9か月行う．
- B型肝炎(HB)キャリアのスクリーニングはRA治療の開始時に行っておくが，HBs抗原陰性であってもHBcあるいはHBs抗体陽性者ではde novo肝炎の発生の可能性もあるため，RT-PCR（real-time PCR）によるHBウイルスの定量を定期的に行う[2]．

生物学的製剤投与中
- 一般的な臨床検査に加え間質性肺炎やジロベジ肺炎の早期発見のため，定期的に胸部レントゲン撮影，KL-6やβ-Dグルカンの測定を行う[3]．
- 点滴製剤治療，あるいは注射製剤治療のパス化により投与操作，有害事象発生時の対応に対して均一化が得られ，スタッフの負担が軽減される．
- どの生物学的製剤も感染症などの有害事象は開始後半年間，特に3か月以内に多く，発生すると集学的治療が必要となる可能性が高い．したがって連携は原則，4〜6か月治療を継続し治療効果が安定してから考える．
- 感染症は上・下気道と尿路感染が多い．RAが落ち着いているにもかかわらずCRPが高い，微熱がある，などの場合には感染を疑う必要がある．パルスオキシメータは簡便で有用である．

有害事象
- 静注TNF阻害薬の場合，投与時反応が認められることがある．
- 点滴製剤の場合，発熱，蕁麻疹などのアレルギー症状では投与を一時中止し収まってから再投与する．収まらない場合メチルプレドニゾロンを静注する．そして次回の投与前に抗ヒスタミン薬を服用し予防する．
- 複数回投与時反応が出る場合，薬剤を変更したほうがよい．注射製剤の投与時反応は一時的であり，予防は必要ない．

連携の実際

連携のパス化
- 連携のパス化は必須で，投与時パス，患者説明用紙，連携パスからなる．投与時パスは当院で使用しているものを用いている．患者説明用紙（治療スケジュール）は一部修正をして使用し，医療機関間での情報をやりとりする連携パスを作成した（2）．また，運用について説明した小冊子（連携運用マニュアル）を用意した．
- 連携適応患者の選択は，①市外，市内を問わず近医で治療を希望，②病状が安定している，③重篤な合併症がない患者を主な対象とした．

---

de novo 肝炎
HBウイルス感染者，特に既往感染者（HBs抗原陰性，HBc抗体またはHBs抗体陽性）のHBウイルス再活性化を称し，重症化し劇症肝炎となり死亡率が高いことが知られている．免疫抑制薬や生物学的製剤を使用する前に既往感染の有無を調べておく必要がある．

KL-6
Ⅱ型肺胞上皮細胞に発現するムチンで，間質性肺炎で高い陽性率を示す．肺がん，乳がんや膵がんなどで高値となることがある．他の間質性肺炎のマーカーとしてSP-A，SP-Dがある．間質性肺炎のスクリーニングにはKL-6，経過を診るにはSP-Dが有用とされている．

β-Dグルカン
真菌や Pneumocystis jirovecii の細胞壁を構成する多糖体で，これらに感染すると血中で上昇する．生物学的製剤市販後調査でニューモシスチス肺炎が0.1〜0.4％の頻度で認められた．薬剤や健康食品により偽陽性となることがある．

Point

パルスオキシメータ

生物学的製剤の有害事象では感染症が多いが中でも肺炎が多くを占める．RA ではプレドニン，NSAIDs を併用していると，肺炎を併発していても高齢者では症状がマスクされている場合があり注意を要する．疑わしい場合，パルスオキシメータが簡便で有用である．SpO_2 が 95％ を切る場合，胸部レントゲン撮影を追加する．

2 連携パス用紙

当院と連携先の患者情報をやりとりする．投与期間，投与方法によりパス用紙を用意．患者に持参させるか郵送している．

⚓ 関節リウマチ治療について連携先に対する説明

- セミナー形式で連携を呼びかけた施設の医師，看護師に集まってもらい，薬の説明，有害事象，投与時の注意について説明した．会の後，アンケートを実施して連携に参加可能か否か意見を伺った．
- 遠方のため参加できない医療機関には参加する意思のある場合に医師，看護師，事務員が出向き連携について説明した．

疾患活動性の評価

RAは個々の症例で疼痛や関節腫脹の程度が異なり，重症度を評価するのは容易ではない．そこでEULAR（European League Against Rheumatism；欧州リウマチ学会）では28関節の腫脹関節数（SJC），疼痛関節数（TJC），炎症反応（ESR，CRP），患者評価（VAS）を用いて疾患活動性を数値化し（disease activity score：DAS，疾患活動性スコア），治療反応性を評価する方法を発表した．治療方針を維持，あるいは変更するときに指標となる．

DAS28-CRP＝$0.56 \times \sqrt{(TJC)} + 0.28 \times \sqrt{(SJC)} + 0.36 \times LN((CRP) \times 10 + 1) + 0.014 \times (VAS) + 0.96$

DAS28-ESR＝$0.56 \times \sqrt{(TJC)} + 0.28 \times \sqrt{(SJC)} + 0.7 \times LN(ESR) + 0.014 \times (VAS)$

LN：自然対数，ESR（mm/hr），VAS（患者によるGeneral Health：0〜100 mm）

で算出される．

たとえば，DAS-CRPでは4.1を超える場合を高疾患活動性，4.1〜2.7を中疾患活動性，2.7未満を低疾患活動性，2.3未満を寛解と定義している．

また，治療の反応性として治療前後の変化が開始時高疾患活動性で1.2を超えるもの，中・低疾患活動性で0.6を超えるものをModerate Responseとし，低疾患活動性で1.2を超えるものをGood Response，いずれにも達しないものをNo Responseと定義している．

地域連携室の活用

- 連携が決まったら地域連携室が連携先医療機関に受診日，点滴や注射日の予約をとり，患者に連絡する．また，当院への予約も連携室経由で行う．

連携開始後

- 当院受診は半年後とし，2か月毎に連携医療機関に受診し，検査および治療を受けることを基本としている．1か月毎に点滴を受けるトシリズマブ，アバタセプトについて検査は点滴ごとに行う．
- 注射製剤で毎週投与のエタネルセプト，2週間隔投与のアダリムマブ，セルトリズマブ ペゴル，4週間隔投与のゴリムマブなどは投与ごとに検査せず，2か月毎の検査，診察を基本とした．
- 連携を中断する状況を明記した．感染症の発生，薬剤の効果減弱，投与時反応が出現した，手術が必要となった場合とした．

連携の見直しとバリアンス

情報交換

- 治療経過の詳細を医師，看護師が共有できること，また連携医療機関との間でも情報交換することが必要である．
- 情報交換会を通して連携の問題点を指摘してもらい，パスの見直しを行う．患者が連携中止を希望する原因として，連携医療機関の治療に対する情報不足がある．

⚓ 連携の中断

- 連携している患者 146 例中，継続している患者は 82 例(56.2%)で，連携中断は 64 例(43.8%)であった．
- 中断理由は効果減弱による中断が 19 例(13.0%)，生物学的製剤による治療の中止希望が 14 例(9.6%)，転院による中断 10 例(6.8%)，肺炎などの感染症が 7 例(4.8%)，連携中止希望が 6 例(4.1%)，死亡あるいは悪性腫瘍の合併が 4 例(2.7%)，寛解による治療の中止 3 例(2.1%)，連携先の都合で中止 1 例(0.7%)であった．

肺炎などの感染症が発生した場合

- 生物学的製剤は一時中止し，感染の治療後，再投与は当院で行う．感染の再発がないのを確認すれば再連携可能である．
- 手術による連携中断においても，手術部位に感染のないことを確認し，再投与を行った後，再連携する．

効果減弱で連携を中断した場合

- 増量や投与期間短縮を行い，効果が得られたら再度連携を開始する．
- 効果が得られない場合や投与時反応が複数回発生した場合は薬剤を変更するが，生物学的製剤投与から連携前の手順に従った後，連携を再開する．

Point

院内の連携
RA は 10〜30% の間質性肺炎の合併があり呼吸器内科との連携が必須である．他に看護師との連携はもちろん，地域連携室や，治療費が高額となるため医療事務，ケースワーカーとの連携も必要となる．

文献

1) Matsui T, et al. Disease Activity Score 28 (DAS28) using C-reactive protein underestimates disease activity and overestimates EULAR response criteria compared with DAS28 using erythrocyte sedimentation rate in a large observational cohort of rheumatoid arthritis patients in Japan. Ann Rheum Dis 2007；66：1221-1226.
2) 日本肝臓学会 肝炎診療ガイドライン作成委員会(編). B型肝炎治療ガイドライン(第1.2版). 日本肝臓学会；2013.
3) 日本呼吸器学会 薬剤肺障害の診断・治療の手引き作成委員会(編). 薬剤性肺障害の診断・治療の手引き. 日本呼吸器学会，メディカルレビュー社；2013.

地域医療連携の実際

地域連携パス
大腿骨近位部骨折

今田光一
高岡整志会病院関節鏡・スポーツ整形外科

- ◆ 大腿骨近位部骨折は，骨粗鬆症の骨脆弱性骨折の代表的なもので，受傷すると，活動性予後，生命予後に著しい悪影響をきたすことが示されている．
- ◆ 本邦では骨粗鬆症治療薬が多種利用できるにもかかわらず，高齢化の影響もあり大腿骨近位部骨折の症例数は増加の一途をたどっており国民医療費，介護負担を大きくしている．
- ◆ 大腿骨近位部骨折の治療はその94％が手術治療であるが，手術後は，回復期病床を主としたリハビリテーション，診療所や介護サービスを主とした維持期ケアと大きく異なる医療ケアが必要で，これらをスムーズに連携させることが重要である．
- ◆ 大腿骨近位部骨折の連携パスは，移動能力再獲得のための「急性期病院→回復期病院→診療所」連携パスと，再骨折予防のための「骨粗鬆症治療薬の投与と再骨折予防指導↔定期的検査（骨密度測定・骨代謝マーカー測定）」循環型パスの2つを考える必要がある．診療所はこの両者に関与する必要がある．
- ◆ 大腿骨近位部骨折治療後の骨粗鬆症治療薬の継続投与コンプライアンスが再骨折予防の重要な課題になっている．

大腿骨近位部骨折の重大性：なぜ連携が必要か

- 骨脆弱性骨折には，大腿骨近位部骨折（大腿骨頚部骨折と大腿骨転子部骨折の総称），橈骨遠位骨折，椎体圧迫骨折などがあるが，大腿骨近位部骨折は受傷と同時に歩行機能の低下をきたし，手術の必要性，臥床状態の強制から生じる嚥下性肺炎や褥瘡，栄養障害，認知症の併発などきわめて大きな影響を本人や家族に課してしまうことからその対処は重要である．
- 本骨折受傷者の大規模調査で，ADL（activities of daily living；日常生活動作能力）が自立している者の率は骨折前87％から受傷後1年で50％に低下していたという報告，本骨折受傷者の10％が1年後死亡しているという報告がある[1]．
- 受傷後，合併症や再受傷を予防しつつ早期に離床・活動性の回復を図るためには連携医療ケアにより役割を分担して，各々の成果項目を確実に達成する必要がある．

大腿骨近位部骨折の地域連携医療ケアに必要な2つのパス

- 2006年の診療報酬改定で初めて導入された連携パス加算（地域連携診療計画管理料）で大腿骨近位部骨折は他の疾病に先駆けて対象となった．当時は急性期病院（計画病院）および回復期病院（連携病院）のみが対象であったが，その後維持期の医療施設や介護施設でも連携パスを用いた報酬が設定されている．
- 大腿骨近位部骨折の連携パスは，移動能力再獲得のための「急性期病院→回復期病院→診療所」**大腿骨近位部骨折地域連携パス（一方向型）** と，再骨折予防のための「骨粗鬆症治療薬の投与と再骨折予防指導↔定期的検査（骨密度測定・骨代謝マーカー測定）」**骨粗鬆症地域連携パス（循環型）** の2つを考える必要がある（**1**）．
- 大腿骨近位部骨折の地域連携パスは，急性期医療施設（主に手術）→回復期施設（主にリハビリ）→維持期施設（主に投薬・指導）の3つで，患者の全身状態や活動能力が回復・向上していく過程を分担しリレーするのが基本である．
- 連携パスの導入により，当初多くの地域で①急性期病院において，同じ病院で同じ手術を受けながら，パスを使用する患者と使用しない患者が発生した，②同じ医療圏で別々の連携パスが運用され，連携病院では複数の連携パスを用いなければならない例が発生した，という問題が起き，近年は一つの医療圏内で統一した連携パスを作成する傾向にある．

1 大腿骨近位部骨折と骨粗鬆症地域連携パス

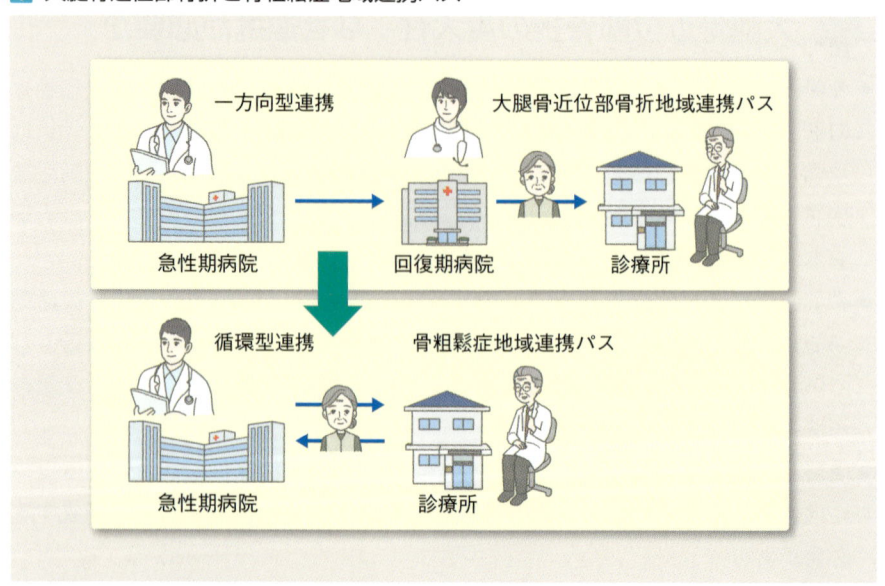

2つの目的のパスを連動させる必要がある．

2 大腿骨近位部骨折地域連携パス(医療者用)

富山県新川地域のもの.

- 連携加算が算定できる患者にだけパスを使用するのではなくすべての患者に使用するほうが現場の混乱がなく,地域全体の患者の傾向を分析するうえでも有用である.

大腿骨近位部骨折地域連携パス(一方向型)

作成のポイント

- この連携パスは「大腿骨頚部骨折 新川地域連携計画表(患者用)」,「大腿骨頚部骨折 新川地域連携パス」(医療者用)(2)に加えて,移動能力の回復状態とリハビリ実施内容に特化した「リハビリテーション連携計画表」(医療者用・リハビリシート)が必要である.後者2つは一つにまとめることも可能である.

> 複数の急性期病院,回復期病院,かかりつけ医があっても共通の地域連携パスを運用するためには,共通して行うチェック項目やアウトカム項目を地域連携パスに盛り込み,各病院や診療所独自の内容がある場合にはこれらとは別に「院内パス」を作成することも考慮してよい.

- 地域連携パスは単なる連絡帳や計画した医療ケアのチェック表ではない.使用したパスを定期的に集積して,その疾傷に対する連携地域の治療ケア成績と問題点を明らかにしパスの内容を定期的に改善する,という業務サイクルの体制を確立させる必要がある[2].この点が連携でパスを用いる最も重要な点である.

3 大腿骨近位部骨折後の管理に必要な2つの地域連携パス

	連携のタイプ	連携パス使用期間	設定する中間アウトカムの例	設定する最終アウトカムの例
大腿骨近位部骨折地域連携パス	一方向型（双六上がり型，リハビリ経由型）	比較的一定 例） ・維持期に入って3か月目まで	・転院までの予定日数 ・転院時の予定状態（全身状態の安定，合併症の発生兆候がない，移動能力） ・予定治療ケアが継続できている ・退院調整手続きの順調さ	・パス終了時までの日数 ・パス終了時，予定の移動能力に達したか ・合併症を起こしていないか ・再骨折を起こしていないか
骨粗鬆症地域連携パス	循環型	長期	・治療コンプライアンス（薬をきちんと飲んでいる，定期検査を受けている等） ・再骨折の発生有無	※循環型では定期的に判定することが重要（1年ごと，など） ・評価時までの治療コンプライアンス ・評価時までの病状増悪有無 ・連携間連絡の順調さ ・再転倒の有無 ・再骨折の有無

- 地域連携パスの分析指標は以下の3点である．この分析ができるように作成することが重要である．
  ①パス終了時の患者状態が予定通りか（移動能力の最終回復状況，合併症・再骨折発生の有無）．
  ②連携がスムーズに行えたか（転院や自宅退院までの日数，骨粗鬆症連携への移行状況）．
  ③地域連携パスの効果があったか（①，②の指標が前年度に比べて改善したか）．
- したがって一方向型パスの場合は「どの時期まで使用するか？」（例：自宅帰宅後3か月目まで，など）を明らかにしておく必要がある．
- 地域連携パスの作成は急性期病院が主体になるのではなく回復期，維持期の医療機関が主体となり，そのコーディネートは，保健所や地域の連携コーディネーターが中心となることが望ましい．決して急性期病院のみで作成してはいけない．
- 地域連携パスのアウトカム設定（急性期〜維持期の各期間で達成すべきチェック項目の設定）は，異なる急性期病院や回復期病院でも共有できるよう簡潔，必要かつ最低限の設定にする（3）[3]．
- パスに載せる共有情報は明瞭にする．パスに患者ケアや指導に必要なすべての情報を記載しようとすると後分析や現場使用で混乱する．大腿骨近位部骨折の治療に関連することおよび移動能力回復まで，急性期・回復期・維持期スタッフが共有しなければならない項目に限定するよう割り切らなければならない．したがって，生活体制の維持のための住居環境，経済状況，同居家族状況など個別性の対応が大きくなる維持期スタッフは，パスのみで記録を包括することは困難と心得るべきである．

⚓ 運用の問題点

- 回復期や維持期のスタッフにとっては連携する患者を実際に受け入れる前に患者情報があることが望ましい．この点から地域医療ICTが医療圏に整備

4 手帳型の骨粗鬆症地域連携パス

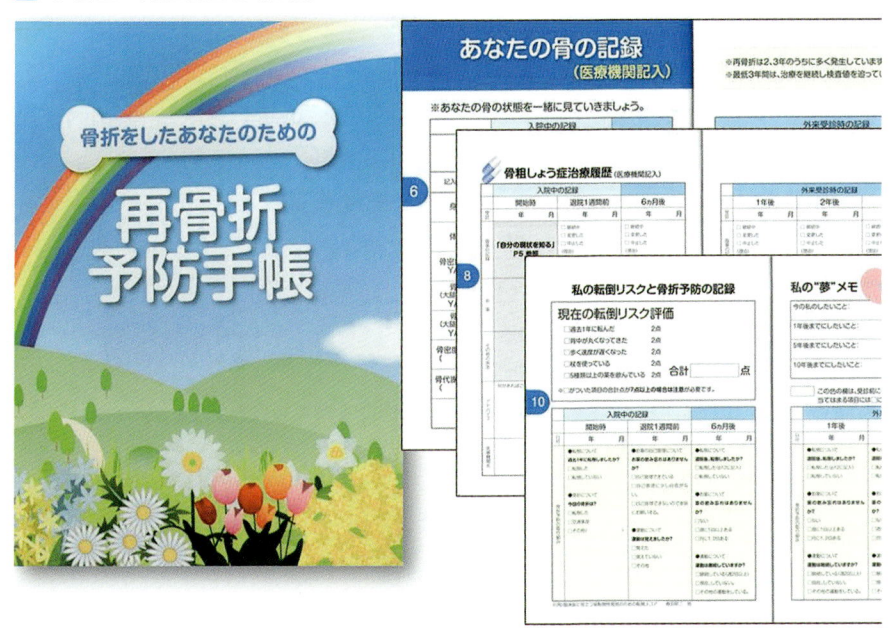

新潟市にて用いられているもの．

（新潟リハビリテーション病院　山本智章先生提供）

されていると非常に有用である．地域全体の共有カルテ型ICTやパス自体のICT化にまでの整備ができなくても，急性期病院の電子カルテの閲覧システムがあるだけで利便性は高い[4]．
- パスを複数の医療ケア機関間においてリレー方式で運用する際にはドロップアウトを防ぐため，使用継続を確認する役割の事務局が必要である．

パスの分析と改善

- 地域連携パスは使用した結果を分析し，パスに設定された中間アウトカム（転院，退院期のチェックポイント，転院条件）や医療ケア内容の改善を図らなければならない．これにより地域全体の平均患者回復度，在院日数，病院間・施設間の相違などを明らかにすることができる．
- 分析を継続的に行うためには，一方向型パスの使用終了基準を明確にし，使用したパス（もしくはパス内に定めた各項目のデータ）を収集する方法を地域全体で定める必要がある．

骨粗鬆症地域連携パス（循環型）

- 大腿骨近位部骨折の既往は他の骨粗鬆症性骨折発生リスクを上昇させるため，骨粗鬆症治療が行われていなかった患者では，骨粗鬆症地域連携パスの併用がきわめて重要である．
- 大腿骨近位部骨折後の骨粗鬆症治療薬の服用コンプライアンスが低いことが近年明らかとなっている．

- 骨粗鬆症地域連携パスは，糖尿病治療や高血圧治療などと同様，かかりつけ医での投薬・経過観察と専門医療機関での年1〜2回の検査（骨密度測定，骨代謝マーカー測定）を連携して継続する循環型パスである．
- 循環型パスは，かかりつけ医，専門医療機関そして患者・家族や薬剤師，保健師などが記載できる手帳型が多くみられる（4）．地域で作成されていない場合には，製薬会社で自社の服用患者向けの手帳を頒布しているものもあるので，それを活用する方法もある．
- 循環型パスも時期（1年に1回）を決めて，投薬継続率，新規の骨折発生率，合併症発生率などを分析し，医療ケア・保健指導など地域で共通する介入項目を地域全体で検討しなければならない．
- 地域連携パスは連絡帳ではなく，地域全体の成績を上げるための分析ツールであることを忘れてはならない．

文献

1) 骨粗鬆症の予防と治療ガイドライン作成委員会（編）．骨粗鬆症の予防と治療ガイドライン2011年版．ライフサイエンス出版；2011．pp2-9．
2) 今田光一，松野晃久．骨粗鬆症予防とリハビリテーション　骨粗鬆症性骨折後の骨折予防—1）急性期リハビリテーションでの取り組み．MB Med Reha 2012；150：37-45．
3) 今田光一．アウトカムの設定・分析・評価—基本事項と活用．新医療連携 2009；6：15-18．
4) 今田光一．地域医療連携の構築・実践時でのタイプに沿った適切なIT化方策．新医療 2010；37（2）：45-49．

地域医療連携の実際

地域医療連携ネットワークの構築
地域ネットワークの作り方，活動

田城孝雄
放送大学大学院

- ◆ 医療介護総合確保推進法が平成26年に公布されたことにより，地域包括ケアシステムの構築に必要な整備を行う必要がある．
- ◆ 少子高齢化の進行や，団塊世代が75歳以上となることから社会保障制度への負担が大きくなるため，日本の社会保障制度の維持・存続のためには，地域包括ケア・在宅医療の推進が重要である．
- ◆ 地域における体制づくりには協議会が必要である．医療連携推進協議会は基礎自治体単位に設置することが望ましい．
- ◆ 在宅医療連携推進協議会の先進事例として，世田谷区・豊島区・文京区・大田区について検討した．
- ◆ 地域医療再生基金の支援を受けて各分野における地域医療連携ネットワークを構築するうえで，ICTを活用することことが有用である．

地域ネットワーク

地域医療連携の原則――医療介護総合確保推進法
（p.13 Lecture 参照）

- 地域医療連携は，医療機関の機能分化と役割分担を進めることであるが，どこでも標準治療を行い，医療の質を保証することが必要である．このため，共有する治療計画を明示して，住民に連携機関の信頼関係が見えることが重要であり，切れ目のない連携ネットワークがあることが必要である．
- 地域ネットワークの在り方について **1** に示す．少子高齢化が進み，2025年に団塊の世代が75歳以上となり，わが国の社会保障制度への負荷がきわめて大きくなる．このため，社会保障と税の一体改革（社会保障の安定財源の確保等を図る税制の抜本的な改革を行うための消費税法の一部を改正する等の法律）により，わが国の社会保障制度の継続・存続のために，地域包括ケア・在宅医療が重要となっている．
- 地域において，効率的かつ質の高い医療提供体制を構築するとともに地域包括ケアシステムを構築することを通じ，必要な医療および介護の総合的な確

1 地域ネットワーク──地域包括ケアシステム

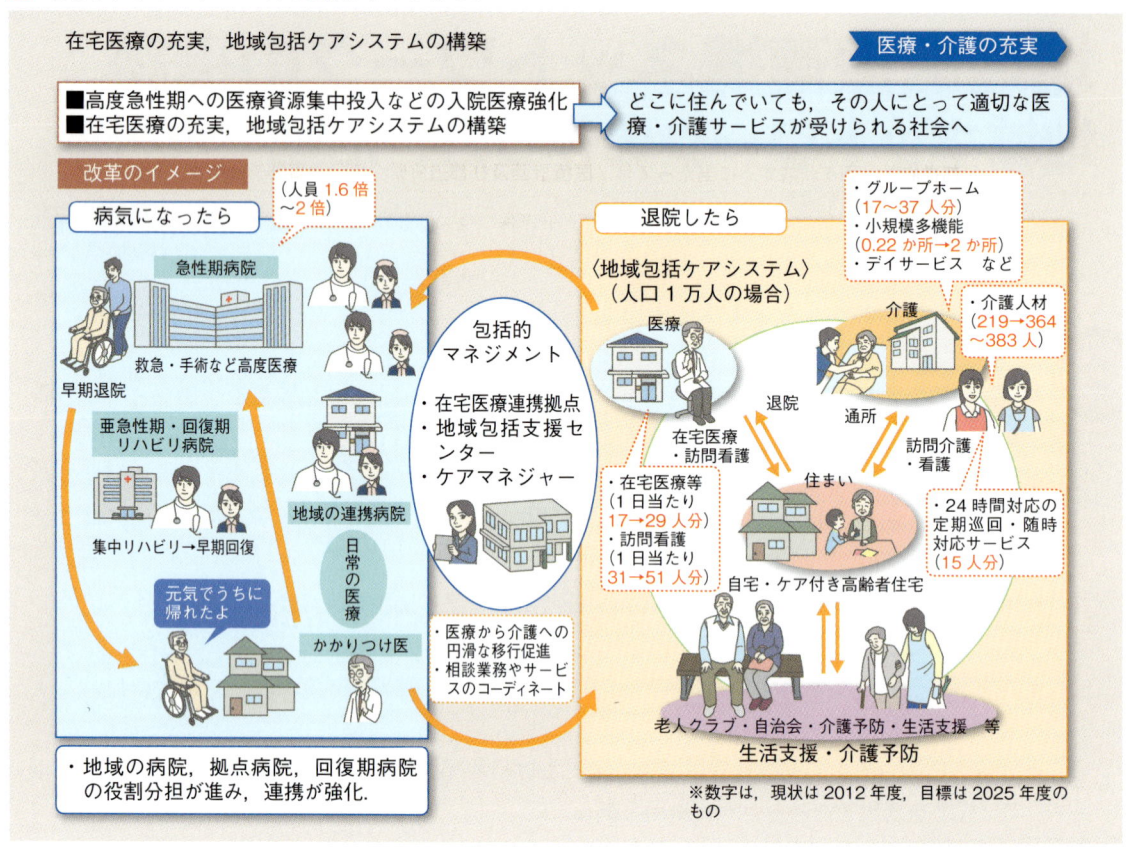

在宅医療の充実，地域包括ケアシステムの構築　　　　　　　　　　　　　　　　医療・介護の充実

- 高度急性期への医療資源集中投入などの入院医療強化
- 在宅医療の充実，地域包括ケアシステムの構築

→ どこに住んでいても，その人にとって適切な医療・介護サービスが受けられる社会へ

改革のイメージ

【病気になったら】
- 急性期病院（救急・手術など高度医療）
- 亜急性期・回復期リハビリ病院（集中リハビリ→早期回復）
- 地域の連携病院
- かかりつけ医（日常の医療）
- （人員 1.6 倍〜2 倍）
- 早期退院／元気でうちに帰れたよ
- 地域の病院，拠点病院，回復期病院の役割分担が進み，連携が強化．

包括的マネジメント
- 在宅医療連携拠点
- 地域包括支援センター
- ケアマネジャー
- 医療から介護への円滑な移行促進
- 相談業務やサービスのコーディネート

【退院したら】〈地域包括ケアシステム〉（人口 1 万人の場合）

- 医療（在宅医療・訪問看護）
  - 在宅医療等（1 日当たり 17→29 人分）
  - 訪問看護（1 日当たり 31→51 人分）
- 介護（訪問介護・看護）
  - グループホーム（17～37 人分）
  - 小規模多機能（0.22 か所→2 か所）
  - デイサービス　など
  - 介護人材（219→364～383 人）
  - 24 時間対応の定期巡回・随時対応サービス（15 人分）
- 住まい（自宅・ケア付き高齢者住宅）
- 生活支援・介護予防（老人クラブ・自治会・介護予防・生活支援 等）

※数字は，現状は 2012 年度，目標は 2025 年度のもの

（厚生労働省資料より作成）

保を推進するため，医療法，介護保険法等の関係法律の所要の整備等を行う必要がある．そこで医療介護総合確保推進法（地域における医療及び介護の総合的な確保を推進するための関係法律の整備等に関する法律）が成立し，平成 26 年 6 月 25 日に公布された．

- さらに，この法律により，都道府県が事業を行うために，必要な経費のための基金を設け，国がその 3 分の 2 を負担し（第六条），またその財源には消費税収入を充てる（第七条）ことが定められている．
- また，同法において，【市町村計画】として，地域における医療および介護の総合的な確保のための医療介護総合確保区域または当該市町村の区域における居宅等における医療の提供に関する事業を行うことになっている（2）．

医療法改正案
- 将来の医療提供体制に関する構想（以下，「地域医療構想」という）に関する事項．

Point

医療介護総合確保推進法
第六条　都道府県が，都道府県計画に掲載された事業に要する経費を支弁するため，基金を設ける場合には，国は，政令で定めるところにより，その財源に充てるために必要な資金の三分の二を負担するものとする．
第七条　基金の財源に充てるために，同条の規定により国が負担する費用については，消費税の収入をもって充てる．

2 医療介護総合確保推進法案における在宅医療推進の施策のイメージ

【都道府県計画・市町村計画の策定】
○「医療介護総合確保推進法案」の成立後に，国は総合確保方針を定める．
○都道府県及び市町村は，総合確保方針に即して，かつ地域の実情に応じて，実施計画を作成する．
○都道府県計画を作成するに当たっては，医療計画及び都道府県介護保険事業支援計画との整合性の確保を図る．
○市町村計画を作成するに当たっては，市町村介護保険事業計画との整合性を図る．

（厚生労働省資料より作成）

介護保険法改正案

- 市町村は，地域支援事業として，医療に関する専門的知識を有する者が，介護サービス事業者，居宅における医療を提供する医療機関その他の関係者の連携を推進するものとして厚生労働省令で定める事業を行うものとする．

地域医療構想（ビジョン）（3）

- 地域医療構想（ビジョン）の内容（3右下の表）は，2025年の医療需要を推定し，それに備えるために，整備を目指すべき医療提供体制の必要量を考え，目指すべき医療提供体制を実現するための施策を，地域の関係者で協議するものである．
- 施設整備などには，新基金（地域医療介護総合確保基金）が，消費税増税分（5％から8％または10％）を財源として，毎年手当される．
- 地域において効率的かつ質の高い医療提供体制を構築するとともに地域包括ケアシステムを構築し，必要な医療および介護の総合的な確保を推進するために地域医療構想を作り，また3年ごとに作られる市区町村地域福祉計画に合わせて，5年ごとに作成していた地域医療計画を6年ごとにして，3年ご

3 病床機能報告制度と地域医療構想（ビジョン）

病床機能報告制度と地域医療構想（ビジョン）の策定

○ 病床機能報告制度（平成26年度〜）
医療機関が，その有する病床において担っている医療機能の現状と今後の方向を選択し，病棟単位で，都道府県に報告する制度を設け，医療機関の自主的な取組みを進める．

○ 地域医療構想（ビジョン）の策定（平成27年度〜）
都道府県は，地域の医療需要の将来推計や報告された情報等を活用して，二次医療圏等ごとの各医療機能の将来の必要量を含め，その地域にふさわしいバランスのとれた医療機能の分化と連携を適切に推進するための地域医療のビジョンを策定し，医療計画に新たに盛り込み，さらなる機能分化を推進．
国は，都道府県における地域医療構想（ビジョン）策定のためのガイドラインを策定する（平成26年度〜）

医療機関：（機能が見えにくい）→ 医療機能を自主的に選択 →
- （A病棟）急性期機能
- （B病棟）回復期機能
- （C病棟）慢性期機能

医療機能の現状と今後の方向を報告 ↓

都道府県：医療機能の報告等を活用し，地域医療構想（ビジョン）を策定し，更なる機能分化を推進

（地域医療構想（ビジョン）の内容）
1. 2025年の医療需要
   入院・外来別・疾患別患者数等
2. 2025年に目指すべき医療提供体制
   ・二次医療圏等（在宅医療・地域包括ケアについては市町村）ごとの医療機能別の必要量
3. 目指すべき医療提供体制を実現するための施策
   例）医療機能の分化・連携を進めるための施設設備，医療従事者の確保・養成等

（厚生労働省資料より作成）

との市区町村地域福祉計画の2回分に合わせることにより，同期して，今後は，整合性・一体感を高める予定である．

構築の実際——基礎自治体における在り方

フォーマルネットワークとインフォーマルネットワーク

- 地域連携ネットワークは，フォーマルネットワークとインフォーマルネットワークの2種類のネットワークの融合からなる，信頼関係に基づくヒューマン・ネットワークである．
- なお，後述する市区町村が行う地域包括ケア・在宅医療推進のための協議会などの合議体は，厚生労働省令で定める介護保険の地域支援事業として行われ，郡市区医師会など三師会（医師会，歯科医師会，薬剤師会）などの公的団体を通じて，委員の推薦・選定が行われる．在宅医療・地域包括ケアを行う医師は郡市区医師会に加入していることが原則であり，加入することが推奨される．

医療連携コーディネーター

- 医療連携コーディネーター機能には，協議会や全体会などで，①地域の医療

フォーマルグループとインフォーマルグループ
フォーマルグループは，会社や官庁の部局や委員会などのように制度化され，公式的に地位や役割が定められている集団であり，一方，インフォーマルグループは，非公式集団と訳され，企業や官庁その他のフォーマルな集団や組織の中にみられる私的相互関係によりなる集団をいう．

連携のフレームワーク(枠組み)づくりを行うコーディネーター（フレームコーディネーター）と，②一例一例，個別の事例・症例のコーディネーションを行い，事例を重ねることで医療連携ネットワークを構築する事例のコーディネーター（ケアコーディネーターまたはケースコーディネーター）の2種類あり，そのどちらも必要である．
- この2者を兼ねることもありうるが，市区町村全体の枠組みづくりなどは，有識者または病院長や，医師会長など三師会の代表など権限をもっている者がよく，ケアコーディネーター・ケースコーディネーターは，ケアマネジャー・医療ソーシャルワーカー（MSW）とケースごとの主治医・訪問看護師・ホームヘルパーなどが適している．

地域医療連携体制構築

地域連携クリティカルパスネットワーク

板橋区乳がんの地域連携パス

- 実例として，板橋区の乳がんの連携の取り組みを挙げる(p.33～35 参照)．板橋区では，行政と板橋区医師会副会長・理事(健診担当・病診連携担当など)と大学病院・都立病院の専門医および医療連携専門家(有識者)からなる乳がんの地域連携パスを考える会を設けて，検診から，医療連携，生活支援，福祉制度の利用まで含めた乳がんの保健・医療・福祉の幅広い連携の支援を開始した．
- さらに，前述の乳がんの地域連携パスを考える会のメンバーに医師会の会員を加えた板橋区乳がん地域連携支援パス検討委員会を設置して(4)，医療機関間の機能分担や連携の仕組みの構築を図った．具体的な活動は以下である．
  ▶ 医師会の会員に対して，勉強会・研修会を繰り返し行う．
  ▶ 勉強会・研修会時に，アンケートを行い，意向調査や情報交換を行う．
  ▶ 医療連携クリティカルパス参加メンバーの調査．
  この結果，医師会員の共通認識を高め，乳がんの医療連携体制構築の意識を醸成している．

4 板橋区乳がん地域連携支援パス検討委員会（開設当時）

- 帝京大学医学部　外科教授
- 日本大学医学部附属板橋病院　乳腺内分泌外科部長
- 日本大学医学部附属板橋病院　乳腺内分泌外科(パス作成)
- 東京都老人医療センター　腹部外科部長
- 東京都立豊島病院　外科医長
- 順天堂大学医学部　公衆衛生学准教授(当時)
- 東京都立豊島病院　乳がん看護認定看護師
- 板橋区医師会副会長
- 板橋区医師会乳がん検診班班長
- 板橋区保健所長
- 板橋区健康生きがい部参事(健康推進課長事務取扱)
- 板橋区健康生きがい部板橋健康福祉センター所長

5 横須賀市医師会地域医療連携体制協議会（当時）

- 横須賀市医師会　会長
- 横須賀市医師会　理事
- （地域保健担当，医療情報担当，病診連携担当）
- 横須賀共済病院　病院長
- 横須賀市立うわまち病院　病院長
- 衣笠病院　病院長
- 横須賀市立市民病院　病院長
- 横須賀市保健所　医長
- 神奈川県鎌倉保健福祉事務所　部長
- 横須賀市居宅介護支援事業所連絡協議会
- 横須賀市訪問看護ステーション協議会
- 横須賀市社会福祉協議会　会長
- 順天堂大学医学部　公衆衛生学准教授（アドバイザー）（当時）

- これは地域連携パスの効果的運用システムの開発を行うための，地区医師会と複数の中核病院で共同運用する連携パスの運用システムであり，特徴として，地区医師会の代表・役員，中核病院（公的病院・大学病院）の代表，行政の代表が，同じテーブルについている点が挙げられる．この協議会の下に作業部会（ワーキンググループ），アンケートなど意向調査や情報交換が行われている．病診連携の成功例であり，患者中心医療が行われているうえに，診療所側にもメリットがあり，逆にいうとメリットを感じる診療所が，病診ネットワークに参加している．

横須賀市医師会

- 横須賀市医師会では，種々のモデル事業を，継代して続けている．その中から，4大疾患の地域連携クリティカルパスを構築したモデル事業を紹介する．
- 横須賀市医師会地域医療連携体制協議会を設置して，病院専門医と地域診療所医師からなる4つのワーキンググループを作った．①心筋梗塞WG，②糖尿病WG，③がん（胃・大腸）WG，④脳梗塞WGであり，それぞれの疾患の地域医療連携クリティカルパスを作成し，地域で運用した．構成員は，**5** に示すとおりである．
- 横須賀市は，モデル事業の積み重ねを経て，さらに神奈川県全体で3か所しか指定されなかった在宅医療連携拠点の2か所と，横須賀市役所の担当課の3者で，行政・医療・介護提供者の一体化した強固な在宅医療支援体制を構築している．

在宅医療推進協議会

なぜ在宅医療推進協議会が必要か
地域包括ケアと在宅医療の必要性
- 団塊の世代が75歳以上となる2025年を目途に，重度な要介護状態となっても，住み慣れた地域で，自分らしい生活が送れるように，地域包括ケアの構

築が求められている．高齢になっても誰もが安心して住み慣れた地域で暮らせるために，たとえ，重症患者であっても，最期まで居宅等生活の場で暮らし続けたいと希望する者が，在宅医療を受けられる医療および介護の体制を整備することが求められている．このためには，入院および通院医療を担う医療機関と，在宅医療を担う医療機関との適切な役割分担および連携の体制の確立が必要である．

地域包括ケアと在宅医療の推進

市民が安心して在宅で療養生活を送るには，多職種が相互に連携し，サポートしていくことが必要である．この実践には，現場での医療関係者，福祉関係者の連携，あるいは病院入退院時の在宅ケアとの情報共有などの課題があり，関係者同士が顔の見えるネットワークをつくることが重要である．

なぜ推進協議会は，基礎自治体単位であることが必要か

- 以上の地域における体制づくりには，在宅医療を推進する協議会が必要である．このような在宅医療を推進する協議会は，特に基礎自治体（市区町村）における推進協議会が重要である．在宅医療推進協議会として，医師，歯科医師，薬剤師，看護師その他の医療従事者，介護保険法に規定する介護サービス事業者，住民その他の地域の関係者が連携して継続的な在宅医療の提供を目指す．
- その設置単位であるが，在宅医療は，患家への移動時間を長く取ることは通常ないので，2次医療圏単位では範囲が広すぎて行われない．また，医師同士の連携においても，ケアチーム（医療介護チーム）の多職種連携においても，"顔と顔の見える連携"が重視され，都道府県医師会単位よりは，郡市区医師会単位など，職能団体，専門職団体の大きさは，基礎自治体単位が望ましい．さらに，介護保険の保険者は，基礎自治体単位であることなどから，基礎自治体（市区町村）に設置することが望ましい．
- 地域ケア会議は地域包括支援センターの設置されている中学校区単位で行われるが，在宅医療推進協議会は全体の在宅医療推進の枠組みを議論するものとして，首長の委託を受けて市区町村全体の検討を行うことが望ましい．

文京区在宅医療検討部会

文京区地域医療連携推進協議会の構成

- 文京区在宅医療検討部会は，文京区地域医療連携推進協議会の部会（3部会）の一つとして設置され，第1回が平成22年度3月3日に開催され，以後年間3回のペースで開催されている．
- 担当部署は，健康推進課保健係である．部会員の構成は，三師会の代表，地域包括ケア支援センター代表，居宅介護支援専門員の代表，地域の病院の退院支援看護師である．

Point

在宅療養を支えるさまざまな職種が一堂に会し，在宅療養の現状，課題，将来の展望などを共通認識として学び，また，相互に理解を深め，ともに課題解決のための方策を検討するとともに，顔の見える関係を構築していく推進会議の開催が必須である．

推進協議会の例として，糖尿病診療推進協議会が挙げられる．糖尿病の地域医療計画では，糖尿病診療推進協議会の設置が求められている．糖尿病診療推進協議会の構成員は，①かかりつけ医を代表する日本医師会，②専門医を代表する日本糖尿病学会，③患者を代表する日本糖尿病協会の3者の代表からなる．さらに，全国のレベルから，各都道府県に糖尿病対策推進会議が設置されている．

在宅医療推進協議会の先進事例の検討

実例として，たとえば世田谷区では，平成19年6月に，在宅療養を支援する体制，医療と福祉の連携の在り方，人材の確保・育成等について包括的な検討を行うために，世田谷区医療連携推進協議会を設置している．

制度化，恒常化されると想定される基礎自治体における在宅医療推進協議会の在り方（構成，担当部署，予算，頻度，成果物など）について，本文で先進事例を比較し，検討する．

筆者は，2つの会議・部会の会長・部会長，2つの協議会のアドバイザーとして参加し，それぞれにおいて，他の協議会での議論や成果物を紹介しながら，協議会相互の進捗状況を揃えるようにかかわり，達成度を揃えた．構成員，他事情の異なる点もあるが，共通する成果が得られた．事務局，委員の構成，開催回数（頻度），成果物について本文で検討する．

各区の協議会の議論は多様であったが，議論を重ねることにより，また複数区の議論を比較することにより，在宅医療推進協議会が熟成されている．

（資料について：会議の資料は，それぞれ文京区[1]，豊島区[2]，世田谷区[3]のホームページに掲載され公表されており，ダウンロード可能である．また，本文では，必要に応じて，会長・部会長・オブザーバーとして得た知見を補足している．）

[1]：文京区ホームページ http://www.city.bunkyo.lg.jp/
[2]：豊島区ホームページ http://www.city.toshima.lg.jp/
[3]：世田谷区ホームページ http://www.city.setagaya.lg.jp/

Point

文京区在宅医療検討部会の部会員の構成の特徴

看看連携の構築のため，病院の代表として，退院調整部門の看護師を指名し，訪問看護師との看護師同士の連携を図った．医師会から病院部会の代表も参加するように要望し，在宅医療を後方支援する病院病床の理解と確保を図った．また，都立大塚病院は，豊島区の在宅医療連携協議会の委員でもあり，豊島区と文京区の双方の区で，在宅医療の支援を行う．

- 文京区在宅医療検討部会の構成として，三師会の代表（文京区はそれぞれ医師会・歯科医師会が2団体），特定機能病院・都がん感染症センター（＋都立大塚病院）からは退院調整看護師を委員に依頼（都立大塚病院は豊島区にも関係）した．

文京区在宅医療検討部会の成果

- 文京区在宅医療検討部会の成果として，以下の①在宅訪問診療所名簿，②在宅医療を支えるための後方支援病床，③在宅療養をつなぐためのツール，④在宅医療相談窓口の設置が挙げられる．

①在宅訪問診療所名簿

- 在宅医療を提供する側の情報である在宅訪問診療所名簿は，介護保険課が以前に，小石川医師会・文京区医師会にアンケート調査を行い作成した．同じ内容のアンケート調査を行うことを避けて，介護保険課と本協議会で情報を共有した．

②在宅医療を支えるための後方支援病床の確保（在宅療養者の一時入院に関する協定の締結）

- 文京区に居住する在宅療養者の容態が悪化または急変の際に，円滑に入院先を確保するため協定を締結した．入院受け入れ期間は，原則として14日以内で，主治医（地区医師会等のかかりつけ医）の要請に基づき，可能な限り患

者の入院受け入れをする．
- ▶まず，東京厚生年金病院(当時)と協議し，平成24年3月30日，<u>独立行政法人地域医療機能推進機構JCHO東京新宿メディカルセンター（旧東京厚生年金病院）と協定を締結した</u>．
- ▶以後，東京日立病院，東京都立大塚病院と協議が続き，平成24年12月11日，<u>東京日立病院(現医療法人社団大坪会東都文京病院)と協定を締結</u>した．
- ▶さらに，平成25年3月29日，<u>東京都立大塚病院と協定を締結した</u>．
- この制度は，開業医が在宅医療の患者を紹介し，病院が受け入れるものであり，在宅医療を行っている診療所，および患者・家族に安心感を与え，有効である．

③在宅療養をつなぐためのツール
- 在宅医療を受ける側の情報共有のツールとして，在宅療養をつなぐためのツールの開発を行っている．在宅療養手帳のような手帳形式にするか，ファイル・リフィル形式にするか，また情報通信技術(information technology：ICT)の活用にするかを含めて，検討を重ねている．

④在宅医療相談窓口の設置，既存事業の再構築
- 在宅医療相談窓口を設置し，相談員を確保する必要がある．既存事業の再構築かかりつけ医推進事業として，文京区医師会，小石川医師会に，電話相談員(看護師)を非常勤職員としてそれぞれ1名配置しているが，在宅医療の相談にも対応することとした．

⚓ 豊島区在宅医療連携推進会議

- 平成20年度，21年度，三師会で東京都のモデル事業の在宅医療ネットワーク推進事業として「在宅医療ネットワーク推進会議」を開催し在宅医療の検討を実施している．豊島区では，三師会の在宅医療の推進会議において本格的な検討が始まったところである．今後この検討内容を区が引き継ぎ，在宅医療の検討を深め，施策につなげていくため，平成20年度，21年度に引き続いて，平成22年度に設置され，原則年3回開催されている([6])．
- 豊島区民が誰でも安心して在宅で医療を受けることができるまちづくりを目指して，①医療・看護・介護の連携(顔の見える関係づくり)，②在宅医療に取り組むスタッフのスキルの向上・育成，③在宅医療関係情報の周知普及啓発，④安心の在宅医療といざというときのバックアップ体制を推進するために，豊島区在宅医療連携推進会議が，学識経験者や三師会，病院関係者(病院医療連携室)，高齢者総合相談センター，訪問看護ステーション，介護事業者，区民(患者や介護者など区民代表)，行政を構成員にして設置された([7])．
- 実務者レベルの在宅医療分野別会議として，平成22年7月に，豊島区在宅医療連携推進会議の下に分科会として，口腔・嚥下障害部会，在宅服薬支援

6 在宅医療推進会議 3 年間の目標（豊島区）

平成 22 年度
・在宅医療推進会議および各部会の開催による，顔の見える連携の基盤作り ・地域の特色やニーズに応じた在宅医療推進サービスの在り方の検討 ・在宅医療，在宅ケアにかかわる人材育成
平成 23 年度
・在宅医療ネットワークの確立(医療職と福祉職の連携強化) ・在宅医療推進サービスの実施 ・区民への在宅医療，在宅ケアに関する普及啓発
平成 24 年度
・在宅医療ネットワークの充実(中小病院や，大病院との連携の強化) ・在宅医療推進サービスの充実 ・救急体制の整備

7 豊島区平成 23 年度事業計画案（標準型）

在宅医療連携推進会議	年 3 回
部会（4 部会）	
交流会（事例検討会含む）	年 1 回
在宅医療関係研修 ・在宅医療コーディネーター研修 ・医療コミュニケーター（対ヘルパー）研修 ・訪問看護体験研修 ・他職種体験研修	
在宅医療地域資源マップ作成	
在宅医療シンポジウム（事例検討会含む）	年 1 回
在宅医療講演会（区民向け）	年 1～3 回
在宅医療関連部署（庁内）との連携会議	年 2～3 回

部会，訪問看護ステーション部会，リハビリテーション部会，医療ネットワーク部会などが設置されている．

- 豊島区在宅医療連携推進会議の委員構成は，三師会の代表，家族代表が参加し，家族の希望する在宅医療について発言する．患者家族として，医療者・介護提供者・行政職員にとって，貴重な意見となっている．
- 特徴として，医師会には地域包括支援センター，訪問看護ステーション，居宅介護支援事業所が設置されており，歯科医師会は歯科医師会立診療所を，豊島保健所と同じ建物内に設置し，在宅歯科診療に取り組んでおり，また同じく薬剤師会が，同じ建物にて，薬剤師会立調剤薬局を開設している．
- 口腔・嚥下障害部会，在宅服薬支援部会をはじめとする各職種別分科会を設置し，各職種間連携を図っている．平成 26 年度途中から ICT 部会が加わった．
- 在宅療養支援病院にて，在宅医療に取り組んでいる医師（豊島区医師会理事当時）を，医師会副会長とともに副会長に指名し，副会長 2 名体制をとった．都立大塚病院は，文京区と豊島区の境にあり，文京区と共通したメンバーである．
- 事務局は，保健福祉部地域保健課がん対策・健康計画グループである．
- 豊島区役所内の体制，庁内連携として，高齢者福祉課地域包括サポート係が，地域包括支援センター会議を開催しており，同会には，①地域包括支援センター連絡会（センター長レベル），②相談・権利擁護部会（包括支援センター社会福祉士等），③介護予防部会（保健師・看護師等），④ケアマネジメント部会（主任ケアマネジャー等）がある．
- また，高齢者福祉課地域ケア推進係は，高齢者こころの相談，要介護援助スタッフ専門相談（高齢者虐待），専門ケア会議（弁護士や医師，権利擁護）などを行っており，高齢者福祉課長にも毎回出席してもらっている．
- 平成 25 年度以降も継続している．

豊島区在宅医療コーディネーター研修

　豊島区在宅医療連携推進会議の成果物の一つに，豊島区在宅医療コーディネーター研修が挙げられる．豊島区在宅医療コーディネーター研修の考え方として，「経験豊富なケアマネジャーで，知識はあっても他の資源へのアプローチがうまくいかない」という現状の課題があった．
　そのコンセプトは，「豊島区の医療資源を活用し，患者・家族，医療者ともに納得のいく在宅医療を提供できる体制づくりのため，医療資源の有機的連携の担い手となるコーディネーターを養成する」ことである．講義内容，講師陣などは，たたき台を推進会議で議論して決定した．
　板橋区在宅療養ネットワーク懇話会を参考に，豊島区在宅医療推進会議交流会が，年1回開催されている．板橋区在宅療養ネットワーク懇話会は，尾道市医師会で行われていた勉強会と同じ形式であり，医師会・歯科医師会・薬剤師会・柔道接骨師会・訪問看護ステーション・病院医療連携室・大学病院緩和ケアチーム（医師・看護師・MSW）・ケアマネジャー・施設・地域包括支援センターから参加者を募り，参加者は10グループに分かれてグループワークを行うものである．

世田谷区医療連携推進協議会

- 平成19年6月に，在宅療養を支援する体制，医療と福祉の連携の在り方，人材の確保・育成等について包括的な検討を行うために設置された．平成19年度に，在宅療養支援の在り方と取り組みについて検討，報告書をまとめた後，具体的な取り組みの推進と評価，継続的な協議を行っている．
- 構成メンバーは，区内の2つの医師会，2つの歯科医師会，2つの薬剤師会，社会福祉事業団それぞれの代表，地域包括支援センター代表，世田谷ケアマネジャー連絡会代表，世田谷区の関係所管職員となっている．

世田谷区の医療と福祉の連携の取り組み

- 世田谷区の医療連携推進協議会の医療と福祉の連携の取り組みとして，医療と介護の情報共有として，医療と介護の連携シートの作成が挙げられる．①世田谷区医師会・玉川医師会の担当理事，②世田谷区病院連携MSWネットワーク，③世田谷区ケアマネジャー連絡会，④世田谷区計画調整課を作成メンバーとしている．
- 世田谷区民が住み慣れた地域で安心して在宅療養生活を送るには，関係機関の連携によるサービス提供が重要であり，世田谷区では，世田谷区医師会，玉川医師会の協力を得て，医療連携推進協議会において，区内病院ソーシャルワーカー，ケアマネジャーを交え，医療・介護の双方から見て望ましい連携の在り方を検討してきた．平成21年度，22年度のモデル事業を経て，かかりつけ医や病院・有床診療所と介護の調整役であるケアマネジャーとの円滑な情報のやりとり・共有のための一つのツールとして「医療と介護の連携シート」を作成した．このシートを活用することにより，関係機関の間で，より活発で効果的な連携が進み，よりよいサービス提供が行われることを目指している．

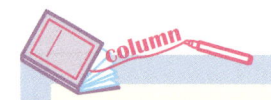

> **column 連携シート**
> 連携シートは次の3種類であり，世田谷区HPよりダウンロードして使用する*.
> 1. 医療と介護の連携シート（入院時/退院・退所情報）
>   利用者の入退院時に，病院や有床診療所等とケアマネジャーとの連携に使う．
> 2. 医療と介護の連携シート（主治医・ケアマネジャー連絡票）
>   主に，診療所（有床含む）の医師が主治医の場合に，ケアマネジャーと双方向のやりとりをすることを想定している．
> 3. 医療と介護の連携シート（外来主治医あて連絡票）
>   主に，病院の外来医師が主治医の場合に，ケアマネジャーから情報提供することを想定している．

⚓ 大田区在宅医療連携推進協議会

- 大田区の在宅医療連携の推進は，平成22年度実施の東京都のモデル事業である在宅医療連携推進事業として，大田区の3つの医師会が，在宅医療調整窓口業務の委託先となり，相談窓口を置き，ケアマネジャーの相談員を配置した．モデル事業終了後は東京都の包括補助を受けて，大田区が在宅医療調整窓口事業と大田区在宅医療推進協議会として，事業継続した．
- 医師会等医療機関と地域包括支援センター等福祉関係機関で構成する大田区在宅医療連携推進協議会を立ち上げ，同協議会役員会を，蒲田医師会が東京都から受託した東京都在宅医療連携推進事業の運営協議会として位置づけた．所管部局は，保健所である．

在宅医療推進評議会の構成メンバー
- 三師会代表
  医師会・歯科医師会・薬剤師会
- （病院代表）
  退院調整看護師・医療連携室
- 訪問看護ステーション代表
- 地域包括支援センター代表
- （介護事業者代表）
- （患者家族代表）
- （有識者　利害関係調整）
- （傍聴者）
- 行政　市区役所・保健所

> **構築の手順**
> 1. 地域医療連携推進協議会を設置する．（フレームワーク）
>   - 医師会・病院・行政・コメディカル
> 2. 協議会の下に多職種協同実践ワーキンググループを設置する．（ケースワーク）
> 3. 具体的に事例を動かす．（ケースワーク）
>   - 病院医療連携職（MSW・退院支援看護師）・地域コーディネーター（医師会・NPOなど）
> 4. フィードバックする．（PDCAサイクルをまわす）

📖 先行事例のまとめ

⚓ 構成員

- 在宅医療推進協議会の構成員として，三師会（医師会，歯科医師会，薬剤師会）の代表，病院代表として退院調整看護師・医療連携室，訪問看護ステーション代表，地域包括支援センター代表，介護事業者代表が挙げられる．
- 各職能団体の代表だけでは，時として業界ごとの利害がぶつかることがあるので，利害関係調整のためにも有識者が加わるとよい．さらに，区によって

8 基礎自治体行政組織の例（世田谷区，一部省略）

- 保健福祉部
  - 計画調整課　調整係/計画担当係長/地域医療担当係長
  - 指導担当課　サービス向上・指導担当係長
  - 障害施策推進課/障害認定審査事務係/障害者地域生活課/障害者就労支援担当係長
  - 国保・年金課　国民年金係/老人医療担当係長/特定健診係
  - 保険料収納課
- 地域福祉部
  - 地域福祉課　調整係/計画担当係長/生活福祉担当係長
  - 高齢福祉課　管理係/事業担当係長
  - 介護保険課　管理係/保険給付係/事業者指定・指導担当係長/事業者支援担当係長/介護認定審査事務係
  - 介護予防・地域支援課/介護予防・認知症対策係長
  - 生涯現役推進課　生涯現役担当係長
- 子ども部
- 保健所

9 成果目標

- 協議会
- 情報共有
  - 在宅医療診療所リスト（介護保険課作成の場合も）
  - 情報共有シート　連携安心カード
- 相談調整機能
  - コーディネーター
  - 相談窓口（ワンストップ型）
- 後方病床確保（在宅支援病床）
  - レスパイト入院
  - 急変時緊急入院先確保
- 多職種連携研修会・症例検討会
- 啓発事業（市民講座含む）

は，患者家族代表が加わることがある．
- 原則として非公開が多いが，区により傍聴者を認めている場合もある．事務局として，行政の側から，市区役所の担当課および保健医療部門の保健所が参加する．

⚓ 在宅医療推進協議会の所管部署・事務局

- 基礎自治体の保健・福祉関係の部門の例として世田谷区の組織を提示する（**8**）．地域医療を担当する部署と，介護保険担当部署，高齢者福祉担当部署は，別の部署（課）となっている（注：組織改編は随時行われる）．
- 多くの基礎自治体において在宅医療推進協議会の担当部署は，①保健福祉部がん対策担当課がん対策・地域医療担当係，②健康部健康推進課健康企画係，③保健衛生部健康推進課，④保健福祉部高齢者総合サポートセンター整備担当課，⑤保健福祉部計画調整課などのように，保健医療関係部署が多い．
- 認知症の在宅医療では，介護保険を所管する部署と保健医療を所管する部署の双方で，類似の協議会が開催される可能性がある．2つの所管課で機能を分けた協議会を，それぞれ開催することもありうるが，協議会（合議体）を一つに統一するほうが，包括的な協議が可能であると考えられる．
- 今後は市町村が，地域支援事業として医療に関する専門的知識を有する者，介護サービス事業者，居宅における医療を提供する医療機関その他の関係者の連携を推進するものとして厚生労働省令で定める事業を行う．

⚓ 成果目標（**9**）

- 成果目標として，文京区在宅医療検討部会，豊島区在宅医療推進事業，世田谷区医療連携推進協議会および大田区在宅医療推進協議会の議論から共通するものを抽出すると，①情報共有，②相談調整機能，③後方病床確保（在宅

支援病床），④多職種連携研修会・症例検討会，⑤啓発事業（市民講座含む）が挙げられる．

①情報共有は，a)在宅医療診療所リスト（介護保険課作成の場合も）と，b)情報共有シート 連携安心カードに分けられる．
②相談調整機能は，a)コーディネーター，b)相談窓口（ワンストップ型）に分けられる．
③後方病床確保（在宅支援病床）は，a)レスパイト入院，b)急変時緊急入院先確保に分けられる．
④多職種連携研修会・症例検討会
⑤啓発事業（市民講座含む）

相談調整機能

- 相談調節機能として必要とされているものにワンストップ型窓口が挙げられる．患者・家族には，諸制度の区別がわからないことがあり，さらに，一般的な医療者も，介護保険，医療保険や福祉制度など，各種制度の細部はわからない．このため，相談を希望する者の入り口として必要である．例として，
  - ▶世田谷区：在宅医療電話相談センターを設置して，専任者（専従者）を配置している．
  - ▶大田区：電話相談専従者を窓口相談員として，各医師会に1名ずつ配置している．
  - ▶文京区：かかりつけ医推進事業として配置されている電話相談員（看護師）を活用して，かかりつけ医の相談と同様に，在宅医療医の相談を受けている．さらに，地域包括支援センターに配属された相談専門員（看護師）との連絡協議会を行った．
  - ▶豊島区：医師会館に，地域コーディネーターを配置している．
- 4区とも人員1名あたりの人件費は，ほぼ同程度の金額である．

健康医療介護のまちづくり・地域づくり

地域で必要なものは，医療提供体制・地域包括ケアだけではない

- 医療提供体制の弱体化は，公共交通の利便性の低下，空き家の増加，商店・スーパー等の閉鎖と連動しており，地域の雇用の減少，働き口の減少も要因である．なお，空き家の増加は，東京の都心部でも，いわゆる下町と呼ばれる地域を中心にみられる現象であり，過疎地域だけではない日本全体の問題である．
- 農山村地域であれば，耕作放棄地の増大，獣害・病虫害の発生が挙げられる．したがって，地域包括ケア・在宅医療など，保健・医療・介護・福祉のネットワークづくりは，保健・福祉を所管する部局だけではなく，市区町村など

Point
ワンストップ型窓口は，いつでも，誰でも（全世代），疾患・原因（がん，脳卒中，難病，障害など）に関係なく，電話などで相談できる窓口である．

市町村担当者へのアンケート調査において特に深刻な問題になっていること
■100以上の市町村が選択した項目
1位　働き口の減少
2位　獣害・病虫害の発生
3位　耕作放棄地の増大
4位　公共交通の利便性の低下
5位　空き家の増加
6位　医療提供体制の弱体化
7位　商店・スーパー等の閉鎖
（総務省地域力創造グループ過疎対策室公表資料〈過疎地域等における集落の状況に関する現状把握調査の結果〉より）

基礎自治体全体の課題である．この点を首長以下，助役など基礎自治体の幹部，役所・役場全体で理解して取り組むことが必要である．健康・医療・介護のまちづくりは，基礎自治体の対住民の民生の課題の中で，最大の課題であり，業務である．

ICT化の課題

ICT化──地域医療再生基金のICTの活用について

- 地域医療再生基金は，総額6,050億円であった．そのうち被災3県を中心として東日本大震災復興医療計画等に1,100億円充てられている．残額の5,000億円弱の中から，一部が全国の地域医療のICT化を推進するための事業に使われている．
- 地域医療再生基金の支援を受けた全国の地域医療再生計画のヒアリングを行った結果，ICTの活用に関しては，①病病連携・病診連携，②遠隔医療（画像・僻地医療），③救命救急システム，④周産母子医療システム，⑤介護連携，⑤災害医療　広域災害・救急医療情報システム（emergency management information system：EMIS）の各分野において活用されていた．
- **病病連携・病診連携**：ID-Linkを利用したもの，Human Bridgeを利用したもの，また，その地域の独自システムを構築したもの，他省庁助成により，地域医療再生計画導入時より以前に確立されていたものを活用した事例などが挙げられる．
  - ▶ 病病連携・病診連携に関しては，全国的にデータの共有化は，技術的には可能であることが示された．
  - ▶ セキュリティの方法，どのような情報を共有するか，情報共有するメンバーをどの範囲にするかなど，具体的な運用面では，地域により違いがあった．
  - ▶ 特に重要であるが，サーバーやシステムの導入費，回線使用料や維持費などのランニングコストなどで，ほぼ同じ仕様と思われるのに，その費用に数倍の開きがあることがわかり，これは今後の課題と考えられる．
  - ▶ 地域や事業者により，費用が大きく異なるのは，①仕様書をまとめる ➡ ②ベンダーのプレゼンテーション ➡ ③入札　などのプロセスをとり，契約されているが，事業主体により，業者との交渉に関する練度が異なることなどが，費用の差につながると考えられた．
  - ▶ 地域医療再生基金に基づく地域医療再生計画では，5年程度後のシステム更新時の，更新料などの後年発生費用を考えて，参加を躊躇する医療機関があったことも指摘された．
- **遠隔医療**：放射線科画像診断，病理診断，皮膚所見などの画像診断，精神科の診察などの面接，僻地医療，医師確保のために行われている．
- **救命救急システム**：救急車搭載または救急隊員に，iPad，スマートフォンなどを配備し，受け入れ先の検索，また救急患者の疾患の判断，データの集積

が行われている．周産母子医療システムは，通常の病病連携と異なり，周産母子医療に特化した独自システムであり，周産母子医療専用救急車と病院救急部門との連携に使われている．災害医療に関しては，広域災害・救急医療情報システム（EMIS）が，各都道府県で標準使用されている．

- **介護連携**：代表的なシステムが数システムあり，使われていることが多いが，独自システムも多く，地元ベンダーが開発，iPad，スマートフォンのアプリケーションソフトとして開発，またSNS（social networking service）の利用など多彩である．

地域医療連携の実際

地域医療連携ネットワークの構築
保健所の関与

恵上博文
山口県宇部環境保健所

- 全国の保健所においては，全国的な医師不足が深刻化する中，第五次医療計画の始期に当たる 2008 年度を契機として 4 疾病・5 事業に係る医療連携体制構築に本格的な関与を始めている．
- 第六次医療計画の始期に当たる 2013 年度においては，関与している医療連携体制（複数回答可）は，在宅医療が 65.6％と最も高く，次いで救急医療 54.1％，災害時医療 51.8％と続いている．
- 2025 年の超高齢社会に向けて医療体制構築における重要課題は，今後の医療提供体制の基盤の一つであるものの，他の 5 疾病・5 事業に比べて取り組みが遅れている在宅医療体制構築である．
- 総合医においては，これまで医療連携体制構築に関与してきた保健所の役割や知見を参考にして，在宅医療体制構築でのエンジンかつラダーの適任者として求められる役割を果たすとともに，保健所にも関与を要請して，望むらくは事務局として活用してくだされば幸いである．

医療計画における医療体制の構築

- 厚生労働省においては，2006 年の医療法改正に基づく医療計画の見直しの一環として，医療機能の分化・連携を通じて地域において切れ目のない医療を提供することにより，**良質かつ適切な医療を効率的に提供する体制**（以下，医療提供体制）の確保を図るため，2007 年に基本方針を定めている．
- この基本方針においては，都道府県が定める医療計画の記載事項として**疾病および事業ごとの医療体制の構築**について，数値目標の設定，医療機能情報の提供，**医療連携体制**の構築，事業実施状況の評価を追加している．
- これを受けて都道府県においては，第五次医療計画（2008〜2012 年度）で 4 疾病および 5 事業，さらに，第六次医療計画（2013〜2017 年度）では精神疾患および在宅医療を加えた 5 疾病・5 事業および在宅医療に係る医療体制の構築に関する事項をそれぞれ追加記載している．
- 具体的な記載項目および主な内容について，1 に示しているが，このうちの医療連携体制では，構築内容に対応する主なツールを 2 に例示している．
- さらに，医療体制構築指針においては，圏域ごとに各医療機能を担う関係者

医療計画
基本方針に即し，かつ，地域の実情に応じ，都道府県が医療提供体制を確保するために定める計画をいう．

医療体制の構築
疾病および事業ごとに必要となる医療機能を明確にしたうえ，医療施設が担う役割を明らかにし，さらに医療連携体制を構築する過程をいう．

医療連携体制
医療相互間の機能の分担および業務の連携を確保するための体制をいう．

1 医療体制構築に係る具体的な記載項目および主な内容

	項目	内容
1	現状	患者動向・医療資源・医療連携の指標，現行医療の内容・提供体制
2	医療機能	目指すべき医療体制を踏まえて必要となる各医療機能の目標・内容
3	圏域	指標から現状を分析し，地域の実情に応じて弾力的に設定する圏域
4	連携体制	各医療機能を担う医療施設の名称一覧表，医療連携体制のイメージ
5	課題	目指すべき医療体制を踏まえて指標から現状を分析し抽出する課題
6	数値目標	抽出した各課題の解決に当たって設定する目標の項目・時期・数値
7	施策	各課題に対応した数値目標を達成するために実施する具体的な施策
8	評価	各数値目標・各施策の進捗状況を分析・評価する体制・組織・時期

2 医療連携体制の構築内容および対応する主なツール

構築内容	対応する主なツール
患者の診療情報の共有	医療連携手帳，地域連携パス，医療情報ネットワーク
診療機能の分担	各医療機能を担う医療施設の名称一覧表
診療業務の連携	診療情報提供書，医療連携連絡票，地域連携パス
診療指針・運用方針の標準化	診療ガイドライン，運用マニュアル

5疾病・5事業
5疾病はがん，脳卒中，急性心筋梗塞，糖尿病および精神疾患，5事業とは，救急医療，災害時医療，へき地医療，周産期医療および小児医療をいう．

医療体制構築指針
技術的助言として医療計画作成指針を補完して具体的な医療体制構築の在り方を示すもの．

関与
医療連携体制構築に企画・立案または推進・支援していることをいう．

保健所は，都道府県，地方自治法で定める指定都市・中核市，地域保健法施行令で定める市または特別区が設置する．

Point
市保健所は，全国の医療資源（病院一般病床数および病院医師数）の4割強を所管していることを銘記し，周辺市町村もこの医療資源を利用することから，地域医療連携への関与を能動的に高める必要がある．

が，具体的な医療連携体制の構築について，相互の信頼を醸成しながら円滑に推進できるよう，圏域連携会議を設置することも勧奨している．
- この際，保健所については，地域医師会や基幹病院などと連携して圏域連携会議を主催し，医療施設相互間または医療施設と介護サービス事業所間との調整を行うなど積極的な役割を果たすものと期待されている．

地域医療連携体制構築への保健所の関与

アンケート調査における保健所の関与の現状

- こうした中，医療行政の第一線機関である全国の保健所においては，全国的な医師不足が深刻化する中，第五次医療計画の始期に当たる2008年度を契機として**医療連携体制構築への本格的な関与**を始めている．
- 第六次医療計画の始期に当たる2013年8月，全国の保健所494か所（都道府県370，市101および特別区23）を対象に筆者らが実施した「地域医療連携における保健所の関与の充実に関するアンケート調査」（回答率91.9％）において，関与の割合は74.9％（340/454）に上っている．
- 保健所の関与を設置主体別にみると，都道府県保健所87.6％（298/340）に対して市保健所が29.0％（27/93）と大幅に下回っているが，この要因は，本庁主管課が主導して市保健所の位置づけが低いためと回答している．
- 関与している疾病・事業および在宅医療（複数回答可）をみると，3に示しているとおり第六次医療計画で新たに追加した在宅医療が65.6％と最も高く，次いで救急医療54.1％，災害時医療51.8％，脳卒中44.1％と続いている．

3 保健所が関与している疾病・事業および在宅医療

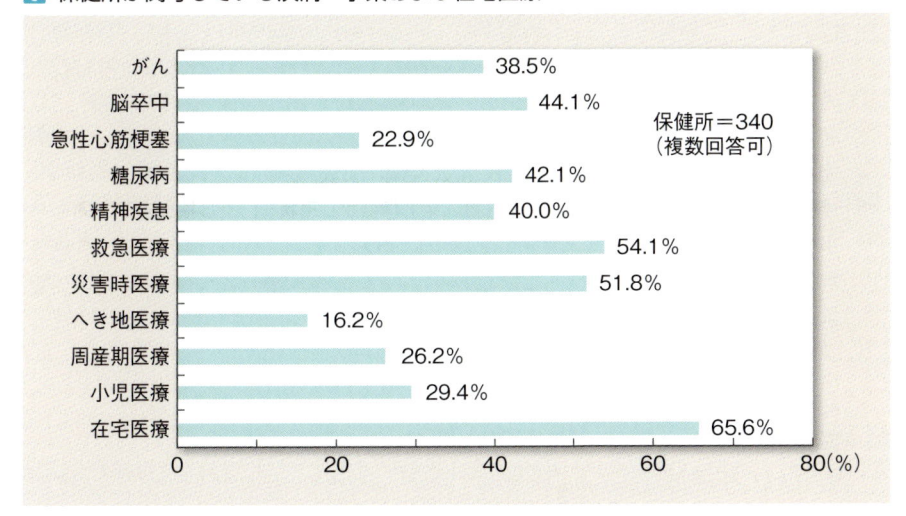

項目	割合
がん	38.5%
脳卒中	44.1%
急性心筋梗塞	22.9%
糖尿病	42.1%
精神疾患	40.0%
救急医療	54.1%
災害時医療	51.8%
へき地医療	16.2%
周産期医療	26.2%
小児医療	29.4%
在宅医療	65.6%

保健所=340（複数回答可）

4 医療連携体制構築において保健所が果たしている役割

1	医療情報の収集・分析	5	住民への普及・啓発
2	医療関係者への研修	6	評価指標の収集・分析
3	圏域連携会議の主催	7	医療連携体制構築の工程管理
4	医療施設・団体間の調整	8	医療連携体制構築の予算調整

- なお，在宅医療については，多くの保健所が協議会や研修会の開催にとどまっている段階にあることから，厚生労働省においては，2012年度補正予算による地域医療再生計画で介護と連携して在宅医療体制を構築する在宅医療推進事業を特に例示して第六次医療計画での具体的な施策を促進している．

⚓ 保健所が果たしている役割

- 保健所においては，4に示している役割（複数回答可）のうち圏域連携会議の主催が77.1％と最も高く，次いで医療情報の収集・分析70.6％，医療施設・団体間の調整66.8％，医療関係者への研修60.0％，住民への普及・啓発52.9％と続き，医療連携体制構築指針における厚生労働省の期待を超えて幅広い役割を果たしている．
- とりわけ圏域連携会議の主催は，圏域としての公の意思の形成に関与するものであり，保健所にとっては，地域医師会や基幹病院が主催する会議をもってしては担えない行政機関としての核心の役割である．
- また，医療施設・団体間の調整は，地域において必要な医療施設，医療団体および医療職種の主体的・実体的な参画を促進して圏域としての公の意思の形成・実現を効果的・効率的に図るうえで不可欠なものである．
- このほか，保健所の役割は，5に示しているとおり圏域連携会議の主催および医療施設・団体間の調整を根幹として進行段階に応じて変化していくことから，次節に述べる保健所が関与する際のポイントと併せて，あらかじめ全

地域医療再生計画
対象地域が47都道府県全域，対象事業は2013年度末までに終了するもの，予算総額は500億円である．

公の意思の形成は，公権力の行使とともに行政でしか担えない役割である．

5 医療連携体制構築における進行段階に応じた保健所の役割

進行段階	創設期	構築期		維持期		発展期
役割	情報収集	会議開催	体制構築	連携実施	分析評価	体制変更
1 医療情報						
2 研修						
3 圏域会議						
4 施設調整						
5 普及啓発						
6 評価指標						
7 工程管理						
8 予算調整						

6 創設期・構築期に保健所が関与する際のポイント

1 キーパーソンの活用		
□人物の考え方・姿勢	□人物の交友関係	□人物の活用方策
2 地域医師会・基幹病院の把握		
□代表の考え方・姿勢	□保健所への期待	□医師会と基幹病院の関係
3 協議の場(事務局)の選定		
□圏域連携会議の新設	□各種既存会議の活用	□各種研修会の活用
4 医療連携体制構築の組織構成		
□医療職種中心の協議	□各施設・職種の総参加	□各種専門部会の設置
5 医療連携体制の構築		
□データで方向性提示	□構築メリットの提示	□連携分野の範囲決定
□具体的な目標設定	□各種ツール等の作成	□全体最適化への調整
6 医療連携体制構築の予算		
□保健所・市町村予算	□医師会・病院の予算	□参加団体施設の分担
7 住民団体との啓発協働		
□活動団体設立の趣旨	□代表の考え方・姿勢	□医師会・病院の対応

体の進め方を構想したうえ，計画的に関与していくことが重要である．
- なお，工程管理および予算調整は，地域医療再生基金など国の補助金を活用する地域医療連携情報ネットワークの構築や地域医療支援センターの整備など億単位の予算を伴う施設・設備整備などで重要となる役割である．

⚓ 創設期・構築期に保健所が関与する際のポイント

- 6に示しているポイントでは，キーパーソンの活用が最も重要である．キーパーソンは，医療体制構築のエンジン（推進力）かつラダー（方向舵）であることから，考え方・姿勢，交友関係も情報収集し，可能ならば所属する医師会や基幹病院も包括した活用方策も併せて考えることが重要である．
- 協議の場（事務局）の選定は，圏域連携会議を保健所に新設して総合的・計画的に協議を進めることが望ましいと考えるが，キーパーソン不在で協議を主導してしまうと，結果的に行政依存に陥ることもあるので留意する必要がある．

- 医療連携体制の構築では，保健所が，あらかじめ医療情報を収集・分析してキーパーソンと協議を進め，基幹医師会長や基幹病院長の考え方も把握したうえ，圏域連携会議においてデータで方向性や構築メリットを提示する等以後の協議が効果的・効率的に進むよう入念に準備することが重要である．
- 連携実務のワークフローの協議では，ややもすれば部分最適・全体不適「木を見て林を見ず，林を見て森を見ず」に陥りやすいので，部分最適を積み重ねて全体最適化を図るという姿勢を堅持して協議・調整する必要がある．

⚓ 維持期・発展期に保健所が関与する際のポイント

- 7 に示しているポイントでは，事務局の運営・移設が最も重要である．医療側による主体的・実体的な運用に向けて保健所に新設している事務局は，医療現場に近く課題に即応しやすい病院，たとえば脳卒中であれば回復期リハビリテーション病院（急性期医療と在宅医療の結節点）への移設が望ましい．
- この際，保健所が事務局の完全移設にこだわると，協議が難航しやすいことから，移設先の求めに応じて共同事務局を構成し，たとえば脳卒中では 8 で

7 維持期・発展期に保健所が関与する際のポイント

1	保健所体制の維持			
	□事業の位置付け	□適切な事務引継	□関与内容の共有	□人間関係の継承
2	医療連携体制の維持			
	□各役割の再調整	□各動機の維持	□予算減への対応	□本庁との調整
3	医療連携体制構築での役割			
	□事務局の運営	□連携体制の評価	□住民への啓発	□企画・調整への支援
4	医療連携体制構築への途中参画			
	□要請趣旨の確認（□運用拡大	□普及啓発	□公共性の付与）	□体制運営の実情把握
5	事務局の運営・移設			
	□単独事務局	□共同事務局	□事務局の移設	□移設の意義理由
6	医療連携体制の評価			
	□評価指標の決定	□指標の収集方法	□評価の要員予算	□評価の意義・費用効果
7	医療連携体制構築の予算			
	□行政の予算	□医師会等の予算	□参加機関の分担	

8 共同事務局を構成した場合の役割分担

区別	病院の主な役割	保健所の主な役割
趣旨	事務局運営の自立	事務局運営の自立支援
内容	1 圏域連携会議の運営 2 マニュアルの改正 3 データの集計・分析 4 医療施設・団体間の調整 5 関係者への研修会 6 住民への普及・啓発	1 圏域連携会議の通知発出* 2 圏域連携会議の運営支援 3 医療施設・団体間の調整支援 4 関係者への研修会支援 5 住民への普及・啓発支援

*保健所による圏域連携会議の通知発出は，会議に公共性を付与して地域のすべての関係施設や職種が参加できる環境を作ることになる．

例示している役割分担を踏まえて回復期病院の主体性・実体性の向上を支援した後，完全移設に向けて再協議することも考える．
- また，**医療連携体制構築の評価**など保健所が維持期以降に直面することになる課題は，その在り方を展望したうえで構築期から計画的に協議を進め，維持期には対応の方向性を決定できるようにすることが重要である．
- 医療連携体制のアウトカム（成果）を評価するためには，たとえば脳卒中では数年を要することから，施策の進捗管理指標を設定するほか，その間の効果的・効率的なデータの収集・入力体制整備とともに，一定水準の評価体制維持を行うための意義や効果・費用を共有していくことが重要である．

> **Point**
> **脳卒中のアウトカムの評価**
> 脳卒中のアウトカム指標は，退院患者平均在院日数（急性期・回復期），脳血管疾患患者の在宅死亡割合（維持期），年齢調整死亡率（全期）などである．なお，アウトカムの評価は，医療連携体制に係る環境変化も調整したうえ，運用症例と未運用症例とで比較することが望ましい．

> **進捗管理指標**
> アウトカム達成までの間の施策について医療連携体制の構成要素の改善および構築活動を測るもの．

保健所が事務局として関与することのメリット

- 医療連携体制構築に保健所が事務局として円滑に参画するためには，保健所が果たせる役割や関与する際のポイントはもとより，さらに関与することのメリットも併せて地域医師会や基幹病院に説明できることが望ましい．
- 関与することのメリットは，**9**に5項目例示しているが，これは，地域医師会や基幹病院にはない，行政組織としての保健所の強みによるものである．
- **医療連携体制構築に専任できる事務組織**：計画的かつ安定的な構築を推進する基盤として不可欠なものである．保健所は，これまで地域医療に関与する中で蓄積してきた知識・経験や人間関係，調整技術とともに，本来業務とする専任職員を医療連携体制構築に投入できる唯一の組織である．
- **最新情報を正確に収集できる行政調査**：地域の実情を反映して具体的に協議を進めるうえでの基礎となるものである．保健所は，たとえ任意調査であっても，専任者が督促してほぼ全数回答を収め，また，事務局に内容を照会して回答を補正する等，精度の高い調査を実施できる唯一の組織である．
- **公正・公平に実施できる企画・調整**：地域のすべての関係施設や職種の参画を促進して保健所が適切な役割を発揮するうえでの核心である．この一方，保健所においては，医療連携体制の構築主体は，あくまでも地域医師会や基幹病院にあることを銘記しながら，事務局として医療施設・団体間の調整を中心とする支援役に徹することが重要である．
- **行政団体間の緊密な連絡・調整**：行政事務を効果的・効率的に処理するうえで不可欠なものである．保健所は，医療行政の第一線機関として都道府県本庁，市町村（健康福祉部，消防本部，病院局）および厚生労働省をはじめとする行政団体間の緊密な連絡・調整を図ることができる唯一の組織である．
- **地域住民への継続的な普及・啓発**：医療連携体制の維持・発展を図るうえで

9 保健所が事務局として関与することのメリット

1. 医療連携体制構築に専任できる事務組織
2. 最新情報を正確に収集できる行政調査
3. 公正・公平に実施できる企画・調整
4. 行政団体間の緊密な連絡・調整
5. 地域住民への継続的な普及・啓発

不可欠なものである．保健所は，必要に応じ，日時や場所を問わない柔軟かつ継続的な普及・啓発ができるほか，求めに応じ，住民団体と信頼関係を構築して住民組織の活動を支援または協働することもできる．

総合医に期待すること

- 今後の高齢化に伴って，ますます増大する医療・介護ニーズに適切に対応していくためには，2025年の超高齢社会（推計高齢化率30.5％）を目途として，保健所を中心とする圏域レベルにおける医療提供体制の機能強化を図るとともに，新たに市町村を中心とする在宅医療体制および地域包括ケアシステムを構築して**在宅医療・介護を一体的に提供**することが急務となっている．
- 地域医療を担う診療所においては，日常診療や医療連携，保健活動はもとより，これからは在宅療養の支援や看取りとともに，高齢者住宅・施設への支援などがいっそう求められるとともに，特に在宅医療を担う場合には，医療・介護連携に伴う多職種連携チームのリーダーとしての役割も期待されている．
- 「かかりつけ医」や「家庭医」とも呼ばれ，「地域に根ざしてすべての科を診る医師」である総合医に対しては，疾病・事業に係る医療連携体制での役割はもとより，超高齢社会での医療提供体制の基盤の一つである在宅医療体制構築において頼もしいエンジン・ラダーとしての役割を心から期待したい．
- この際，総合医においては，これまで述べてきた医療連携体制構築に関与してきた全国の保健所の役割や知見を参考にしたうえ，地域医師会や市町村，医療・介護職種と連携するとともに，保健所にも関与を要請し，望むらくは事務局として活用してくだされば幸いである．

地域包括ケアシステム
地域包括ケアシステムとは，地域の実情に応じて高齢者が，可能な限り住み慣れた地域で，有する能力に応じ自立した日常生活を営むことができるよう，医療・介護・介護予防・住まいおよび自立した日常生活の支援が包括的に確保される体制をいう．

地域医療連携の実際

先進地域の実例
あじさいネット

田崎賢一
田崎医院/大村市医師会

- あじさいネットは長崎県全域に拡大した，インターネットを用いたセキュリティの確保された医療情報ネットワークである．
- 運用開始後10年を経過し，23情報提供中核病院と221閲覧医療機関が参加して35,000を超える医療情報共有患者の登録実績を有する（平成26.5.10現在）．
- ICTを用いた地域連携の運用にはハードウェア，ソフトウェアのシステム整備のみならず，運営主体の継続的基盤が重要と考えられる．
- すべての利用者は診療目的であることを明確に自覚してセキュリティの厳守，守秘義務および個人情報保護を徹底するための講習を受講している．
- 連携の土壌のもとにICTを用いた病診連携，薬局との連携，在宅医療連携が実現されることによって，さまざまな診療上のメリットが得られ，地域医療の質の向上につながっている．

あじさいネットという名称
正式稼働前の運営委員会でのこと，長崎地域医療連携ネットワークシステムという長い正式名称について，何か愛称を，という話になった．
特定の病院だけとのネットワークではなく拡張性のあるものにしよう，長崎県下で通用するようにということで，数多く上がった候補のなかから長崎県の花「あじさい」を選択した．しかし後になって，そのときのメンバー全員の誤認で実はあじさいは長崎市の花であることが判明した．稼働開始後長崎市地域もあじさいネットに強い関心をもってメンバーとなったためご容赦いただきそのまま使用している．

あじさいネットとは

- 長崎地域医療連携ネットワークシステム，その呼称を「あじさいネット」としている．
- 医療機関に保存される医療情報を他医療機関が患者の同意を得て診療目的に参照，そのための暗号化インターネットによるセキュリティの保たれたネットワークを提供する．すなわち診療データを1か所に集積するものではない（1）．
- 平成15年から大村市医師会，国立病院長崎医療センター，大村市立病院3者による毎月1〜2回以上の協議を開始し，諫早医師会，離島医療圏組合も加わって，平成16年7月協議会が発足，平成16年10月15日正式稼動，その後稼動地域を拡大してほぼ県下全域に拡がっている．
- 日医IT化宣言（平成13年11月）すなわち医療のプロ集団である日本医師会が先頭に立ち，公共財としての医の情報系ネットワークづくりへ向けてイニシアチブを取る決意を表明したことに基づき，医療のICT化に地域医師会も関与する必要性を認識，郡市および県の医師会が運営に深くかかわっている（官や営利業界主導は望ましくないという考え方）．
- 設立に当たっては各種補助金を一切利用せず，各団体からの拠出と会費によ

1 あじさいネットの医療情報提供と情報共有の実際

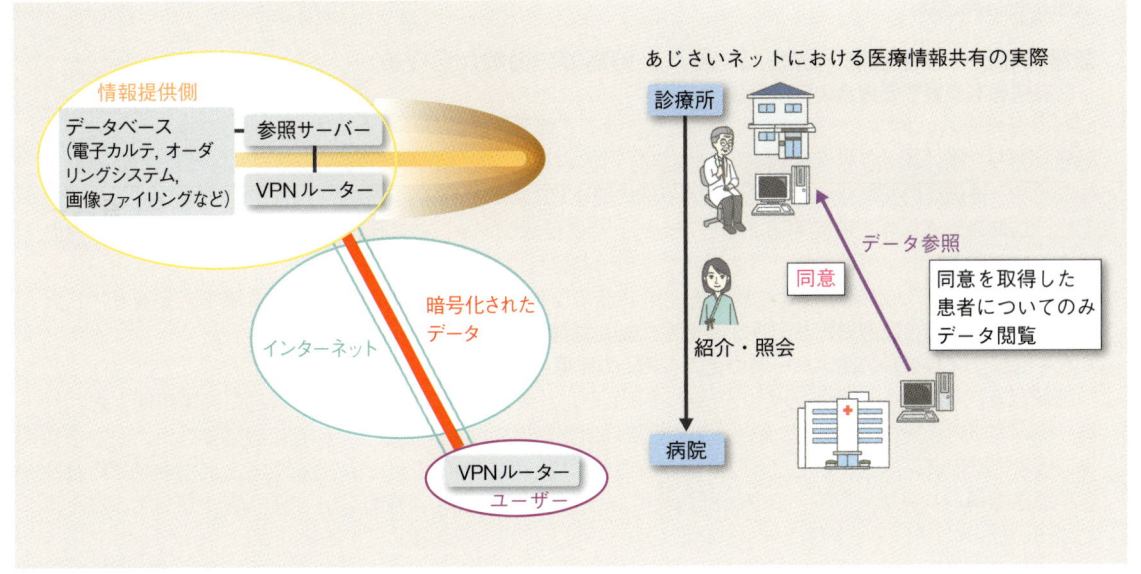

VPN：仮想プライベートネットワーク．

る運営を行ってきた．組織運営の継続性担保のためにNPOを設立，利用者はNPOの会員とし，会費を負担している．
- 会員の種別は開設当初医師のみに限定していたが，薬剤師および在宅医療にかかわる看護師へと職種と連携の範囲を拡大している．
- 稼働開始から10年を経過しても患者登録数は増加を続けている．すなわち利用され続けている．「ICTを用いた医療連携」は全国各地に多数存在するが，その中で継続的に運用され，実際に多数の医療機関が同一のシステムに参加して連携が実現されているという点で当地は「先進地域」と称されている．
- 参加団体の代表により構成されるあじさいネット運営委員会が稼働前から現在に至るまで月に一度以上の定期的な会合を開き，運営を持続・発展していくうえでの諸問題を検討している．運用地域の拡大に伴い長崎市，県央，佐世保に各地域部会をおき，各地域においても同様に協議を行っている．

あじさいネットのセキュリティ・個人情報保護

- 通信のシステムとして利用コストを抑えるために専用回線ではなくインターネットを用いるが，セキュリティを確保するためにオンデマンド方式のハードウェアVPN（virtual private network）を採用している（**Lecture**）．これは医療情報の安全管理のガイドラインに準拠し，レセプトオンラインの回線要件をも満たしており，現在考えられる範囲では高いセキュリティレベルが担保されている．
- ユーザー端末には専用ウイルス対策ソフトを導入し，常に最新のウイルス定義が自動更新される仕組みを提供している．

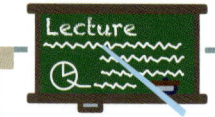

医療情報データを盗聴・改ざん・侵入・妨害等の脅威から守る

医療情報を交換する場合の安全管理

　医療情報をネットワークを利用して外部と交換する場合，送信元から送信先に確実に情報を送り届ける必要があり，「送付すべき相手に」「正しい内容を」「内容を覗き見されない方法で」送付しなければならない．すなわち，送信元の送信機器から送信先の受信機器までの間の通信経路において上記内容を担保する必要があり，送信元や送信先を偽装する「なりすまし」や送受信データに対する「盗聴」および「改ざん」，通信経路への「侵入」および「妨害」等の脅威から守らなければならない．
　（医療情報システムの安全管理に関するガイドライン第4.2版　平成25年10月　厚生労働省6.11 外部と個人情報を含む医療情報を交換する場合の安全管理　B．考え方　より）

セキュリティレベルの高いハードウェアVPNの採用

　情報伝達の手段として通常のインターネットメールが条件を満たさないことは容易に理解可能と思われる．FAXであっても誤送信の危惧や機器の設置場所が送信先個人に直結していることは少ないことから他者の覗き見を防ぎえない．したがって厳密に言うとこれら手段は不可ということになる．昨今各地で行われている医療情報共有ネットワークでは閲覧側にハードウェア追加の必要のないSSL-VPNが利用されることが多いが，あじさいネットはユーザー側にOD-VPNルーターを配置してIPsec＋IKEという，よりセキュリティレベルの高いハードウェアVPNを採用している．

- ネットワークの利用にはあじさいネット運営委員会が開催する運用講習の受講が必須であり，受講修了の後に利用者IDが発行される．
- ハード・ソフトのシステムが完璧であるだけでは利用者の過失，故意による漏洩を防ぎえない．よって操作する利用者のモラル，セキュリティ意識が重要となる．
- 講習ではセキュリティについての解説を最重点とし，対面で守秘義務の徹底とあわせてセキュリティ厳守をお願いしている．
- 患者情報の閲覧に際しては，原則かかりつけ医が患者と1対1同意を取得し，かかりつけ医および患者の自署をもって患者登録がなされる．
- 診療データが提供元に帰属するものであることから，情報の閲覧のみを許可し，データのダウンロードや印刷は認めていない．

あじさいネットの利便性

- 多くのかかりつけ医にとって利用しやすいよう，操作が容易となるよう設計されている．
- 運営委員会において中核病院とかかりつけ診療所双方の立場から，セキュリティを損なわず利便性を高めるバランスについて，常に議論を行ったうえで細部運用方法の決定を行っている．
- 一人の患者が複数の医療機関を受診していることは珍しくない．あじさい

2 複数の中核病院へアクセス可能なシングルサインオンを実現

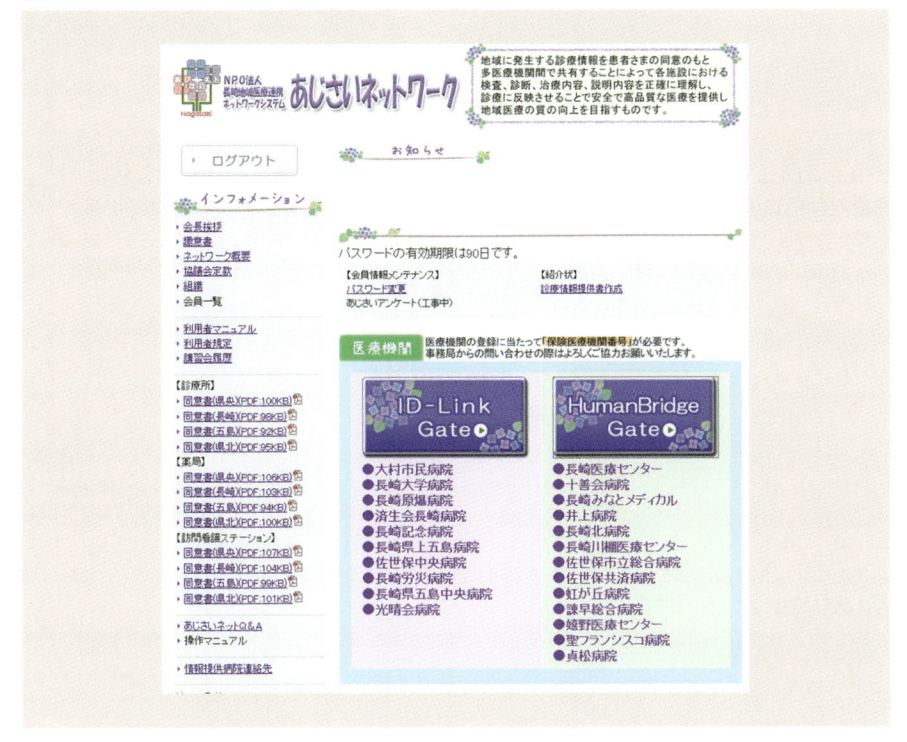

ネットでは多くの中核病院が情報提供施設として参加し，同一のシステムで参加しているすべての情報提供中核病院へのアクセスが可能である．
- システムへのログインも一度の操作で完了し，複数の中核病院へアクセス可能なシングルサインオンを実現している（2）．
- 患者の紹介をする場合のみならず，中核病院への受診歴があれば紹介を伴わない場合でも情報の閲覧を可能とする運用を行っている（照会，3）．

あじさいネット設立の理念

- あじさいネットは医療情報共有のメリットをICT化により飛躍的に促進させようという理念をもって設立された．コンセプトはかかりつけ医への情報集約であり，かかりつけ医の診療支援である（4）．

あじさいネット利用シーン

紹介する患者の病状を把握

- 患者を中核病院へ紹介する際に登録する．一般的には中核病院での診療が完結した時点で診療情報提供書に対する返信があり結果を知るところとなるが，あじさいネットで連携すると，外来でも入院でもリアルタイムに逐一病状を把握することが可能である．

Point

照会
稼働開始前の運営委員会において，せっかく作るシステムが紹介だけでは利用機会が少ないのでもったいない．紹介しない患者のデータも閲覧が可能であればかかりつけ医の診療に役に立つと診療所側から提案したところ，病院側が応じて実現した．稼働開始直後で患者登録の70%前後が「照会」，平成26年時点でも50%程度である．あじさいネットではこれを紹介と区別して「てらすかい」と称している．

3 照会

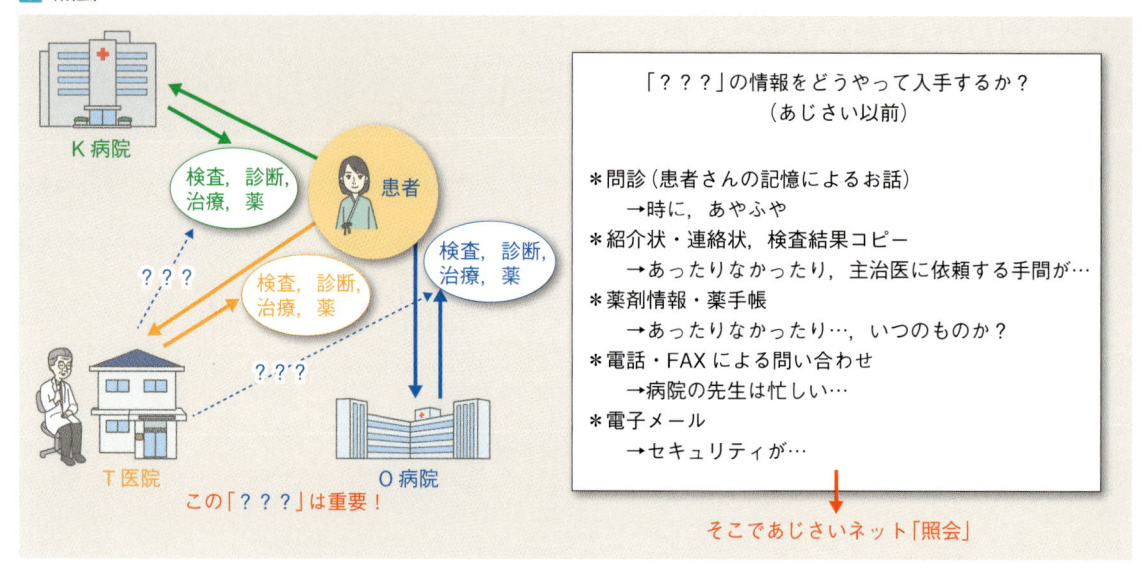

（図：K病院、T医院、O病院と患者の間の検査、診断、治療、薬のやりとり。「???」の情報共有が重要）

この「???」は重要!

「???」の情報をどうやって入手するか？
（あじさい以前）

* 問診（患者さんの記憶によるお話）
　→時に，あやふや
* 紹介状・連絡状，検査結果コピー
　→あったりなかったり，主治医に依頼する手間が…
* 薬剤情報・薬手帳
　→あったりなかったり…，いつのものか？
* 電話・FAXによる問い合わせ
　→病院の先生は忙しい…
* 電子メール
　→セキュリティが…

そこであじさいネット「照会」

4 あじさいネットの理念

患者中心の医療の推進 （インフォームドコンセント，治療の継続性）
医療の質の向上 （実践的最新医療の習得，医療行為の相互監視）
安全性の向上 （禁忌・アレルギー情報の共有，重複投与防止）
効率化 （検査・投薬等の重複防止，医療資源有効活用）

> **参考**
> **あじさいネットの機能拡充について**
> あじさいネットは医療情報共有のためのネットワークインフラを提供するものであることから，病診連携の他にさまざまな発展的利用形態が考えられる．
> あじさいネット本体の事業ではないが，さまざまな事業主体がこのインフラを用いてテレビ会議，放射線遠隔画像読影，周産期医療支援，糖尿病疾病管理などのサービス提供を開始または計画している．

⚓ 画像検査のみを実施

- 中核病院でCT，MRIなどの自院にない医療機器を用いる検査を依頼する際に登録する．検査後画像は読影レポートとともに自院端末で確認し患者へ説明することができる．
- フィルムやCDなどの物理的媒体のやりとりが不要となる．中核病院の高額医療資源を自院所有のごとく利用することが可能となり，診療所で無用の設備投資を回避できる．

⚓ 照会を行って診療歴を参照

- 「照会」については前述したが，中核病院に存在する膨大な情報を，かかりつけ医として必要な部分を有効に利用することができる．

⚓ オープンシステム

- 中核病院で手術等の医療を行う開業医にとっては，患者の状況を把握するために必須のアイテムとなっている．

⚓ 在宅医療における訪問看護師との連携
- かかりつけ医と訪問看護師の双方が同じ画面に記載して情報共有を行う．

📖 あじさいネット利用の実際（＝理念の実現）

⚓ 丁寧な説明
インフォームドコンセント推進
- 紹介した患者は中核病院でCT，MRI，内視鏡などの画像検査をはじめ各種検査を受けて診断がなされ，治療を受ける．診療を依頼して紹介すると当然中核病院の主治医から結果についての説明があるが，患者背景をよく把握しているかかりつけ医が理解度を確かめながら，あるいは反復して，中核病院の同一データを用いて説明することができる．

⚓ 治療の継続性
- 重症化して中核病院へ紹介入院した患者を登録すると，入院中の経過は逐一把握することができる．
- 中核病院での治療終了の後に再度かかりつけ医での診療となる場合は，タイミングを想定しやすくなり，また，退院後に準備するべき資材や人的資源についても容易に把握できる．かかりつけ医が入院中の患者を見舞うタイミングを図ったり，容態を家族に説明できることも大きなメリットである．

⚓ 検査や処方の重複を避ける＝効率化
- 近年，患者に検査データを渡す医療機関も多いが，すべてではない．あじさいネットで検査項目や検査値を確認することで重複を避けることができる．
- 処方の重複についても同様．かかりつけ医にとって短期的には出来高の診療報酬を減らす場合もあるが，長期的に考えた場合は患者の信頼を得るメリットは大きい．

⚓ 安全性の向上
- 中核病院へ定期受診している合間に別件でかかりつけ医への受診があった際にも，時系列のデータを参照することで治療の副反応や急性発症の病態を確認して早期の対処へつなぐことができる．まれには中核病院でのデータの見間違いなどの単純ミスに気づいて指摘をすることもある．

⚓ 医療の質の向上：新しい医学の学習材料として
- 中核病院で行われる，かかりつけ医療機関にない診断・治療手技についてその生のデータを閲覧することで体験的に学習することが可能．また，紹介患者の診療経過を知ることにより診断・治療のプロセスを学び最新の医療を習得することができる．

- 以上はあじさいネットが有用であった実例の一部であるが，設立の狙い通りの結果すなわち理念が実現されていることは明らかであろう．

あじさいネットの段階

第0段階：存在を知らなければ，なくても何も困らない
　　↓
第1段階：使い出すと，なかなか便利
　　↓
第2段階：使い慣れると，ないと不便．
　　　　　患者も「あじさいネットの存在があたりまえ」

> あじさいネットの段階について，あるところでは「ウォシュレットのようだ」と例えられたことがある．

ヒューマンネットワークと連携マインド
（あじさいネットの運営にかかわり，また，利用してきた経験から）

- 大村市地域では以前から市内の医療機関が一堂に会する共通の勉強会や協議会が多数あり，病診連携も比較的盛んであった．システム構築に向けた協議やあじさいネットによる診療連携が進んだことにはこのような顔のみえる関係(＝ヒューマンネットワーク)の存在が関係していると考える．
- 連携のモチベーションがまったくなければ，いくらICTがあっても連携は進まない(発祥の地，大村市医師会でも全会員が加入しているわけではない)．
- ICTを使うことが目的ではない．何が何でもICT化ではなく，質的向上および効率化のためにICTを利用する．アナログが便利な部分はアナログも使う柔軟さが必要である(たとえば急ぐ連絡は電話，ICT利用によって煩雑になることは避ける，など)．
- 連携をスムーズに推進するためには実際に顔を合わせるカンファレンスや勉強会，あるいは飲み会も有効な手段であろう．
- 現代の医療はチーム医療であり，かかりつけ医がかかわる在宅医療は生活支援が主であることから特に介護・看護職などの多職種との連携が重要となっている．この多職種連携推進にもICT地域連携は有効なツールといってよいだろう．従来よりハードルの高さを指摘されているが，医師と在宅介護看護スタッフとの情報共有についてはICT連携を用いることで推進できる可能性がある．

Point
1. 新たにICT地域連携を開始する場合にはシステム導入と同時にヒューマンネットワークについても考慮すべきと考える．
2. ヒューマンネットワークの素地があってICT連携がうまくいくが，その結果さらにヒューマンネットワークの強化へとつながる(好循環)．

文献(資料)
1) 日医IT化宣言．平成13年11月20日．社団法人 日本医師会．
2) 医療情報システムの安全管理に関するガイドライン第4.2版．平成25年10月．厚生労働省．

地域医療連携の実際

先進地域の実例
新川地区

中川彦人
新川地域在宅医療療養連携協議会／中川医院

- 地域住民の生涯を通しての健康管理が責務と考え、郷里でかかりつけ医となった。外来診療から訪問診療に移行し、在宅医療にかかわることは当然の使命であるが、高度化する医療・福祉に対応するには、一人では困難な面もある。
- かかりつけ医の連携を基盤にした在宅医療・療養受け入れ体制整備には、診診・病診連携に加え医師以外の看護師、薬剤師、ケアマネジャー、介護士、理学療法士等、多職種との連携が必要である。
- 連携では情報共有が最も重要で、そのツールとして連携クリティカルパス（以下、連携パス）、ICTを活用している。
- 行政がファシリテーターとして側面支援し、富山県では医師会ほか関係機関との連携が県下に拡がり、在宅基盤整備が進んでいる。
- 超高齢化社会では、認知症・老衰への対応が必至であり、かかりつけ医の役割が重要である。

新川地域在宅医療療養連携協議会 [1]

- かかりつけ医8人で新川地域医療連携懇話会を立ち上げ、診診・病診・多職種連携による取り組みを開始。在宅終末期、栄養管理・PEGから成る連携パスを構築した[1]。
- 1年後、連携パスが機能していることが確認され、懇話会を新川地域在宅医療療養連携協議会（以下、協議会）に移行し、在宅基盤整備の活動を行っている。
- 新川厚生センター管内の研修会で、調剤薬局薬剤師が積極的に麻薬管理を担うことを表明し、他薬剤の管理も含め在宅医療・療養に本格的に参画している[2]。
- 医師会でも参加医師が増え、診療グループが一気に増えた（現在23グループ）。
- 懸案であった在宅診療報告書は、マイクロソフト社のソフト導入によるICT化で、リアルタイムでの情報共有が可能となり、連携強化がスムースとなり、「あんしん在宅ネットにいかわ」と命名し活用している。
- 県補助を受け、在宅医療に取り組むかかりつけ医を支援するため新川地域在宅医療支援センターを設置した。

ファシリテーター（議論の調整役）

新川厚生センターは、在宅医療の普及に関して、新川医療圏管内にて保健・医療・福祉関係者研修活動を年1回開催している。在宅医療・療養の普及～関係機関の連携構築に議論の場を提供していただいており、薬剤師の連携参画のきっかけ作りにつながった。

Point

ケアカフェにいかわ

ケア・カフェは1990年代アメリカで始まった新しい話し合いの方法．国内では旭川医科大学病院緩和ケア診療部の阿部泰之先生が2012年に始められた．ケア・カフェはまさしく医療，介護，福祉の現場で携わる人々がカフェのようなくだけた雰囲気の中，リラックスして会話をする場であり，よい協働関係や連携関係が期待される．

第1回ケアカフェにいかわ

職種	人数
医師	4
歯科医師	1
薬剤師	9
看護師	14
保健師	9
理学療法士	2
作業療法士	1
社会福祉士	2
管理栄養士	1
施設管理者	2
介護支援専門員	14
介護福祉士	8
生活相談員	1
営業	1
歯科衛生士	3
事務	2
合計	74

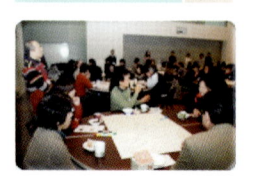

Point

新川地域在宅医療支援センター（県補助）

新川医療圏では，多職種連携による在宅医療・療養が広がっている．魚津市・下新川郡医師会は，在宅医療提供体制の充実・強化を推進し，在宅療養患者・家族の安心確保に寄与する目的で，在宅医療に取り組む会員を支援するため「新川地域在宅医療支援センター」を設置した．

1 新川地域在宅医療療養連携協議会設立とその後の活動

2005年	4月	新川地域医療連携懇話会設立（魚津・黒部・入善の開業医8名で）
2006年	7月	地域連携パス運用開始（在宅終末期，栄養管理・PEG）
2007年	6月	新川地域在宅医療療養連携協議会へ発展
2008年	5月	富山県あんしん在宅医療・訪問看護推進会議設置
	9月	新川地域在宅医療医薬連携推進事業（国のモデル事業） —調剤薬局薬剤師の連携参画—
2009年	5月	下新川郡医師会で新たに参加医師が増え，診療グループは診療所17（内，魚津市診療所3），市中病院2となる
2009年	12月	Microsoft Office Groove 2007を導入し試験運用（平成22年3月まで） 在宅患者情報共有モデル事業（県補助）受託
2010年	4月	Microsoft Office Groove 2007の本格運用開始
	4月	新川地域在宅医療支援センター設立（在宅医療を担う全医療機関を支援）
	10月	Grooveを用いたシステムに『あんしん在宅ネットにいかわ』の名称
2011年	4月	新川地域在宅医療支援センターのHPを公開
2012年	6～8月	第1回市民公開講座（3会場，朝日・入善／黒部／魚津）
2013年	4月	コメディカル部会発足

- 平成24年から新川医療圏の2市2町で順次年1回市民公開講座を開催し，在宅医療・療養の啓蒙活動を行っている．
- 平成25年「コメディカル部会」が発足し，「ケアカフェにいかわ」を主催し，自由に討議できる場を提供している．医師（かかりつけ医，病院専門医）の参加もみられ，連携の強化（いわゆる顔の見える関係）につながっている．年2回開催予定である．詳細は新川地域在宅医療支援センターホームページに公開している．
- 以上，行政，医師会，他関係団体の協力を得ながら，在宅受け入れ体制基盤が整ってきている．

連携パス

- 懇話会では1年かけ，真の対等な立場で役割分担を明確化し，多職種連携による在宅医療・療養の基盤整備に取り組むため，診診・病診・多職種連携のツールとして連携パスを構築した．
- 連携パスは，在宅療養実施計画書，在宅終末期医療・栄養管理・ケア基本情報，在宅診療報告書から成る．緊急時の連絡網を付記した患者・家族用の在宅療養実施計画書も作成する．

ICTの導入と多職種連携：あんしん在宅ネットにいかわ

- 在宅医療・療養におけるICTの活用は，ネットワークで接続された連携病院，診療所，訪問看護ステーション，調剤薬局，訪問リハビリテーション施設，居宅支援事業所，訪問介護事業所などの医療機関と福祉施設が，患者の医療・介護情報をリアルタイムで情報共有することにより，状態に合った治

2 Groove を使用した患者情報共有のイメージ

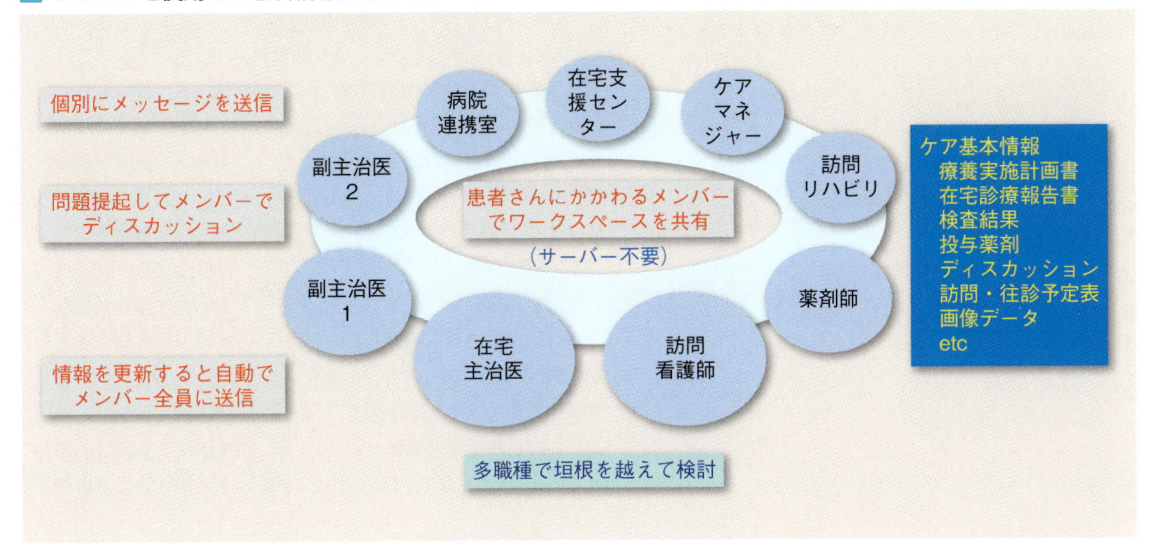

療やサービスにつなげていくことが目的である．
- コラボレーションソフトウェアとして，マイクロソフト社製のオフィス Groove を選択し，2010 年 4 月より本格運用を開始した（**2**）．
- Groove 運用においては，個人情報保護の観点から厚生労働省の「医療情報システムの安全管理に関するガイドライン」遵守を基本方針としている[3]．

⚓ ICT 化の利点と問題点

利点
- 患者情報が迅速に得られ，きれいで読みやすく，紙情報に比べ管理がしやすい．
- 時間を気にせず情報伝達が可能で，訪問をしていない日でも情報が得られ，副主治医でも状況を確認できる．
- 看護師や薬剤師は事前情報で処置等の準備がしやすい．
- ディスカッションの利用で問題点の解決につながり，連携の最大目的である多職種が同じ意識をもって患者に向き合うことが可能．

問題点
- 複数の参加者が同時に情報を更新した場合，競合のため一情報のみが本ファイルに反映され，他の情報は更新されずコピーファイルとして残るなどの問題がある．
- 問題点解決のため，管理者である在宅医療支援センター内に，毎日 1 回自動的にバックアップを行うシステムを導入した．

3 富山県における在宅医療・療養への取り組み

- 富山県あんしん在宅医療・訪問看護推進会議
  （H.20年5月〜）
  - 開業医のグループ化
  - 在宅医療支援センター
  - 医療系ショートステイ病床確保（レスパイト）
  - 在宅患者情報共有モデル事業（IT化）
- 富山県医師会
  在宅医療体制連携協議会（H.22年8月〜）
- 富山県薬剤師会
  新川地域在宅医療医薬検討会（H.20年9月〜）
  薬剤師の連携参画（H.21年4月〜）

4 富山県内の在宅医療グループ

活動組織名	参加医師数	連携の内容
新川地域在宅医療養連携協議会	21	主治医・副主治医制
メディカルネット蜃気楼	12	主治医・副主治医制
在宅医療協議会とやま	8	主治医・副主治医制
富南在宅ケアネット	7	不在時に対応要請
在宅医療いずみネットワーク	10	主治医・副主治医制
氷見在宅医療連携会	9	休日当番制による看取り
となみ在宅あんしんネットワーク	9	主治医・副主治医制
南砺市医師会地域医療連携部	15	主治医不在時に看取り
南砺市民病院（病院中心の在宅チーム）		病院医師が訪問診療
高岡市医師会在宅医療連携会	33	登録制による看取り代行
滑川在宅医療推進協議会	8	主治医不在時に看取り
たてやまつるぎ在宅ネットワーク	14	主治医・副主治医制

デスカンファレンス

患者が亡くなった後、アウトカムの検証を目的としたデスカンファレンスが自発的に、Groove 導入後に行われるようになった。かかわった全医療・福祉関係者が一堂に会し、在宅診療報告書などをスクリーンやモニターに映して経過の見直しや、医療やサービスのかかわり方に問題はなかったかどうかを検証している。

患者が亡くなった後
↓
Groove で経過の一覧を見ながら関係者でカンファレンス
↓
デス・カンファレンス
↓
連携のアウトカムの検証
↓
さらなる療養の質の向上

⚓ カンファレンス

- 退院前カンファレンス、在宅カンファレンス《緊急時》、デスカンファレンス、事例検討等を行っているが、顔の見える関係構築にも役立っている．

⚓ 行政との連携：富山県における在宅支援

- 行政、医師会、他関係団体が積極的に在宅基盤整備に取り組んでいる．
- 特に県は、かかりつけ医のグループ化、在宅医療支援センター、レスパイト病床確保事業のほか、講演会、がん患者の在宅療養支援事例検討会等の研修会などを開催し、顔と顔が見える地域ネットワークづくりにも一役かっている（3, 4）．

⚓ 老衰と認知症の時代

- 高齢化社会で病態的に老衰が急増している．
- 究極の痩せであるサルコペニアを伴い、嚥下障害（誤嚥）、傾眠、転倒・骨折、認知障害、易感染、移動能力低下が見られ、介護負担の増大につながっている．
- 誤嚥⇒胃瘻？　医療的介入の是非？　何処で看る？⇒在宅（施設含）、病院（急性期病院？⇒救急医療に支障？　市中病院？）などさまざまな問題が生じている．
- かかりつけ医はどうする？　かかりつけ医の時代？
- 川瀬紀夫先生の1例を呈示する（5）．
  - ▶ 事例：80代後半まで高血圧等で通院．その後、転倒骨折、手術、術後認知症で施設、入退院繰り返し老衰状態進行し、ねたきり状態で在宅療養と

地域完結型の医療を目指して

　下新川郡医師会は，自己完結型医療から地域完結型医療を目指して，平成2年に病診連携懇話会を立ち上げ，平成6年に黒部市民病院に開放型病床を開設し，病診連携の第一歩を踏み出した．平成12年専任の職員を配置した地域医療連携室（通称フレンディー）を創設した．平成18年「扇状地ネット」を立ち上げ，黒部市民病院の，電子カルテを全面開示し，かかりつけ医のカルテ閲覧が可能となり，患者情報の共有化が充実し日常の診療に欠かせないものとなっており，地域完結型医療の根幹をなすものとして大いに利用させていただいている．

扇状地ネット

　カルテ閲覧（一方向）から始まった扇状地ネットは，黒部市民病院の電子カルテ更新に伴い，双方向の新・扇状地ネットに移行した．

　新・扇状地ネット概要
1. 診療情報の共有：経過記録，オーダー，検査結果，画像，病歴，プロファイル（アレルギーなど），退院サマリ，レポートの共有機能
2. 医療機関の連携強化：紹介状連携機能，オンライン予約機能
3. 医科診療所以外の歯科医師，薬剤師，訪問看護師，ケアマネジャーに開放

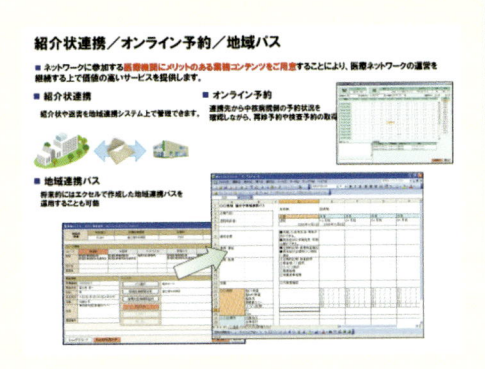

紹介状連携／オンライン予約／地域パス
- ネットワークに参加する医療機関にメリットのある業務コンテンツをご用意することにより，医療ネットワークの運営を継続する上で価値の高いサービスを提供します．
- **紹介状連携**　紹介状や返書を地域連携システム上で管理できます．
- **オンライン予約**　連携先から中核病院機関の予約状況を確認しながら，再診予約や検査予約の取得
- **地域連携**　事業者にはエクセルで作成した地域連携パスを運用することも可能

5　認知症療養経過（94歳，女性）

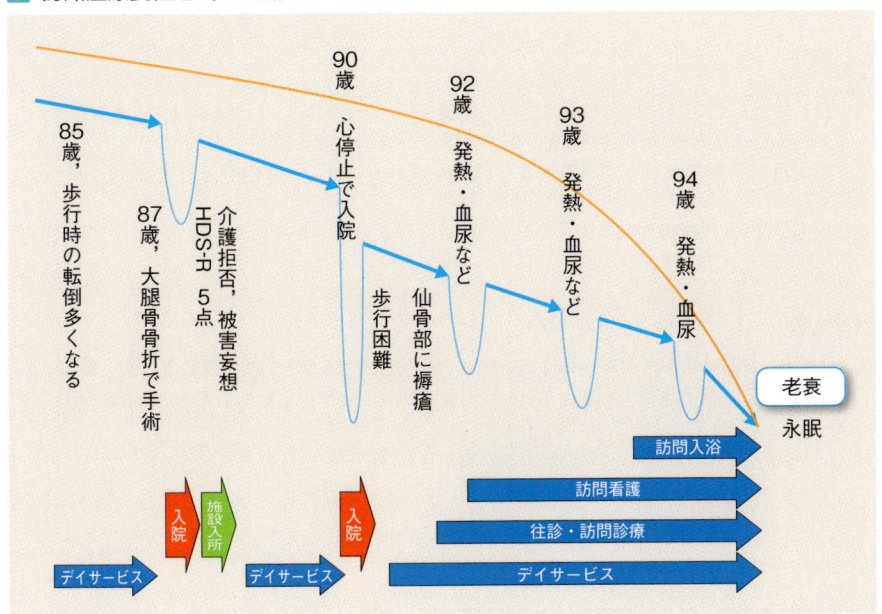

- 85歳，歩行時の転倒多くなる
- 87歳，大腿骨骨折で手術
- 介護拒否，被害妄想　HDS-R 5点
- 90歳　心停止で入院
- 歩行困難
- 92歳　発熱・血尿など
- 仙骨部に褥瘡
- 93歳　発熱・血尿など
- 94歳　発熱・血尿
- 老衰　永眠

入院／施設入所／入院

訪問入浴／訪問看護／往診・訪問診療／デイサービス

（川瀬紀夫先生　提供）

なり，かかりつけ医に戻る．尿路感染にて一時的に入退院繰り返すも，究極のサルコペニア状態で，感染症もコントロール不能となり，老衰で永眠．
- 医療，介護の進歩に伴い究極の老衰が急増しており，認知症を伴うケースが大多数である．
- 看取りは結果であり，基本的には在宅でなければならない理由はない．
- がん患者を含め，看取りに至るまでの在宅での医療・介護が最も大切なのではないか？（協議会の集計では，終末期の約6割が穏やかに永眠され，在宅死が可能）．
- したがって，在宅（住み慣れた地域）での療養にはかかりつけ医の果たす役目はきわめて重要であり，かかりつけ医のモチベーション維持に対する施策が必要と感じている．

おわりに

- 富山県新川地区の地域連携について紹介した．かかりつけ医の連携から始まった多職種による医療療養連携は，行政の積極的な側方支援，各関連機関の理解・協力を得ながら，富山県では県内各医療圏に在宅基盤が着実に構築されてきていると感じている．
- 在宅医療資源：当地域では，医師の高齢化（入善町では10数年新規の開業なく筆者も60代で，50代は一人だけ）と看護師不足であり，在宅の根幹をなす医療資源が枯渇寸前である．連携も重要であるが，マンパワー不足をどうするか，取り組むべき喫緊の課題である．

文献

1) 中川彦人．在宅パス―在宅終末医療・栄養管理・療養に向けての連携パス．地域連携パスの作成術・活用術（岡田晋吾 編）．医学書院；2007, pp134-141.
2) 中川彦人．薬剤師の在宅医療療養への参画が始まった．日臨内科医会誌 2009：27（1）：131.
3) 厚生労働省．医療情報システムの安全管理に関するガイドライン 第4.2版（平成25年10月）

参考文献

- 中川彦人．富山県新川医療圏における，連携パスを用いた診診・病診連携による在宅緩和ケア．地域で支える，患者本位の在宅ケア（片山壽 著/監修）．篠原出版新社；2008, pp148-161.

地域医療連携の実際

先進地域の実例
救急と在宅医療をつなぐ

山本五十年[1]，猪口貞樹[2]，鈴木紳一郎[3]
1) 医療法人救友会，2) 東海大学医学部，3) 財団法人同友会藤沢湘南台病院

- 高齢社会の到来により，高齢者疾患の増加は救急医療の需要増大とともに，高齢者医療・介護の需要増大を招いている．
- 厚生労働省により示された医療・介護の将来像と取り組みは，「施設」から「地域」へ，「医療」から「介護」へ比重を移動させるものである（パラダイムシフト）．
- 治療を主眼とする専門医療（キュア）と，生活を支える総合医療・介護（ケア）とのバランスは常に変化し，最適化が求められる．
- 多死社会を迎えるにあたり，救急医療システムに依存して病院で死亡することが当たり前の時代から，介護施設・在宅・居住系施設で最期を迎える時代へとシフトするには，在宅医療体制の充実が不可欠である．
- 一方，救急救命医療の担い手は，高齢者の地域医療・在宅医療について積極的に関与することが求められる．

- 従来，救急医療と在宅医療が相互に関連するとは認識されていなかった．重症救急患者の予後の改善をひたすら追い求めてきた救急医療関係者にとって，在宅医療は，退院後に自宅で提供される慢性期の医療を意味し，関連性を問うことはなかった．また，在宅医療関係者にとって，救急医療は急変時に活用するシステムでしかなかった．
- しかし，少子高齢化が進み，急性期病院に多くの高齢の救急患者が搬送されるようになると，たとえ治療に成功しても，慢性期の医療を必要とする介護度の高い高齢者の受け皿が求められるようになり，「出口問題」が火急の課題として認識されるようになった．また，救急医療の現場では，虚弱，老衰，悪性腫瘍末期の在宅患者や慢性の多疾患をもつ高齢者が押し寄せ，「入口問題」の解決が求められるようになった．
- 他方，在宅医療の領域では，慢性疾患の急性増悪や免疫機能の低下に起因する肺炎等の疾患が増加しており，高齢者の在宅での安心・安全な暮らしには，円滑な救急医療が不可欠になっている．
- 本稿では，高齢化社会における救急医療と在宅医療の在り方を述べ，今後の課題を整理する．

高齢化社会における救急医療と在宅医療の相互関係

高齢化社会に増加が予想される疾患とその影響

- 総務省調査によると，高齢者の人口割合は 25.0％（2013 年），救急搬送患者に占める高齢者の割合は 53.1％（2012 年）となり，年々増大の一途を辿っている[1]．消防救急車の救急出場件数は 2004 年に 500 万件を超えて以降，一時的に抑制されたように見えたが，2010 年から再び増加に転じている．今後，団塊の世代が後期高齢者に移行するに伴い，さらに救急需要が急速に増大すると考えられている[1]．
- 高齢化社会の到来により増加が予想される高齢患者は，①健康管理・介護を必要とする慢性疾患，②慢性疾患の急性増悪，③急性疾患，④緩和ケアを必要とする悪性腫瘍（末期），⑤老衰，である（ 1 ）．当然，加齢による衰弱（老衰）や心肺機能の低下等から多死社会が生まれる．
- 近年，肺炎が死因の第 3 位を占めるに至っているが，免疫機能が低下し咳嗽反射や嚥下機能が低下している高齢者の増加が要因となっていることは言を俟たない．
- このような高齢者疾患の増加は，救命を目的とした救急医療需要の増大ばかりでなく，看取りや機能維持・向上を目的とする高齢者医療・介護の需要の増大を結果する．
- 従来の医療の枠組みでは，救急医療システムを利用する救急患者が増加し，救急搬送件数が増加すると予想されており，対応が困難になると認識されるようになった．

救急医療体制の整備と「入口問題」の発生

- わが国では，僻地離島の一部を除き，全国に消防組織が整備されており，119 番通報すれば，救急隊が駆けつけ，傷病者を救急医療施設に搬送するセーフティネットが整備されてきた．「量的確保から質的な向上」（救急医療体制基本問題検討会；1997 年）[2]へ向け，生命・機能予後の改善を目的とした社

---

1 高齢化社会で増加が予想される高齢患者

①健康管理・介護を必要とする慢性疾患
　認知症，脳卒中後遺症状，慢性心不全，COPD，高血圧症，脂質異常症，糖尿病，高尿酸血症，腎機能障害，甲状腺機能低下症 等
②慢性疾患の急性増悪
　慢性心不全の急性増悪，慢性呼吸不全の悪化，脳卒中後の症候性てんかん，腎機能障害の増悪，難治性下肢潰瘍（ASO，糖尿病性壊疽）等
③急性疾患
　急性呼吸器感染症，急性冠症候群，脳卒中，転倒等による四肢・骨盤骨折，誤嚥・窒息 等
④緩和ケアを必要とする悪性腫瘍（末期）
⑤老衰

- 会システムの整備が継続的に進められた[3]．
- しかしながら，2006年頃から，臨床研修の必須化に端を発し医師の労働市場に流動化が起こり，地方を中心に医師の確保が困難となり，一部で「医療崩壊的事象」が発生し，やがて，都市近郊にも拡大した．これは，2007年頃から救急搬送・受け入れ困難事例の増加として顕在化した．
- これら救急搬送・受け入れ困難事例が主に都市部で多発している背景として，①救急搬送件数の増加，②受け入れ医療機関の減少と病床数の不足，③急性期病院における医師・看護師等の職員の不足，④急性期医療機関同士の連携不足，⑤急性期医療から慢性期医療への円滑な移行（転院・転所）の困難性（出口問題）と在院日数の延長による病床確保の障害（入口問題），があると考えられている．
- 総務省消防庁は，医療と消防の連携を強化し，限りある医療資源を有効に活用した適正な救急搬送体制の整備を目的に消防法を改正し，都道府県別の救急搬送・受け入れ基準の策定を進めるとともに，受け入れ困難事例の背景因子の分析を行ってきた．
- これによると，一人暮らし，飲酒，精神障害，認知症，施設入所者等が主たる背景因子となっており[5]，高齢化の進行等の社会環境の変化が影響していると指摘されており，「入口問題」の解決には医療を含む社会基盤の再構築が求められるようになっている．

救急搬送・受け入れ困難事例
救急搬送・受け入れ困難事例とは，救急隊が現場到着後，搬送先医療機関の選定にあたり，4回以上受け入れ照会しても受け入れに至らない事例，または現場滞在時間30分以上を経過した事例を意味する[4]．

救急医療施設における出口問題の所在

- 急性期医療機関が高齢の救急患者を受け入れ，傷病者が助かった場合でも，日常生活動作（activities of daily living：ADL）が低下し，退院後の慢性期医療や介護を必要とすることが日常茶飯事となった．当然，転院・転所または退院可能な受け皿を確保できなければ，在院日数が延長し，空床の確保と救急搬送の受け入れに支障をきたすことは明らかである．
- 東海大学医学部付属病院の2007年のデータでは，
  ①総入院患者の年齢別の平均在院日数は80歳代以降で延長した．
  ②在院日数が30日を超える症例は総入院患者の10.4％であり，年齢別では60歳代以降に多く，入院患者に占める割合は80歳代以降に大きい．
  ③非高齢者（64歳未満）の転帰は，自宅退院70.4％，転院・転所23.7％，死亡5.9％である一方，高齢者（65歳以上）の転帰は，自宅退院49.1％，転院・転所33.6％，死亡17.2％であった．高齢者の転帰は，非高齢者に比べ自宅退院の割合が少なく，転院・転所の割合が大きいことが判明した[6]．
- 転院・転所の受け皿となる慢性期医療との連携が，在院日数に関係することが示唆され，急性期医療の受け皿（「出口」）を整備しなければ，高齢化に対応できない事態に陥る可能性があると考えられた．
- 厚生労働省は「救急医療の今後のあり方に関する検討会」中間とりまとめ（2008年）において，『救急医療機関の「出口の問題」だけでなく，さらに転

院先の「出口の問題」といった玉突き型の問題もあることから、医療・介護システム全体の問題とも考えられる』と報告している[7]．
- 病院前医療を含む救急医療が充実したとしても，受け皿となるポスト・ホスピタルケア（慢性期の医療と介護）の充実が進まなければ，急性期医療機関の病床確保が困難となり，救急医療に甚大な影響を与えかねない．特に，亜急性期リハビリテーション病棟や医療療養病床の少ない地域では，介護保険施設，居宅，居住系が受け皿にならざるをえない．
- 近年，介護施設での看取り数が増加しているが，介護老人保健施設，特別養護老人ホーム，介護療養病床の介護保険3施設が受け皿になるのは困難であり，在宅サービスや居住系サービスに期待するしかないのが実情である．
- 地域の医療・介護資源に応じて，急性期医療機関からの受け皿の状況が異なり，亜急性期リハビリテーション病棟，医療療養病床や介護保険施設が受け皿になっている地域もあるが，これらの資源が少ない地域では，在宅サービスや居住系サービスが受け皿にならざるをえない．
- この場合，在宅訪問診療，訪問リハビリテーション，訪問看護や特定施設での施設看護が医療を担当することになる．このように，高齢化社会では在宅医療の充実が最終的に救急医療の展開のカギを握る可能性がある．

⚓ 高齢化社会におけるパラダイムシフト

- 厚生労働省は，医療・介護の将来像と取り組みの方向性を示している[8]．これによると，団塊の世代が後期高齢者に移行する2025年へ向けて，
  ① 一般病床を高度急性期，一般急性期，亜急性期に機能分化し，急性期医療に資源を集中投入する一方で，亜急性期，慢性期医療を強化する．
  ② 地域包括ケア体制を整備し，在宅医療・介護の充実を通して居住系サービスと在宅サービスを飛躍的に増やし，「施設」から「地域」へ，「医療」から「介護」へ比重を移動させるというものである．
- これは，医療・介護の枠組み（パラダイム）を変更し，地域包括ケアシステムを構築する試みであると言える．
- 治療を目的とする急性期病院を退院・退所すると，多疾病に対する慢性期医療を受けながらも，日常生活動作（ADL）を高め，生活の質（quality of life：QOL）の維持・向上を図るため，看護，リハビリテーション，介護，栄養等の専門職種によるケアが必要になる．
- 悪性腫瘍末期には緩和ケアチームの支援が必要であり，看取りプロセスへの対応も重要である．逆に，慢性期医療・介護を受けながら日々の暮らしを営んでいる高齢者が治療目的で急性期病院に入院することも多い．
- このように，治療を主眼とする専門医療（キュア）と生活を支える総合医療・介護（ケア）との間に大きな幅があり，常にキュアとケアのバランスが変化すると言える（②）．

在宅サービス・居住系サービス
在宅サービスとは，自宅等への訪問診療，訪問看護・居宅介護支援・訪問介護・介護用品支給等を意味し，居住系サービスとは，有料老人ホーム，サービス付き高齢者住宅や集合住宅（アパート，マンション等）での医療・介護サービスを意味する．

2 キュアとケアの連続性

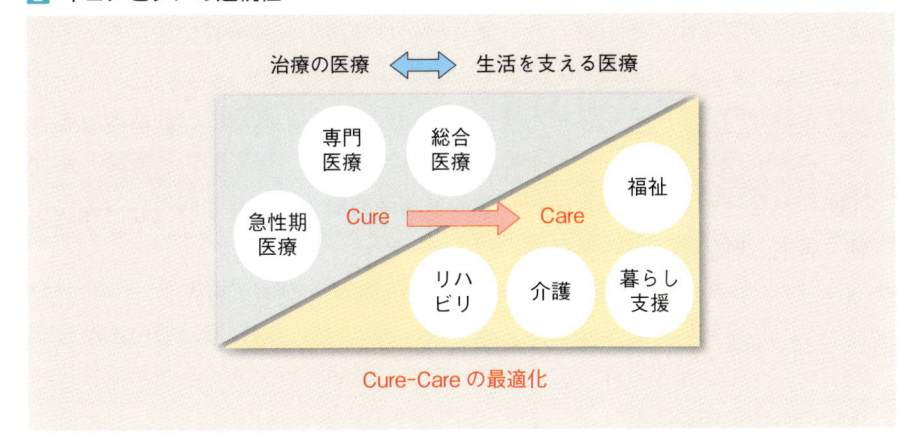

治療の医療 ⇔ 生活を支える医療

急性期医療　専門医療　総合医療　福祉　リハビリ　介護　暮らし支援

Cure → Care

Cure-Care の最適化

ここに注目　ケアとキュアの最適化へ向けたパラダイムの変更

高齢化社会では，常にキュアとケアの適正化が求められ，キュアとケアの連携による円滑な相互の移行が不可欠である．その意味で，医療・介護の将来は，地域包括ケアシステムの構築へ向けたパラダイムの変更をともなわざるをえない．

- とりわけ，老老介護，一人暮らしの高齢者が急増している今，介護施設での医療・介護サービスおよび居住系の在宅医療・介護サービスの推進がなければ，急変時に救急医療体制に依存する施設が増加し，救急搬送件数が増加することは必定である．在宅医療は急性期・慢性期病院の「出口問題」に関連するだけでなく，「入口問題」にも深く関与していると言える．

救急医療における在宅医療の役割

多死社会における在宅医療の役割

- 団塊の世代の高齢化により，2005年に108万人であった死亡者は2040年に166万人に達すると推計されており，高齢化にともない多死社会が到来する．ポスト・ホスピタルの場でよりよく生き，そして，看取る医療システムが整備されなければ，心肺停止の救急搬送患者が増加することは必至である．
- **高齢者が急変した場合**：現在，目撃のない心肺停止であっても，急性期病院への救急搬送が選択されることが多い．地域に「かかりつけ医」をもたない急性期病院の主治医は，例え悪性腫瘍末期や老衰，心肺停止であっても，急変した場合は救急搬送を家族に指示することが多い．
- **地域に「かかりつけ医」がいる場合**：24時間緊急往診のシステムがなければ，外来診療主体の「かかりつけ医」が急変時に現場対応することは困難であり，結局，救急医療システムを活用し急性期病院に搬送せざるをえない．
- **介護施設で急変した場合**：施設長や配置医師等の医師が当直あるいはオン

コールの往診対応をしていない施設では，特に時間外では医師の指示で救急隊の出場を要請することになり，緊急時は救急医療システムに依存せざるをえない．

- **居住系施設の場合**：在宅医が定期的に訪問診療を行い緊急時に往診を実施している施設の患者には 24 時間対応が可能であるが，在宅医や看護師を確保できていない施設では，施設側の要請で救急医療システムを利用することになる．
- もちろん，患者・家族が希望し，治療により予後の改善が期待できる場合は，緊急時の医療対応により，急性疾患や慢性疾患の急性増悪に適切な治療を提供することが必要である．その場合，地域の救急医療システムが地域住民に安心と安全を提供する．
- しかしながら，緊急性が低く専門診療を必要としない軽症・中等症の患者や悪性腫瘍末期，老衰，目撃のない心肺停止等の患者の場合は，救急医療システムを稼働させる以前に，患者・家族の意思を尊重しながら，医学的社会的な判断を加えることが重要である．
- 日頃から健康管理を行い，必要に応じて往診を実施している総合診療医/在宅医は，専門診療を必要としない患者に処方箋を発行し，また，悪性腫瘍末期，老衰，目撃のない心肺停止等の患者に，看取りや緩和ケアを提供することにより，地域の救急医療の負荷を軽減し，患者・家族の意思を尊重することが可能である．

> **ここに注目** 今後，多死社会を迎えるにあたり，救急医療システムに依存し病院で死亡することが当たり前の時代から，介護施設，在宅，居住系施設で最期を迎える時代にシフトするには，在宅医療体制の充実が不可欠である．

⚓ 在宅医療のミッションと在宅トリアージ

- 在宅医療のミッションは，一般的に次の通りである．
    - ①健康管理（定期的な健康チェック）
    - ②慢性疾患の治療（人工呼吸，酸素治療，気管内吸引，IVH（intravenous hyperalimentation；中心静脈栄養法），経管栄養，尿道カテーテル，創傷処置・管理，薬物療法等を含む）
    - ③緩和ケア，対人援助コミュニケーション
    - ④在宅リハビリテーション
    - ⑤慢性疾患の急性増悪または急性疾患発症時の在宅トリアージ
    - ⑥慢性疾患の急性増悪または急性疾患に対する在宅での治療
    - ⑦在宅での終末期医療および看取り
    - ⑧在宅医療から病院医療への円滑な移行：診療情報の提供
    - ⑨病院医療から在宅医療への円滑な移行：病院連携室との連携，退院時指導

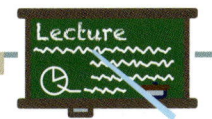

> **Lecture**
>
> **在宅トリアージ**
> 「在宅トリアージ」とは，直接的に（緊急往診により），または間接的に（電話連絡により），緊急度重症度判断，救急医療の適応判断および患者家族の意向判断により，在宅での医療を継続するか（看取りを含む），地域の救急医療システムを活用し病院への救急搬送を依頼するか，あるいは，専門診療科の受診を勧めるかを選別し，対処することである．
> 救急医療システムを活用する場合は，搬送先の医療機関および救急隊員に患者の診療情報をファックス等で提供する必要がある．
> 救急隊員は出場先から病歴・服用薬物等を記した連携ノートや保険関係書類を医療機関に持参することが重要になる．

⑩食事・栄養・排泄・清潔等のケアおよび環境整備に関する指導的介入
⑪多職種・多事業所との協働と調整

- この中で，慢性疾患の急性増悪や急性疾患の発症時には，家族または看護介護事業所からの緊急連絡を受けて，「在宅トリアージ」を実施することが重要である．
- この「在宅トリアージ」により，患者・家族の意思を最大限尊重することが可能になるだけでなく，救急医療システムと急性期医療の必要性の有無を判断することができれば，救急医療への負荷を軽減できる．その意味で，病院前救急医療（入口問題）のコントロール機能を有すると言える．
- このためには，日頃から，患者・家族に病態や状態に関する説明を行い，在宅医療・介護チームで患者・家族の意思に関する情報を共有し，急変時の対応につき一致しておく必要がある．

⚓ 在宅医療におけるメディカルコントロール

- 近年，救急救命士を含む救急隊員が行うプレホスピタルケアの質を保障する仕組みとして，①救急活動の標準的なプロトコール策定と医師による事後検証の体制，②常時指示体制（電話による医師による指示，指導・助言），③救急隊員の継続的な再教育を柱とするメディカルコントロール体制（都道府県・地区メディカルコントロール協議会事業）が整備され，充実が図られてきた．
- 多くは，傷病者の状態の悪化を防止し予後を改善するための施策であるが，終末期の傷病者に対し患者・家族の意思に沿わない心肺蘇生が実施されていることが指摘されるようになり，患者・家族の意思に沿った救急活動の在り方について，メディカルコントロールの課題として俎上にのぼるようになっている（**Column** 参照）．

> **メディカルコントロールの課題**
>
> 　1991年に救急救命士法の法制化と並行して，救急隊員が行う応急処置等の基準が拡大され，その中に，「在宅療法継続中の傷病者の搬送時における療法維持のための処置」が定められた．その後，これらは救急救命士が行う救急救命処置に加えられ，医師の包括的な指示による「特定在宅療法継続中の傷病者の処置の維持」としてメディカルコントロールの対象範囲となった．
>
> 　しかし，在宅療養における気道管理や酸素療法等の処置の維持や悪化の防止について議論されることがあっても，病院前医療におけるDNAR (do not attempt resuscitation) の取り扱いを含め，患者・家族の意思に沿った救急活動の在り方については，死生観や終末期医療に係る諸問題があることから，十分な検討がされていない．患者・家族の意思を尊重し，在宅医療・介護チームおよび救急医療施設と連携した救急活動の在り方については，今後の重要な課題である．

在宅医療における救急医療の役割

地域医療体制の整備と救急医療の役割

- 今日，高齢者を支える地域医療整備の観点から，わが国は，「みんなで行う地域医療/在宅医療」のシステムを整備し，365日24時間の地域診療体制を確立することが目指されている．このような地域医療体制を整備するには，緊急時の円滑な救急医療体制が前提である．住民の安心・安全は，在宅医療を含む地域医療体制と救急医療体制により確保されると言える．
- 在宅医療・介護を推進するうえで，患者・家族だけでなく，医療・介護従事者にとって重要な案件は，急変した場合の対応である．

> **ここに注目**
> 在宅医療・介護サイドは，患者・家族の意思を前提にし，治療可能な病態が切迫し病院医療を必要とする場合は，救急医療システムと連携し，急性期病院または在宅医療と連携した病院への搬送をサポートする必要がある．

- 実際，優れた救急医療体制が整備されている地域では，在宅従事者は在宅医療・介護を安心して推進できる．救急医療の整備は，在宅医療・介護にとって安心・安全を担保する重要な要因である．

湘南地域の救急医療体制の整備と在宅医療・介護の推進

- 当院が所属する平塚市は，湘南西部二次医療圏に所在する人口26万人の市域である．人口約57万人の二次医療圏に，三次救急医療施設1施設，二次救急医療施設7施設があり，各市には主に医師会が運用している初期救急医療施設が設置されている．
- 湘南西部医療圏は，2013年のデータでは，神奈川県で救急搬送・受け入れ困難事例が最も少なく(湘南西部2.3% vs 神奈川県12.0%)，平均現場滞在時間が短く(湘南西部14.6分 vs 神奈川県19.5分)，軽症患者の割合が少なく(湘

> 湘南西部二次医療圏は，平塚市，秦野市，伊勢原市，中郡(大磯町，二宮町)から成る．

南西部 39.6% vs 神奈川県 49.0%），円滑な救急医療が進められている[5]．
- 湘南西部医療圏は，湘南東部医療圏（藤沢市，茅ヶ崎市，寒川町），県西医療圏（小田原市，南足柄市・足柄上郡，箱根町，湯河原町，真鶴町），県央医療圏（一部：厚木市，海老名市，愛川町，清川村）とともに，22市町村（14消防本部）200万人を擁する湘南地区メディカルコントロール協議会の地域を構成している．
- 湘南地区メディカルコントロール協議会は，22市町村の行政，医師会，病院協会，基幹医療機関，消防機関より成り，病院前の地域救急医療体制の質の向上を目的とした事業を展開しており[9]，わが国のモデル地域となっている．
- こうした地域救急医療体制を背景として，平塚市域では，平塚市，平塚市医師会/三師会，平塚市高齢者よろず相談センター（8事業所），ひらつか地域介護システム会議/平塚市社会福祉協議会等の医療・介護団体・事業所が在宅医療・介護事業を精力的に推進している．平塚市域では，優れた救急医療体制に支えられ，地域の在宅医療・介護事業が円滑に展開されている．

おわりに

- 地域医療/在宅医療と救急医療は，表裏一体の構造をなす．そのため，医師会・病院協会，病院・診療所の医療機関，消防機関，保健所や基礎自治体，地域包括支援センター，社会福祉協議会，居宅介護支援事業所，介護施設，介護保険事業所，居住系施設等の医療・介護関係者が同じテーブルにつき，顔の見える重層的な多職種の関係を形成する必要がある．救命救急センターや消防機関等の救命救急医療の担い手は，地域医療/在宅医療について，高齢者医療の視点から，積極的な関与が求められる．

文献

1) 総務省消防庁．平成25年版 救急・救助の現況．（平成25年12月）
2) 厚生省．救急医療体制基本問題検討会報告書．（平成9年12月）
3) 山本五十年．救急医療と地域医療．日本再生のための医療連携（高久史麿 監修）．ライフメディコム；2012，pp198-203．
4) 消防庁．平成22年中の救急搬送における医療機関の受入状況等実態調査の結果．平成23年7月．
5) 神奈川県安全防災局安全防災部消防課・神奈川県保健福祉局保健医療部医療課．平成25年度「神奈川県傷病者の搬送及び受入れの実施基準」に基づく救急搬送実態調査結果．平成26年3月．
6) 山本五十年ほか．救急医療の後方支援とグループ診療．期待されるグループ診療（日本プライマリ・ケア連合学会 グループ診療の実践に関するワーキンググループ 編）．社会保険研究所；2012，pp219-234．
7) 厚生労働省救急医療の今後のあり方に関する検討会・中間取りまとめ．2008．
8) 厚生労働省医政局指導課在宅医療推進室．在宅医療・介護あんしん2012．
9) 湘南地区メディカルコントロール協議会（official WEB）．

地域医療連携の実際

先進地域の実例
地域包括ケアの先進地域

小山　剛
高齢者総合ケアセンターこぶし園

- ◆ 従来，在宅介護の中心であった大家族は核家族化し，同居家族である配偶者は高齢化し，同居の子供夫婦も共働きが一般化しているために，家族による介護の役割は多くの家庭でできなくなった．
- ◆ 高齢者対策は，2000年3月末までは措置制度による救済制度であったが，2000年4月からは，介護保険というわが国の5番目の社会保険としてスタートした．
- ◆ 介護保険は家族介護が困難になったことから，介護を社会化するために創設された高齢者本人のための社会保険である．
- ◆ 家族に頼らなくても持続可能な支援体制の原則は，24時間365日連続する介護・看護と，3食365日休まない配食と，痛みや不安に連続的に対応する医療体制，加えて1人でも地域で生活できる居住環境が提供されることである．
- ◆ 利用者との直接的な関係の保持，多職種間の連携，中山間地等に対するICTの活用は不可欠である．

従来制度の課題確認

- 1963年に老人福祉法が制定され，要介護高齢者を対象とする特別養護老人ホームが生まれたのであるが，その中身は第十一条(旧三項)「六十五歳以上の者であって，身体上または精神上著しい欠陥があるために常時の介護を必要とし，かつ，居宅においてこれを受けることが困難な者を時に特別養護老人ホームに収容し…」というものであり，施設は在宅生活が困難であるから収容させるという二次的な目的となっていた．
- 2000年4月に施行された介護保険法は，従来の家族介護に代わり，社会保険を活用した社会介護に転換するものであった．
- 2006年に抜本的な見直しが行われ，介護保障だけではなく事前の取り組みとして予防が創設され，また生活基盤である住宅の選択と介護負担を分離する時代に突入した．しかし在宅を支援するサービスは家族介護の補填程度しか整備されないために，病院からの退院を困難にし，施設入所の依頼が増加するという制度創設の意図と逆転した状況を生み出した．

高齢者総合ケアセンターこぶし園の歩み

短期入所生活介護の整備
- 最初のサービス整備は短期入所生活介護であったが，その理由は当時の訪問介護や通所介護が高齢者本人のためのものではなく，介護家族を支えるための仕組みであったことにある．そのため週に数回程度しかサービスを提供できず，機能が不足していた．
- 1986年に施設を拡張して12ベッドの短期入所生活介護を設置し，次いで1990年には国のモデルとして50ベッドの専用施設を開設，そして1997年には在宅複合型施設の整備でさらに30ベッドを追加整備して合計80ベッドを整備した．

24時間365日フルタイムの訪問介護への移行
- 在宅生活者を短期入所生活介護だけで支えられないことは当然のことで，これらに対する支援が求められていたために，1990年には訪問介護サービスを開始し，1992年にはワイドタイム制，そして1995年からは24時間365日のフルタイムの訪問介護に移行して現在に至っている．
- 24時間365日フルタイムの訪問介護への移行時には，多職種による委員会（現在の地域連携会議に該当）を立ち上げ，サービスを受けていた該当者に対する詳細なチェックを行い，半年間の期間をかけて対象者を絞り込み，現在のケアプランに該当する介護計画を立て試行したうえでスタートした．
- これはフルタイム・フルサービスという量・費用とも重い投資を，本当に必要とするか否かを適切に判断し，その効果を期待するもので，現在のケアマネジメントそのものでもあった．

在宅版ナースコールシステムの開発・活用
- 訪問介護サービスを効率的に効果的に運営するために，国の未来志向研究プロジェクトの支援を受けて，在宅版のナースコールシステムを開発した（ 1 ）．
- 24時間365日型の訪問介護スタッフが動画機能つきの携帯電話を所持し，対象者宅にはこのために開発したテレビ電話を配置して，ニーズが発生した段階でコールすると，お互いが顔を見ながら対話できる仕組みである．利用者には施設のナースコールと同様の安心感を与え，サービス提供側は画面を見ることで，よりリアルな，より詳細な情報が瞬時に得られることに利点があるシステムである．

通所介護，デイサービスの提供，訪問看護ステーションの設置
- 1992年には市内の中心部に通所介護も開設し，ついで1997年に在宅複合型サービスセンター内にも開設，以来9か所の通所介護と4か所のサテライト

1 在宅版ナースコールシステム

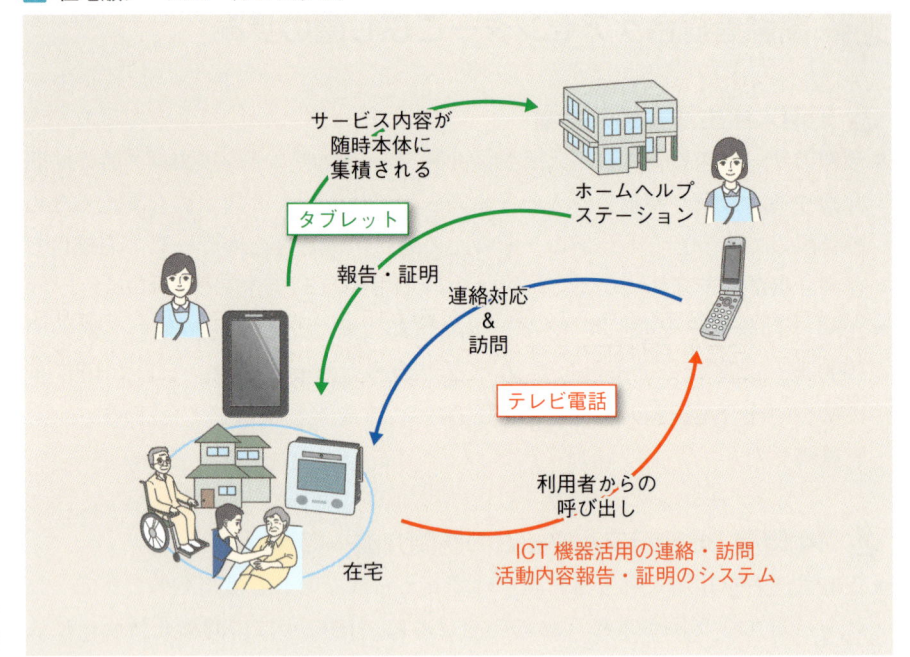

図中のラベル:
- サービス内容が随時本体に集積される
- タブレット
- ホームヘルプステーション
- 報告・証明
- 連絡対応＆訪問
- テレビ電話
- 利用者からの呼び出し
- 在宅
- ICT機器活用の連絡・訪問 活動内容報告・証明のシステム

サテライト型デイサービス
従前のデイサービスセンターのサテライト事業所として，近隣の一般住宅や地域の集会場等を活用し，本体のデイサービスセンターの職員を派遣し，近隣の軽介護者に対してサービスを提供するもので，デイサービスの地域派遣型として 2000 年に事業認可を得たもの．

Point サービス付き高齢者向け住宅
「高齢者住まい法」の改正により創設された介護・医療と連携し，高齢者の安心を支えるサービスを提供するバリアフリー構造の住宅のことで，高齢者が安心して生活できる住まいづくりを推進するために制定されたもの．住宅としての居室の広さや設備，バリアフリーといったハード面の条件を備えるとともに，ケアの専門家による安否確認や生活相談サービスを提供することなどにより，高齢者が安心して暮らすことができる環境を整えている．

型デイサービスおよび生きがい型デイサービスを提供している．

- 各種在宅サービス利用者の拡大と共に，医療行為が必要な対象者も増加したため，1997 年に当時の老人ホームとしては珍しい訪問看護ステーションを設置した．
- これは在宅医の指示のもとに動くもので，従来より整備してきた訪問介護など他の在宅サービスと連動して効果を上げるものであるから，当初より 365 日 24 時間対応としてきた．

配食サービスステーション，グループホーム開設

- 訪問看護ステーションと同じく 1997 年には 3 食 365 日の配食サービスステーションを開設し，現在，市内 7 か所において提供している．
- 認知症対策のために国が制度化する以前の 1996 年から，自主事業として認知症高齢者の住まいと介護を一体的に提供するグループホームを開設した．
- 認知障害の方たちのリロケーションダメージを防ぎ，安定した生活を提供するためにはそれまで暮らしてきた地域社会の中で生活を継続することが重要である．そのため，グループホームは市内 3 か所に点在させ，支援体制を強化するために他の地域サービスと併設した．
- 2002 年に開設したサポートセンターの中に自主事業として設置した住宅「ユニバーサルハイツ」をスタートに，長岡市単独事業である「在宅支援型住宅」，国の支援事業である「サービス付き高齢者向け住宅」などの民間の住宅事業と介護事業のコラボレーションを展開している．

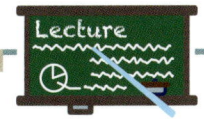

小規模多機能型居宅介護

　従来あった法制度外のサービスである「託老所」の取り組みをベースに制度化されたことから，通いを中心に泊まりや訪問を柔軟に組み合わせられることに特徴があり，入浴・排泄・食事などの介護や日常生活上の世話，機能訓練などを提供するもので2006年より制度化された．基本は24時間365日連続するサービスであることと，利用にあたる負担が従前の施設等と同様の定額負担にある．

　多くが人里はなれた地に建設されてきた従来型の大規模な老人ホームなどに対して，疑問を投げかけることから出発したグループホームと同様に，利用者の生活の継続を保証しようとするものであることから，登録定員は25名であるものの，通いの定員は15名（上限），泊まりの定員は9名（上限）と小規模にしているし，日常生活圏域に存在することが求められている．2014年8月6日安部総理に提出された社会保障制度改革国民会議の最終報告書[1]においても医療・介護を病院・施設完結型から地域社会完結型に転換させるために整備することが必要なサービスとして掲げられている．

⚓ PFI事業としての複合センター創設

- 2005年にはPFI事業として高齢者センター（老人福祉センター）の運営委託を受け，福祉・健康の維持増進をテーマとした複合センター（365日朝7時30分から夜6時30分までの通所介護事業所，認知症専用の通所介護事業所，24時間365日の訪問介護，365日および夜間緊急対応の訪問看護，3食365日の配食サービスステーション，居宅介護支援事業所，会員制中高年者用のフィットネスクラブ，高齢者センター，ケアハウス，テナントとして内科と歯科）を創設した．

PFI事業
PFI（プライベート・ファイナンス・イニシアティブ）とは，公共施設等の建設，維持管理，運営等を民間の資金，経営能力および技術的能力を活用して行う新しい手法のこと．

⚙ サポートセンター構想

- 24時間365日の介護と看護，365日の通所介護，3食365日の配食というフルタイム・フルサービスの提供が可能になった段階においても，依然と病院施設指向が根強く残っていた．
- その理由の一つは，介護保険の仕組みそのものにあり，一定額の負担でフルタイム・フルサービスに加えて住居も提供される施設ケアに対して，在宅では出来高払いとなるために負担が重いことと，住居費と食費については全額自己負担となっていることが課題であった．
- そこで整備してきたフルタイム・フルサービスにバリアフリーのアパートなど地域のニーズに合わせたサービスセンターとしてサポートセンター構想を提案してきた．
  ① 地域社会にサービスがないエリアに対しては，365日朝7時30分から夜6時30分までの通所介護事業所，24時間365日の訪問介護，365日および夜間緊急対応の訪問看護，3食365日の配食サービスステーション，認知症のグループホーム，居宅介護支援事業所，そして4室のバリアフリー住宅というコンビニ型のサービスを創設．

> **定期巡回・随時対応型訪問介護看護**
> 2013年に制度化されたサービスで，訪問介護と訪問看護が一体化されたもので，訪問介護と訪問看護を併設するものと，従前の訪問看護事業所と連携する仕組みのものがある．基本は小規模多機能型居宅介護と同様に，24時間365日連続するサービスであることと，利用にあたる負担が従前の施設等と同様の定額負担にある．またこれも小規模多機能型居宅介護と同様，2014年8月6日安部総理に提出された社会保障制度改革国民会議の最終報告書においても医療・介護を病院・施設完結型から地域社会完結型に転換させるために整備することが必要なサービスとして掲げられている．

②既存のサービス提供エリアに不足しているサービスをプラスしたネットワーク型サポートセンターを開設．

- 既存のサービスとして短期入所生活介護と365日および夜間緊急対応の訪問看護，365日朝7時30分から夜6時30分までの通所介護事業所およびサテライト型デイサービス2か所があったところに，3食365日の配食，24時間365日の訪問介護，居宅介護支援事業所，認知症のグループホーム，地域住民と共有できるミニ図書館，研修室，ボランティアサロン，バリアフリー住宅を加えたものである．
- バリアフリー住宅部門を民間事業者に委ねて併設してもらい，365日朝7時30分から夜6時30分までの通所介護事業所と3食365日の配食，24時間365日の訪問介護，365日および夜間緊急対応の訪問看護というフルタイム・フルサービスで，これに居宅介護支援事業所，さらには地域の特性から在宅介護支援センターを設置したものを一体的に運営するスタイルをコラボレート型として創設した．

> **この仕組みの利点**
> このことにより社会福祉法人は本来の事業である介護サービスに特化できるし，民間事業者も慣れないソフトを担当することなく，専門のハードを提供することで参入できるメリットが生じた．さらには市行政との協議の中で，介護サービスと併設するバリアフリー住宅については，その建築費に対して市の単独補助が導入されることになり，民間活力の参入の道が開かれた．

- いうまでもなくこの仕組みの利点は，既存の社会福祉事業者が抱えてきたハードに対する投資が軽減されること，小さなサービスであることから住宅地内に土地を求めることが容易なこと，建築に対しても大手のゼネコンではなく地域社会の業者の参入が可能なこと，そして市行政にとっても，低額の補助で市内にバリアフリー住宅が整備されていくということで，加えて地域住民にとってもその利益は大きなものとなることにある．

ICT の活用（2）

　24時間365日連続するサービスの実施において，利用者とサービス提供者が連続的に連絡ができ，なおかつその状況を見える化するため，および中山間地などで介護事業者と距離が離れている対象者の状況確認を行うための手段として，2003年にテレビ電話を活用した在宅版ナースコールシステムを開発して現在も使用している．

　また2010年にはタブレットを使用した訪問介護システムを開発，訪問時の入力により利用者へのサービス内容報告・サービス提供の日報・各個人のケース記録・介護報酬の請求・関係者への申し送り等が一括で可能になり，瞬時の申し送りと記録時間等が大幅に短縮された．2011年には同様の訪問看護システムを開発，2012年には在宅医療連携拠点事業の指定を受け，同様の地域医療連携システムを開発して活用している．現在，介護予防などに活用するための遠隔地用介護予防システムを開発中．

2 在宅医療連携拠点事業のICT活用イメージ

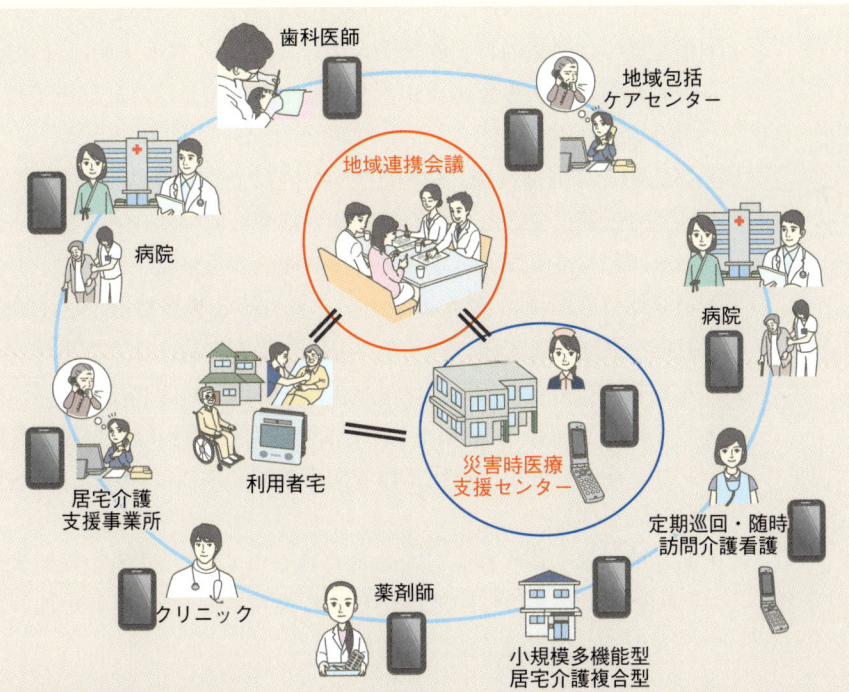

本システムの特徴について

　平成23年度に経済産業省が主導する医療・介護等関連分野における規制改革・産業創出実証事業」（IT活用等による介護事業者の経営効率化，安定化に資する調査）において，主に24時間定額訪問介護の制度化を視野に入れ，タブレット端末を用いて業務実施内容をその都度記録として残すことでヘルパーとサービス提供責任者の業務効率化を可能にした訪問介護用アプリを開発した．

　平成24年度では，この訪問介護用アプリを軸に，在宅医療と看護・介護をシームレスに連動させるITシステムの開発に従事し，メディカルとヘルスケアの業務効率化システムを構築した．

介護	看護	医療連携
【内容】 ケアプラン策定 計画指示 介護記録入力 情報連携	【内容】 提供表取り込み 診療内容入力 看護報告 情報連携	【内容】 利用者情報管理 経過情報の確認 （ケアプラン・指示書） 情報連携

サテライト型居住施設

- 2004年6月に構造改革特区第5次募集に，既存の施設を分散する仕組みとして「サテライト特養」を提案し採択された．
- 特区申請した「サテライト型居住施設」の中身は，既存の特別養護老人ホームの定員から10～20人分を地域社会に戻していくもので，国の基準によれば，「老人福祉法及び介護保険法上は，母体施設とは独立したひとつの特別養護老人ホーム」であり「小規模生活単位型特別養護老人ホームの基準を基礎」にしたもので「小規模生活単位型特別養護老人ホームの介護報酬を算定」する小さな施設ということになる．もちろん特区の目的は規制緩和にあるため，設備および人員について大幅な規制緩和がされている．
- 当センターでは2006～2014年の8年間に5か所に分散．
  - 第1期では従来の特別養護老人ホームから15名が入所以前の地域に戻り，併設の短期入所専用施設から3ベッドを分離し，これに小規模多機能型居宅介護を併設．
  - 第2期では同様に20名が戻り，これに小規模多機能型居宅介護を併設．加えて近隣に分散していた認知症対応型共同生活介護を併設．地域交流スペースとしてカフェテラスとキッズルームも併設．
  - 第3期でも同様に20名が戻り，これに小規模多機能型居宅介護，認知症対応型共同生活介護，バリアフリー住宅を併設．加えて地域交流スペースとしてカフェテラスとキッズルームも併設．
  - 第4期でも同様に15名が戻り，これに小規模多機能型居宅介護，バリアフリー住宅を併設．加えて地域交流スペースとしてカフェテラスとキッズルームも併設．
  - 第5期では本体の移動になるため残されていた30名と短期入所生活介護7名分が戻り，これに地域からの新規利用として30名が加わり，既存の老人ホームは完全に空になった．

地域包括ケアシステム(3)[2]

- 地域包括ケアシステムとは，団塊の世代（約800万人）が75歳以上となる2025年以降に，国民の医療や介護の需要が，さらに増加することが見込まれていることから，高齢者の尊厳の保持と自立生活の支援の目的のもとで，可能な限り住み慣れた地域で，自分らしい暮らしを人生の最期まで続けることができるような，地域の包括的な支援・サービス提供体制（地域包括ケアシステム）のことをいう．
- 住み慣れた地域とは概ね人口10,000人の中学校区程度のことで，この社会で住み続けるためのさまざまなサービスが必要量整備され，それぞれが効果的に連携することが求められている．
- 具体的には家族の負担がなくても生活できるように，24時間365日連続す

3 地域包括ケアシステムの5つの構成要素と「自助・互助・共助・公助」

○高齢者の尊厳の保持と自立生活の支援の目的のもとで，可能な限り住み慣れた地域で生活を継続することができるような包括的な支援・サービス提供体制の構築を目指す「地域包括ケアシステム」．

地域包括ケアシステムにおける「5つの構成要素」

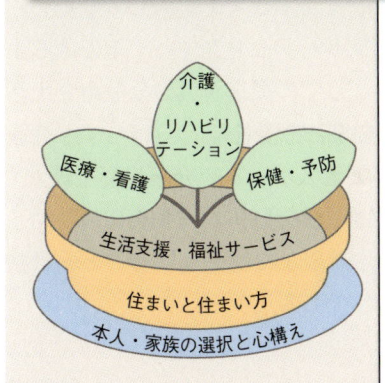

「介護」，「医療」，「予防」という専門的なサービスと，その前提としての「住まい」と「生活支援・福祉サービス」が相互に関係し，連携しながら在宅の生活を支えている．

【住まいと住まい方】
- 生活の基盤として必要な住まいが整備され，本人の希望と経済力にかなった住まい方が確保されていることが地域包括ケアシステムの前提．高齢者のプライバシーと尊厳が十分に守られた住環境が必要．

【生活支援・福祉サービス】
- 心身の能力の低下，経済的理由，家族関係の変化などでも尊厳ある生活が継続できるよう生活支援を行う．
- 生活支援には，食事の準備など，サービス化できる支援から，近隣住民の声かけや見守りなどのインフォーマルな支援まで幅広く，担い手も多様．生活困窮者などには，福祉サービスとしての提供も．

【介護・医療・予防】
- 個々人の抱える課題にあわせて「介護・リハビリテーション」「医療・看護」「保健・予防」が専門職によって提供される（有機的に連携し，一体的に提供）．ケアマネジメントに基づき，必要に応じて生活支援と一体的に提供．

【本人・家族の選択と心構え】
- 単身・高齢者のみ世帯が主流になる中で，在宅生活を選択することの意味を，本人家族が理解し，そのための心構えをもつことが重要．

「自助・互助・共助・公助」からみた地域包括ケアシステム

自助
- 自分のことを自分でする
- 自らの健康管理（セルフケア）
- 市場サービスの購入

互助
- 当事者団体による取り組み
- 高齢者によるボランティア・生きがい就労
- ボランティア活動
- 住民組織の活動
- ボランティア・住民組織の活動への公的支援

共助
- 介護保険に代表される社会保険制度およびサービス

公助
- 一般財源による高齢者福祉事業等
- 生活保護
- 人権擁護・虐待対策

【費用負担による区分】
- 「公助」は税による公の負担，「共助」は介護保険などリスクを共有する仲間（被保険者）の負担であり，「自助」には「自分のことを自分でする」ことに加え，市場サービスの購入も含まれる．
- これに対し，「互助」は相互に支え合っているという意味で「共助」と共通点があるが，費用負担が制度的に裏づけられていない自発的なもの．

【時代や地域による違い】
- 2025年までは，高齢者のひとり暮らしや高齢者のみ世帯がよりいっそう増加．「自助」「互助」の概念や求められる範囲，役割が新しい形に．
- 都市部では，強い「互助」を期待することが難しい一方，民間サービス市場が大きく「自助」によるサービス購入が可能．都市部以外の地域は，民間市場が限定的だが「互助」の役割が大．
- 少子高齢化や財政状況から，「共助」「公助」の大幅な拡充を期待することは難しく，「自助」「互助」の果たす役割が大きくなることを意識した取り組みが必要．

（厚生労働省資料より作成）

るサービスと3食365日の配食，さらには医療と住まいが整備されることである．
- ともすると既存事業者の連携に注目してしまうが，24時間365日連続するサービスがないと生活することはできないことから，まずはニーズを支えられるサービスが構築されないと名前だけの仕組みになってしまう．
- 社会保障制度改革国民会議の最終報告書[1]に，定期巡回・随時対応型訪問介護看護と小規模多機能型居宅介護の整備が必要と記載された理由を理解し，まずはサービスの原点を整備することから始めなければならないし，同居家

族のために自宅で介護を受けることが困難な場合に対応する住宅環境も同時に整備されなければならない．
- 当センターは1982年の特別養護老人ホームの開設以来，施設利用者を元の地域に戻すことと，施設に避難しなくても生活を支えられること，それも家族に頼らない介護体制を構築することを目指しサービスを整備してきた．
- その結果，人口18万人の地域社会に16のサポートセンターと，その内5か所に従来の施設を分散したため，集合住宅としての従来施設の分散型で生活しても，個別住宅の生活を継続しても，居住費と食費を自己負担して，介護保険料を負担する仕組みは共に同じことになった．
- これに往診と訪問看護との連携があれば，地域社会自体が施設や病院と同じことになり，暮らし慣れた生活を継続して，最後まで支え続けることを目指している地域包括ケアシステムは完成するのである．

文献
1) 2013.8.6 社会保障制度改革国民会議報告書．
2) 2013.6.13 社会保障制度改革国民会議資料．

地域医療連携の実際

先進地域の実例
東急電鉄と横浜市の取り組み

平江良成，後藤　純
東京大学高齢社会総合研究機構

- ◆ 行政と企業（東京急行電鉄（株）〈以下，東急電鉄〉）が連携し，青葉区内の関係者に呼びかけ，医師会や介護関係事業者が中心となって地域包括ケアシステムを構築していく，公民連携の取り組みについて報告する（2014年5月時点）．
- ◆ 横浜市と東急電鉄が横浜市青葉区でのまちづくりにおいて「次世代郊外まちづくり」の推進に関する協定を締結し，行政と民間企業とで連携して超高齢社会を迎える大都市近郊の既成市街地の住宅地の持続，再生を実現していくこととした．その取り組みにおいて，「医療・介護連携の地域包括ケアシステム推進部会」（略称：ケア部会）を設置した．
- ◆ 2012年11月に発足したケア部会は，横浜市および青葉区，青葉区医師会，歯科医師会，薬剤師会，介護事業者連絡会，区内病院，東急電鉄等をメンバーにして，初年度（第1フェーズ）は11回開催し，青葉区における地域包括ケア実現のための討議を重ね，医療・介護の連携を軸とした地域包括ケア「あおばモデル」を構築し，2017年度までに区内に広めていくこととした．
- ◆ 2013年10月から始まった第2フェーズでは，7つのパイロットプロジェクト（医療・介護連携の「顔の見える場づくり」，在宅医療リソースの増加へ向けた普及活動，在宅患者向け病床確保の仕組みづくり，在宅医同士のサポート体制のモデル検討，医療・介護の地域資源マップづくり，在宅医療・ケアを実現する多職種連携の情報システム検討，地域住民への啓発活動や情報提供，相談窓口の検討）を推進することとした．

次世代郊外まちづくりとは？

- 2011年6月，横浜市と東急電鉄は，人口減少，超高齢社会を迎える郊外住宅地とコミュニティの持続と再生をテーマとした「郊外住宅地とコミュニティのあり方」研究会を立ち上げた．研究会では，先進的，学際的な研究と実践活動を行っている東京大学高齢社会総合研究機構の支援と助力を得た．
- その研究会の成果として，2012年4月に横浜市と東急電鉄の間で，横浜市内の東急田園都市線沿線エリアの郊外住宅地の少子化・高齢化，住宅やインフラの老朽化，コミュニティの希薄化等の課題への対応策を検討する「次世代郊外まちづくり」の推進に関する協定が締結された（ 1 ）．
- 「次世代郊外まちづくり」内には，郊外住宅地における各種課題を専門的集

横浜市青葉区
横浜市北部に位置する．渋谷駅から南西へ15～20 km．東急田園都市線で約20～30分．人口約30万人で横浜市の中で2番目に人口が多い区．

1 次世代郊外まちづくりのイメージ図

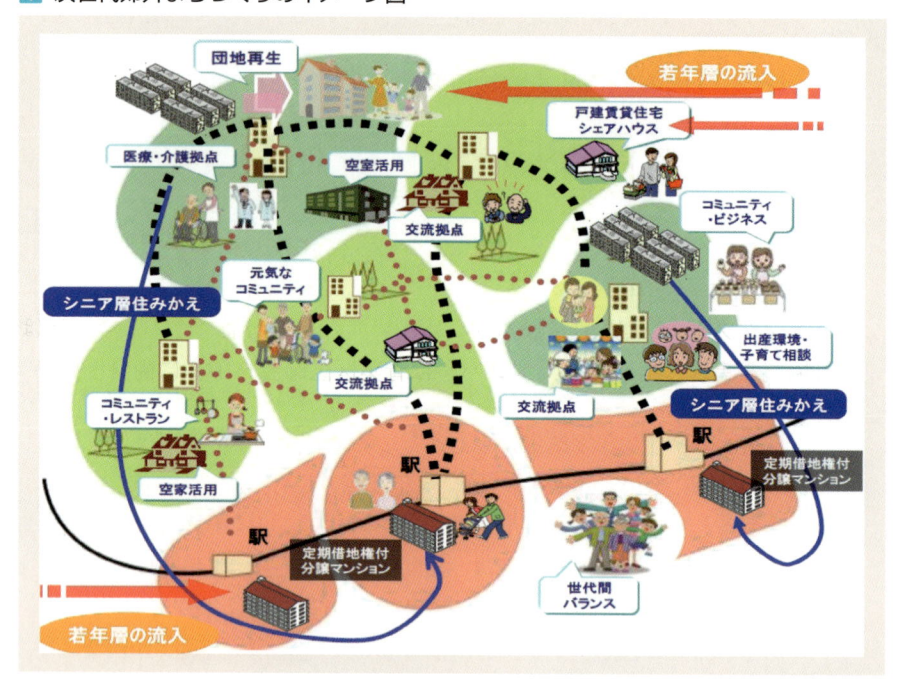

(横浜市記者発表資料〈平成24年4月18日付〉[1] より許可を得て転載)

2 次世代郊外まちづくりでのケア部会の位置づけ

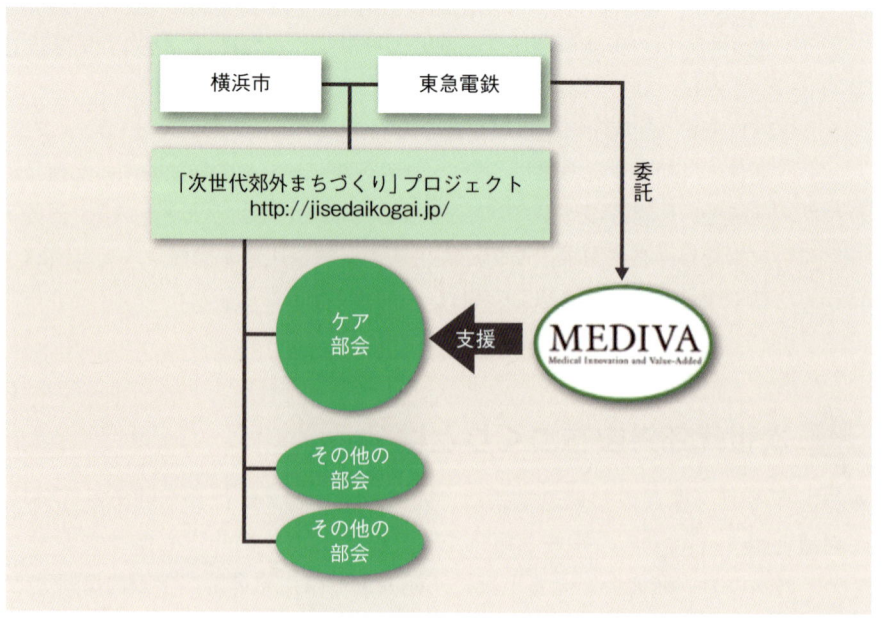

(横浜市青葉区「医療・介護連携の地域包括ケアシステム推進部会」-初年度(第1フェーズ)の部会開催概要と今後の展望に関わる報告書[2] より)

中的に検討する「暮らしのインフラ検討部会」が複数設置され,「医療・介護連携の地域包括ケアシステム推進部会」(ケア部会)はその部会の一つとして「次世代郊外まちづくり」プロジェクト内に位置づけられている(**2**).

「医療・介護連携の地域包括ケアシステム推進部会」（ケア部会）の概要

- **目的**：ケア部会は，高齢者が住み慣れた地域で安心して自分らしく生活をおくることができる，在宅医療と介護が連携した地域包括ケアシステムの仕組みを地域の実情に沿いながら医療・介護関係者と行政が連携して構築していくことを目的に設置された．
- **構成**：ケア部会は隔月開催とし，それ以外に具体的検討の場として在宅医療ワーキンググループ（WG）を設置し，WGは間の月に開催することで，ほぼ毎月協議を実施・推進した．メンバーは青葉区医師会を中心に歯科医師会，薬剤師会といった医療関係者や，訪問看護，訪問介護，ケアマネジャー，通所介護などの多数の介護関係者に加えて，横浜市，東急電鉄で構成された．また会議をまとめる役割を担う外部機関を参加させた（**3**, **4**）．
- **アドバイザリー**：ケア部会には，東京大学高齢社会総合研究機構がアドバイザリーとして参画し，辻哲夫特任教授などの講演や柏市で実施している事例の報告など，助言を実施した．

ケア部会第1フェーズの概要

- 第1フェーズでは，2012年10月のプレ部会（東京大学高齢社会総合研究機構の辻哲夫特任教授の講演勉強会）を含めて，2013年9月の第1フェーズ最

3 ケア部会の構成図と参画主体

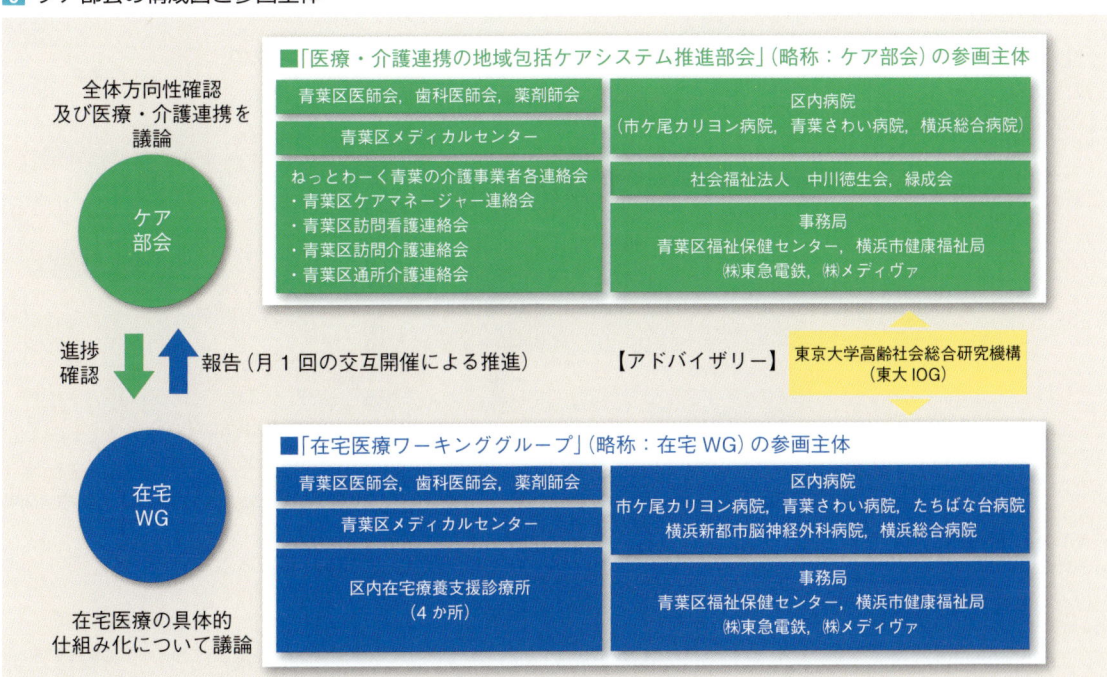

（横浜市青葉区「医療・介護連携の地域包括ケアシステム推進部会」-初年度（第1フェーズ）の部会開催概要と今後の展望に関わる報告書[2] より，（株）メディヴァ作成）

> **ヒアリング調査で抽出された課題**
> - 在宅医療を担う医師の不足，またかかりつけ医としては在宅医療のバックベッドの不足を感じている．
> - 介護の草の根ネットワークが既にあるが，実行力ある課題解決の場としては活用しきれていない．また，医療・介護の顔の見える場づくりが急務である．
> - 地域の医療介護資源のシステム的集約・一元化が不十分である．
> - 青葉区民の在宅への認識・信頼感が希薄（都心の病院志向）である．

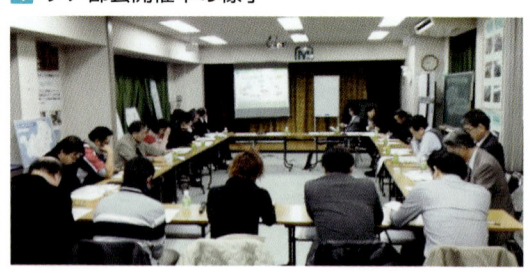

4 ケア部会開催中の様子

部会開催中の様子（青葉区医師会館にて）

5 第1フェーズの検討スケジュール

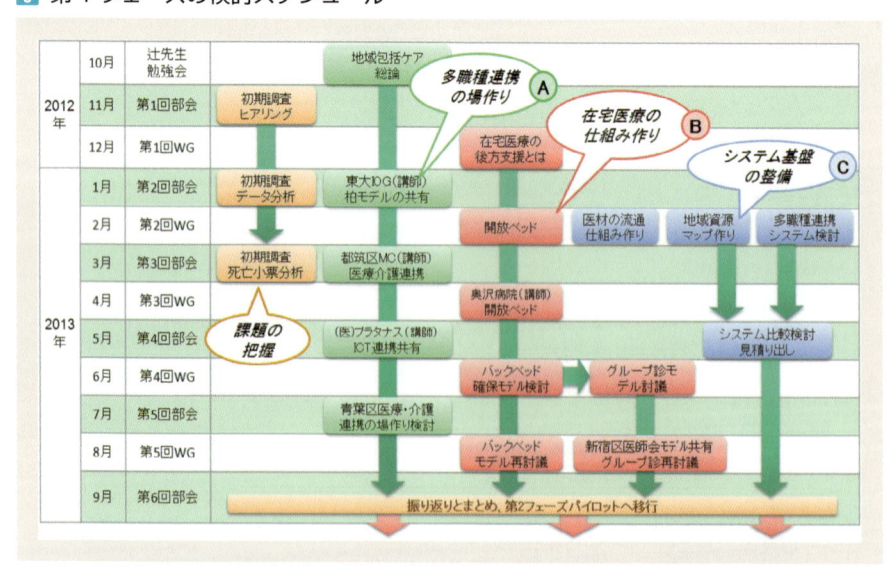

（横浜市青葉区「医療・介護連携の地域包括ケアシステム推進部会」－初年度（第1フェーズ）の部会開催概要と今後の展望に関わる報告書[2]）より許可を得て転載）

終回までにケア部会を計7回，在宅WGを計5回開催．主に①多職種連携の場づくり，②在宅医療の仕組みづくり，③システム基盤の整備の3つのテーマが討議された（5）．

6 横浜市青葉区の死亡者総数および各疾患の死亡者数の推移予測

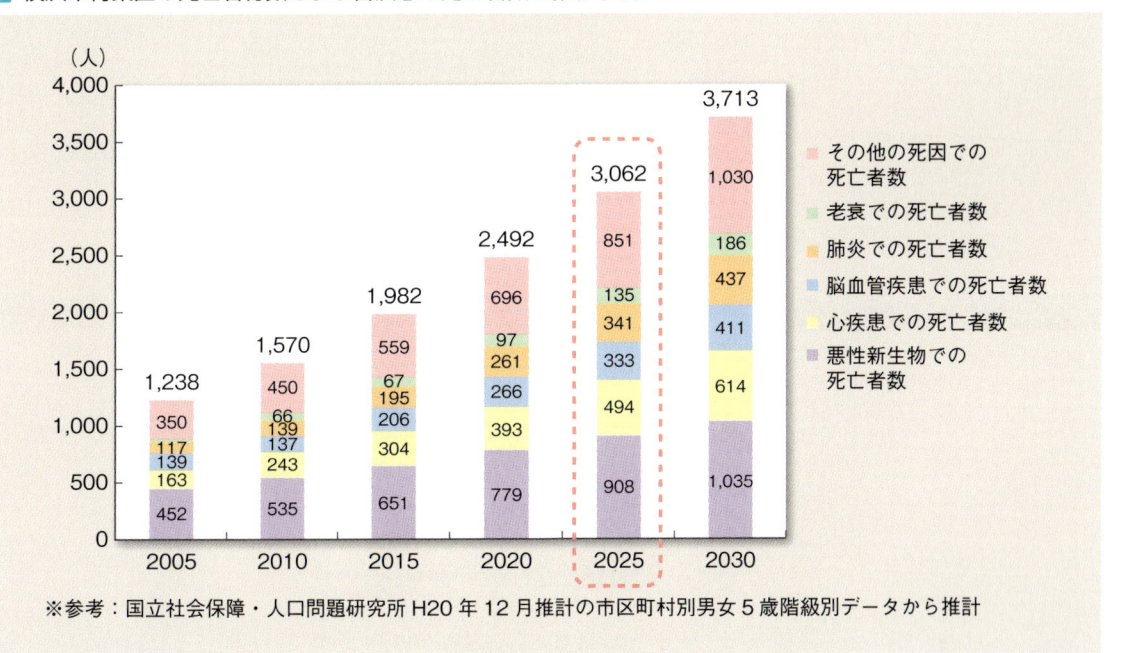

※参考：国立社会保障・人口問題研究所 H20年12月推計の市区町村別男女5歳階級別データから推計

(横浜市青葉区「医療・介護連携の地域包括ケアシステム推進部会」-初年度(第1フェーズ)の部会開催概要と今後の展望に関わる報告書[2]より)

- 初期の段階では，討議を有意義なものにするため，青葉区の現状分析(ヒアリング調査，データ分析調査)を行い，課題を整理するとともに，今後の在宅医療ニーズを予測し，現状とのギャップを提示することで，メンバーの問題意識と討議への主体的参画を促した．
- 公開統計データに加えて，「死亡小票(死亡診断書)」のデータを開示請求・分析し，現状の青葉区の看取りを中心とする医療の供給状況と，2025年の需要予測を実施した．
  ▶ 2025年には，青葉区の死亡者数は年間3,000人超となる(2011年の1.86倍) (6)．
  ▶ 病床規制等で病院での看取りが頭打ちとなり，在宅看取り増加率は約3.5倍になり，青葉区内の在宅療養支援診療所(在支診)が対応しなければならない在宅(施設＆自宅)看取りの数はおよそ900人規模になる(7)．
  ▶ 在宅看取り900人時代に対応するためには，特化型＆併用型の在支診の増加，およびグループ診や訪問看護ステーションの充実，外来医の在宅スキルアップ等，質的な向上も必至となる(8)．

第1フェーズでの協議事項

①多職種連携(医療・介護の連携)の場づくり

- 青葉区における課題として，地域包括ケアシステムに係わる各職種の間では，草の根ベースでは日頃からお互いに連携ができているところがある一方で，

7 2011年の死亡者実数と2025年の推計値の比較

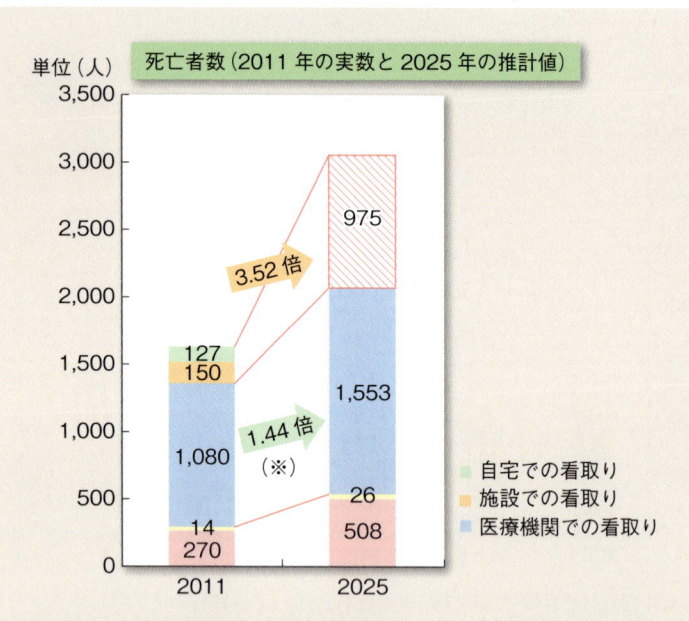

死亡者数（2011年の実数と2025年の推計値）
単位（人）

2011年：自宅での看取り 127、施設での看取り 150、医療機関での看取り 1,080、14、270
2025年：自宅での看取り 975、施設での看取り 26、医療機関での看取り 1,553、508

3.52倍
1.44倍（※）

凡例：
- 自宅での看取り
- 施設での看取り
- 医療機関での看取り

グラフ参考：横浜市青葉区人口動態調査死亡小票（2011年）をもとに作成

（※）全日本病院協会「終末期の対応と理想の看取りに関する実態把握及びガイドライン等のあり方の調査研究」より，1病床あたりの年間平均看取り人数を1名と設定し現状の1.25倍，さらに病床数微増によるキャパ増大の1.15倍を掛け，病院見取りのキャパ拡大は1.44倍と仮定した．

（横浜市青葉区「医療・介護連携の地域包括ケアシステム推進部会」-初年度（第1フェーズ）の部会開催概要と今後の展望に関わる報告書[2]より）

8 2025年に地域包括ケアを実現するための2つのパターン

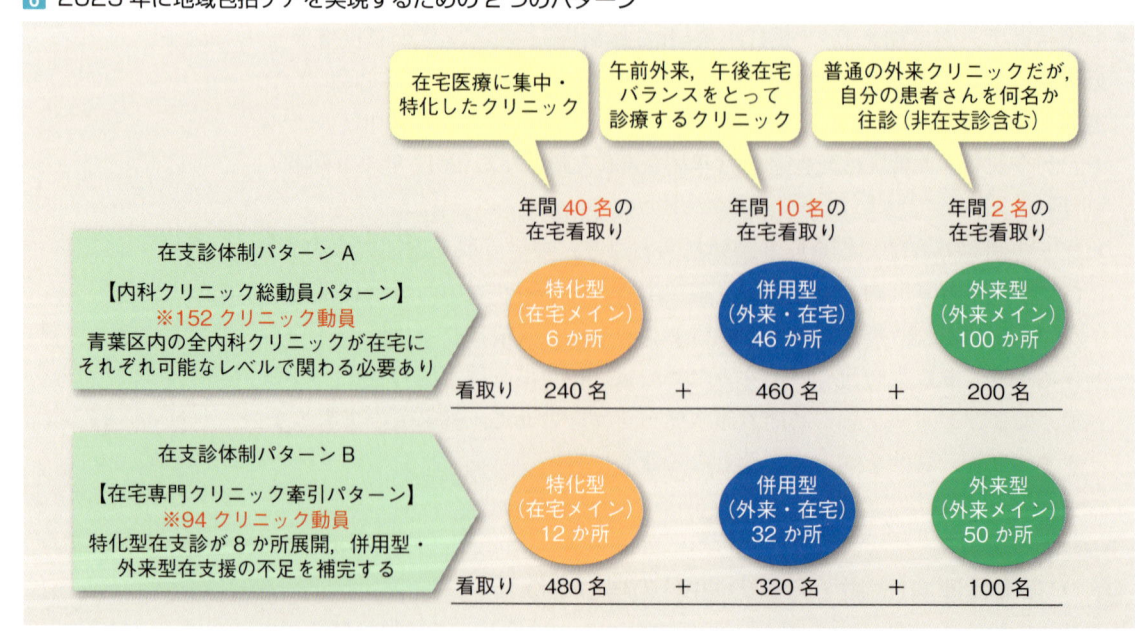

在支診体制パターンA
【内科クリニック総動員パターン】
※152クリニック動員
青葉区内の全内科クリニックが在宅にそれぞれ可能なレベルで関わる必要あり

- 在宅医療に集中・特化したクリニック → 年間40名の在宅看取り → 特化型（在宅メイン）6か所
- 午前外来，午後在宅バランスをとって診療するクリニック → 年間10名の在宅看取り → 併用型（外来・在宅）46か所
- 普通の外来クリニックだが，自分の患者さんを何名か往診（非在支診含む） → 年間2名の在宅看取り → 外来型（外来メイン）100か所

看取り　240名　＋　460名　＋　200名

在支診体制パターンB
【在宅専門クリニック牽引パターン】
※94クリニック動員
特化型在支診が8か所展開，併用型・外来型在支援の不足を補完する

- 特化型（在宅メイン）12か所
- 併用型（外来・在宅）32か所
- 外来型（外来メイン）50か所

看取り　480名　＋　320名　＋　100名

（横浜市青葉区「医療・介護連携の地域包括ケアシステム推進部会」-初年度（第1フェーズ）の部会開催概要と今後の展望に関わる報告書[2]より）

9「多職種連携の場づくり」協議メンバー

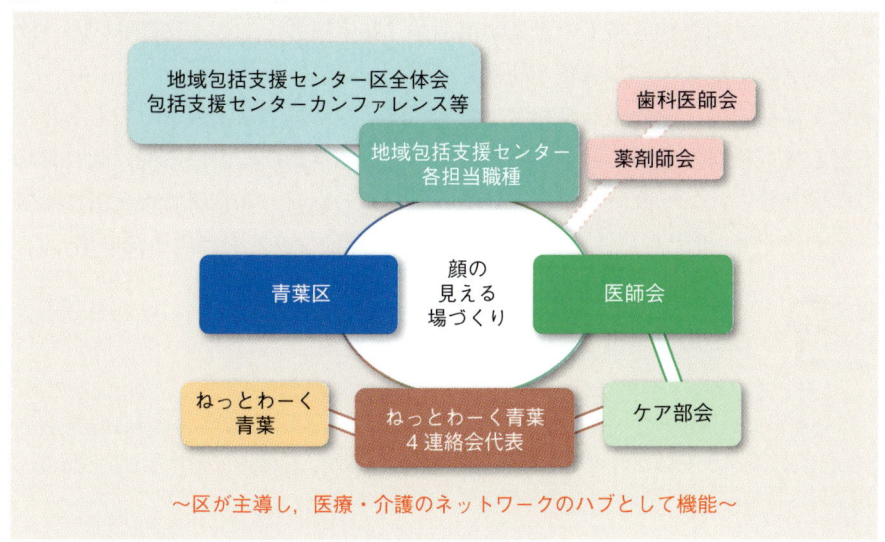

~区が主導し，医療・介護のネットワークのハブとして機能~

(横浜市青葉区「医療・介護連携の地域包括ケアシステム推進部会」-初年度(第1フェーズ)の部会開催概要と今後の展望に関わる報告書[2])より)

職種間，特に医療と介護の間には「カベ」があり，様々な「軋轢」を生じているところがあることがわかった．

- この「職種間のカベ」を取り除き，多職種での連携をつくっていくために，第三者である行政(＝青葉区)が事務局となり，「ねっとわーく青葉(介護事業者連絡会)」，医師会，地域包括支援センター，歯科医師会，薬剤師会による"医療・介護連携の顔の見える場づくり"を実践していくこととした(**9**)．
- 医療・介護関係者がインフォーマルな場も含め議論を進める中で，「職種間のカベ」を取り除き，多職種での連携をつくっていくためには，①地域包括ケアシステムにかかわるすべての職種の方々に，超高齢社会を迎えるにあたっての医療・介護の危機的な状況を理解してもらうこと，②各職種が互いをよく知り，地域包括ケアシステムの中での役割を認識し合うこと，③情報の共有と連携の必要性を認識すること，が必要であることがわかった．
- そこで，職種ごとの定例会や集まり(例えば医師会の会合など)を活用し，地域包括ケアに関する啓発の講演を行うとともに，他の職種の方が順番に出向いていき，その職種の役割や業務内容を説明し合うことから始めた．
- 一定の説明が終わったあと，地域包括ケアシステムにかかわるすべての職種に集まってもらう「キックオフセミナー」を開催することとした．
- このキックオフセミナーは，350人もの医療・介護の専門職の皆さんに集まっていただき，地域包括ケアシステム構築に向けた意識高揚を図ることができた．

②在宅医療の仕組みづくり

- ヒアリング調査でも多くの意見が出たが，在宅医療を進めるに際し，バックベッドの不足を大きな課題と認識していた．
- ケア部会では，開放型病院を実施している病院関係者に講義をしてもらうなどして，検討を重ねていき，①連携室の土日休み期間における受け入れ対応の取り扱い，②転院時の治療方針統一用パスの作成，③空床状況把握や転院先の決定等，モデル全体を管轄する拠点の機能についての課題を洗い出した．

> **在宅療養患者の夜間急変時**
> "どこの病院にも受けてもらえない"という事態を防ぐセーフティネットとして，①夜間受入病院で数日入院を受け入れ，②トランジット（2次輪番）病院へ転院，というバックベッド確保モデルを構築する方向性で調整．青葉区内のかかりつけ医が安心して在宅に乗り出せる基盤を整備することとした．

- 今後，青葉区版「バックベッド確保モデル」の構築に向けて，いったん仕組みづくりに参画する病院間で最低限のルールを策定したうえで，一部のモデル登録患者によるパイロット稼働をクローズドな形で行い，その中で最適な拠点機能のあり方等の具体的論点を詰めていくこととした．
- 部会ではかかりつけ医同士の連携といざというときの副主治医により支えられる柏市モデル，新宿区医師会のモデルなどを参照・比較しながら，区内の診療所が互いに連携しつつ，特化型在支診がサポートを行う「グループ診あおばモデル」の構築を検討していくこととした．

③システム基盤の整備

- ヒアリング調査の結果からも，①地域資源情報がまとまっておらず，効果的な活用がされていない，②多職種連携の既存の枠組みは充実しているが，施策への落とし込み，実行力が不足している，等の課題があり，ケア部会で討議を実施．
- ケア部会討議を通じ，地域包括ケアをサポートする2つのシステム（地域資源マップと多職種連携クラウドシステム）構築を進めることとした．
- 多職種連携クラウドシステムについては，大手ベンダーの比較検討デモを実施する等，地域包括ケア「あおばモデル」に適したシステムの選定を実施．地域資源マップと同様，第2フェーズでの構築を目指すこととした．

ケア部会第2フェーズ以降の展開

- 第1フェーズでの協議・検討をふまえ，次世代郊外まちづくりの取り組みに地域包括ケア「あおばモデル」構築を位置づけた．また構築に向け，ケア部会第2フェーズにおいて，下記の7つのパイロットプロジェクトを推進する旨を基本構想書に明記した．

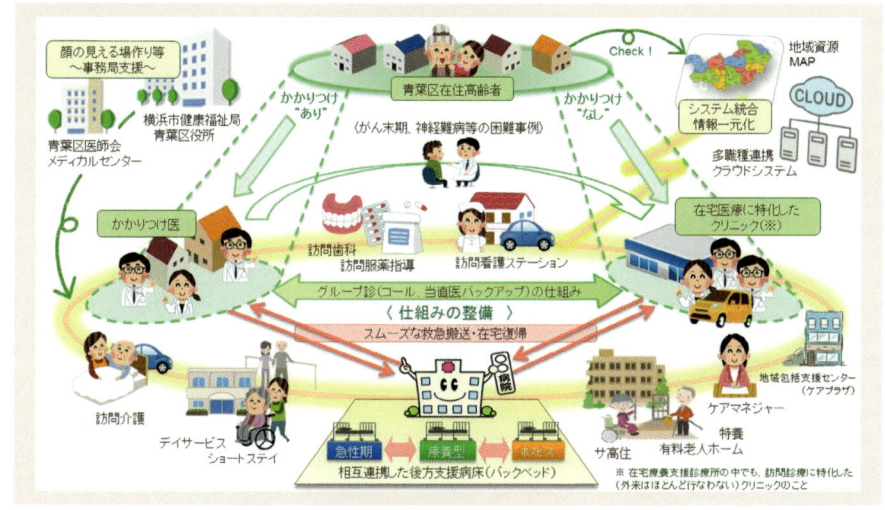

10 青葉区地域包括ケア「あおばモデル」のイメージ

(横浜市青葉区「医療・介護連携の地域包括ケアシステム推進部会」-初年度（第1フェーズ）の部会開催概要と今後の展望に関わる報告書[2] より許可を得て転載)

①医療・介護連携の「顔の見える場づくり」
②在宅医療リソースの増加に向けた普及活動
③在宅患者向け病床確保の仕組みづくり
④在宅医同士のサポート体制のモデルの検討
⑤医療・介護の地域資源マップづくり
⑥在宅医療・ケアを実現する多職種連携の情報システムの検討
⑦地域住民への啓発活動や情報提供，相談窓口の検討

- 7つのパイロットプロジェクトの推進を通じ，医療・介護連携を軸とした地域包括ケア「あおばモデル」を構築し，2017年までに区内に広めていくこととした(10)．
- 地域包括ケア「あおばモデル」は，在宅医療・介護連携の仕組みだけではなく，中長期的には，「支え合いの地域コミュニティ」や「高齢期の生きがいづくり」まで，広く地域社会全体を射程に捉えたプロジェクトとして推進していく．

文献
1) 横浜市記者発表資料（平成24年4月18日付）．
2) 横浜市青葉区「医療・介護連携の地域包括ケアシステム推進部会」-初年度（第1フェーズ）の部会開催概要と今後の展望に関わる報告書．

在宅医療と地域連携

3 章

在宅医療と地域連携

在宅医療と多職種連携

医療法人アスムス生きいき診療所・ゆうき　**荒井康之**
医療法人アスムスおやま城北クリニック　**太田秀樹**

- ◆在宅医療は，個人の生活の場に医療が持ち込まれたものであり，医療よりも生活が上位概念にある．対象者を，病人あるいは患者としてとらえるのではなく，生活者としてとらえた医療の形である．
- ◆在宅医療では，対象者の生活状況に合わせて，病気の予防を図ったり，治療を行ったりする．治せる病気には当然，治癒を目指すが，治せない病状のときにも，対象者の生活がよりよい状態を保てるように，医療的支援を行う．
- ◆しかし，医療的支援だけでは，対象者の生活は成立しない．食事，排泄，清潔，移動など，基本的な生活活動が保証され，生きがいを実現できることが必要である．そのためには，介護職，福祉職，行政，事業者，ボランティアなど，さまざまな人たちのかかわりが欠かせない．多職種がそれぞれの職能を活かして連携しながら，生活全体を支援していく．
- ●連携の際には，相手の職能や立場を理解し，尊重する姿勢をとる．特に他の職種は，医師に対して距離を感じていることが少なくない．医師自ら敷居を低くするようにする．積極的に情報提供することから，連携のきっかけを作るように心がけたい．

在宅医療と多職種連携

Point
発熱が生じたときなどの急性期の対応では，医師の存在が重要であるが，**生活を支えていくという視点では，医師が前面に出ないほうがよい**ことも多い．ケアマネジャーや訪問看護師など，より生活に密着したところでケアにかかわる職種を中心に据えて，医師は後方支援に回る（**医療的支援を担保する**）という姿勢も必要である．

- ●科学としての医学の発展にはめざましいものがあるが，根治が困難な疾病は，いまだに少なくない．たとえば，がん終末期や脳卒中後遺症などの場合，病気や障害とともに，対象者は生活を続けることになる．**その生活を豊かに送れるよう，医療的な側面から支えることが，在宅医療の大きな役割である**．つまり，"その人らしい生活"が，医療よりも優先する概念であるといえる．
- ●生活は，対象者の食事・排泄・清潔（入浴）・移動などの**基本的な活動が保証**され，生きがいが実現できてこそ，成立する．さらに，支える対象は介護する家族の生活でもある．家族にとって，介護が過剰な負担とならないように，支援の体制を整えたり，時には治療方針の再検討を行ったりする．
- ●こうした生活活動や生きがいの実現には，医療の視点を欠くことはできない．しかし，**医師だけでは到底できない**．ソーシャルワーカーやケアマネジャー，訪問看護師，薬剤師，歯科医師，歯科衛生士，理学療法士，作業療法士，言語聴覚士，管理栄養士，介護事業者，ボランティアなど，多種多様な職種が，

在宅医療と多職種連携　173

column

在宅医療における多職種連携は，演劇における主役・スタッフに例えられる

　在宅医療を，人生というドラマの集大成のお手伝いと考えると，演劇に例えることがわかりやすいかもしれない．ある演劇が成立するために，たくさんのスタッフが支えているように，在宅医療では，対象者の生活が成立するために多職種が協働している．

　在宅医療において，対象者は，演劇でいう主演，脚本，監督を担当しているようなものである．主役は対象者であり，自分で導いたシナリオで生きる．そして，人生の最終的な責任者とも言える．また演劇では，主役の周りには，助演，演出，音楽など，それぞれの専門家が集う．このことは，在宅医療において，医療職，介護職などが集うことに似ている．さらに演劇では，スケジュールのマネジメント，大道具や衣装の準備，お弁当の手配などの裏方の仕事や，ホールという施設の存在も必要である．これらは，在宅医療でいう，住まい，地域的な社会資源，社会保障制度などに相当するともいえるだろう．

　専門職が，担当する場面で職能を発揮することにおいては，それぞれが絶対的な責任をもち，他の職種から尊重されるが，全体をみたときには，互いに序列はない．どれかが欠けても成立しないし，連携がとれていなければ，成功は期待できない．時には，職種を超えて互いに手伝うこともある．そして，すべての職種に共通する目標は，演劇の成功，対象者が豊かな生活を実現することである．

1 在宅医療における多職種連携は，演劇における主役・スタッフに例えられる

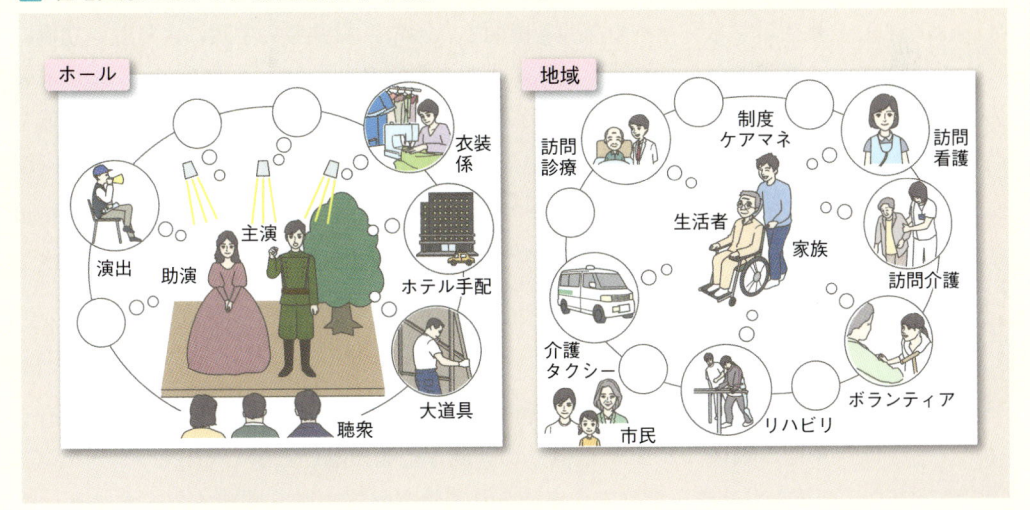

それぞれの職能を活かして，連携して支えていくことになる．

多職種連携における医師の役割

- 現在の**病状を医学的に評価**し，今後起こる**病状の変化や生活機能障害を想定**して，**治療方針を決める**．どのような選択肢があるのか，それを選択するとどのような生活が見込まれるのかなど，対象者・家族に説明する．
- 他の職種には，予想される病状の変化とともに，**ケアの注意点を伝える**．たとえば，心不全の場合には，浮腫の出現や呼吸苦に注意して観察やケアをすることなど，具体的な形で示しておく．こうした情報共有が，病状悪化の予

Point
情報共有に際して，専門用語や略語，外国語を使用することは，極力避ける．近い職種どうしでは当然のように通じる用語も，職種が違うと通じなかったり，異なる意味で受け取られたりする．他の職種が安心してケアを行えるように，わかりやすい言葉で，具体的に伝える．

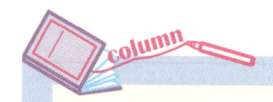

> **column**
>
> **予後を予測する**
>   がん終末期のように，短期間で死に至る進行性の疾病の場合には，それが週の単位で進むのか，月の単位で進むのか，予後を予測することも重要である．本人・家族が，病状に向き合い，死期が近いことを受容できると，残された時間をより充実したものにしようと意識的になる．ケアの提供者側も同様で，ケアマネジャーであれば，生活の状況のモニタリングの頻度を増やしたり，利用するサービスの準備に時間的余裕がもてたりするため，病状が進行しても速やかに対応できる．訪問看護では，看取りの精神的支援を強く意識することができる．

防や早期発見に結びつく．さらに，実際に病状の変化があった場合の対応方法と，その際には**医師が責任をもつつもりであることを明らかにしておく**と，他の職種も安心してケアに臨めるようになる．

他の職種から，対象者の生活に関する情報を得る

- ケアマネジャーや訪問看護師といった，**対象者の生活により近い立場にいる専門職からの情報を大切にする**．医師よりも他の職種のほうが，対象者の日課や趣味，生きがい，家族関係，経済的事情など，**生活に関する情報**をもっていることが多い．さらに，医師には言わないけれども，他の職種には本音を語るということも，しばしば見られる．
- 生活に即した治療方針を立てる際には，こうした情報も重要であるから，他の職種にも同席してもらうとよい．

連携の工夫

- 連携の際には，**相手の専門性を理解して，それを尊重し合う関係**を築く．
- 他の職種にとって，**医師への連絡は敷居が高い**と感じている人が少なくない．FAXを送るだけですませられる情報伝達ですら躊躇する人もいる．このような関係が続くと，対象者の支援に必要な情報までも途絶えることになりかねない．不必要な敷居を感じさせないよう，日頃から，態度・言葉遣いなど，他の職種とのコミュニケーションに，注意を払うようにしたい．
- ケアの提供に際して，他の職種が，医学的疑問や不安を感じていないかなども，気にかけるようにしたい．他の職種が，疑問や不安を感じたままでいると，病状の悪化を過度に恐れて，萎縮したケアになってしまうことがある．結果，対象者の活動が制限されてしまう．
- 連携する職種に対して，連絡を受けるのに都合がよい方法（時間帯，手段：面会，FAX，電話，メールなど）を伝えておく．連絡手段が明らかであると，連絡しやすく感じるものである．

Point
- 心理的距離感があったり，遠慮したりして，コミュニケーションを取るのが遅れると，かえって関係が悪化することもあるので注意したい．
- 連絡を取りにくいと感じている相手には，こちらから連絡を取るようにする．**連携の極意は，「待ちではなく，攻め」**である．

緊急を要しない用件の連絡には，しばしばFAXやEメールが好まれる．相手の忙しい時間に割り込むことがなく，記録が残ることで，無用なトラブルも回避できる．もちろん，緊急時や複雑な内容の場合には，それらに限らないことを明らかにしておく．

地域を知る

- 自分の地域に，連携相手となりうる職種・事業所がどれだけあって，どのような支援をできるのか，いわゆる「ソーシャル・キャピタル」を知ることが大切である．こうした情報は，市町村の地域包括支援センター等で把握できる．

> 介護保険や障害福祉などの社会保障制度も知る必要がある．どの職種が，どの制度で動くのかを知っていると，連携がより取りやすくなる．なお，障害福祉制度は，市町村単位で行われるものと，保健所を窓口として都道府県単位で行われるものがあるので注意する．

連携のハードルとなりやすいのは，相手のパーソナリティを知らないときだけでなく，職能を十分に理解していないときでもある．

顔の見える関係，心の通う関係

- 互いの顔や人となりを知ると，円滑な連携につながりやすい．しかし，複数の職種・事業所がかかわる在宅医療では，一朝一夕に関係性が構築できるわけではない．そのために，日々の積み重ねが重要である．
- 日頃から，一例一例を丁寧に，連携を意識して実践する．情報交換を密にし，**カンファレンスを行う場合には積極的に参加**する．自らカンファレンスを呼びかけてもよい．はじめは小さなきっかけであっても，一度関係性が構築されると，次の連携はより円滑になる．さらに，当初は，ある職種・事業所とだけの連携だったものが，次第に広がりを見せて，地域全体の職種・事業所との間に，顔が見える関係ができることにも期待したい．

> 他の職種と時間を調整して，同行訪問をするのもよい．病態によっては，対象者の状態を一緒に確認しながら，その場で治療方針を相談・決定できるなど，利点は多い．

筆者が歯科医師とともに，診察している様子

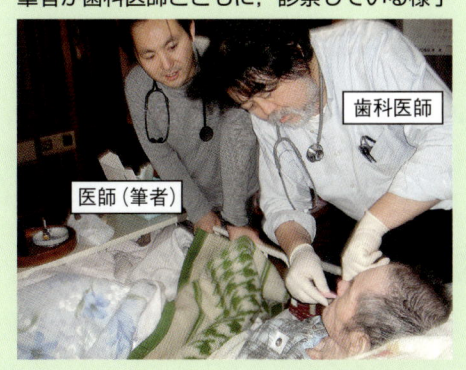

患者は，誤嚥性肺炎を繰り返していたため，口腔ケアや嚥下訓練が必要と判断し，訪問歯科診療を依頼した．歯科医師とともに，嚥下機能を評価して，本人・家族への病状説明と生活指導を行った．また，自らにおいても，嚥下訓練の手法を学ぶ機会ともなった．

振り返りカンファレンス：ある事例より

この事例では，本人・家族の希望に沿い，最期まで自宅で療養できるよう支援していたつもりであった．しかし，看取りの直前になって，家族が，不安や負担感から入院を希望するという事態が生じた．そこで筆者らは，急に家族が翻意するに至った理由をよく聞き，支援を厚くしたり，家族の心情に寄り添ったりするなどの工夫をした．すると，家族は，再び在宅看取りの方針に戻り，最終的には，本人も家族も，穏やかな状態で自宅で最期を迎えることができた．

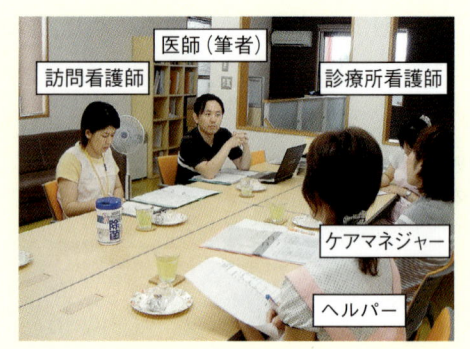

最終的に本人・家族の当初の思いが成し遂げられたとはいえ，家族の不安や負担感が強くなる前に，何らかのサインを察知して対応できていれば，より安心した在宅療養ができたかもしれないという思いが残った．そのため，自分たちの支援を振り返るカンファレンスを開催した．

すると，家族が入院の希望を口に出す少し前に，ヘルパーが家族の変化に気づいていたことを知った．仮に，この時点で，ヘルパーやケアマネジャー，訪問看護師等と，密に連携が取れていれば，家族はもっと安心して介護ができていたかもしれない．具体的な改善策を，建設的な形で話し合い（進行に際しては，決して批判的にならないよう細心の配慮が必要である），反省を今後のチーム医療に活かす機会とした．そして，振り返りカンファレンスも含めて一緒に悩み，協働した職種間の絆は，より強固なものになったと感じる．

なお，現在の制度では，振り返りカンファレンスに対しては，診療報酬や介護報酬上の評価はない．それでも，より円滑な連携を進めるために，今後も事例があるたびに開催していきたい．

事例を超えて，地域の連携を図る

- 地域の専門職が集まるフォーラムや研究会などの会合には，積極的に参加したい．こうした会合は，地域の有志で行われていたり，行政や医師会が主導していたりなど，地域によってさまざまな形で行われている．地域にどのような活動があるのかを把握しておくことも大切である．ない場合には，自ら呼びかけて開催してもよい．こうした機会を通じて，**日頃から地域の職種間で関係性ができている**と，事例ごとの連携も円滑に進みやすい．

多職種連携から地域包括ケアへ

- これまで述べてきたように，在宅医療における多職種連携とは，対象者の生き方を尊重し，生活そのものを支えることによって，その尊厳を確保するための手段である．そして，**対象は個人にとどまらず，地域住民全体でもある**．
- 在宅療養を適切に支えられる多職種連携のネットワークが構築されていることは，地域住民の暮らしに安心を与える．たとえば，がん終末期になっても，**いつまでも地域で暮らしていける**，ということを保証することでもある．

Point

- 尊厳のある生活をするために，住民の一人ひとりが，生き方に関する意思や心構えを日頃からもっている必要もある．そうした生き方が明らかであると，それを尊重した支援を行いやすい．地域住民が，生き方を考えたり，家族内で話し合ったりする機会を促していくことも，在宅医療の一つの形であろう．
- 住民一人ひとりが在宅医療の主役であり，その主体的な参加が欠かせない．

結城市地域ケア研究会の実際

写真は，筆者が世話人の一人となって，地域に呼びかけている専門職の集まりである（結城市地域ケア研究会）．工夫している点は，以下の点である．

（1）開催日を定期的に，開催場所を同じにする

偶数月の第3木曜日19時から，いつも同じ公共施設での開催としている．あらかじめ日時がわかっていると，勤務シフトの調整を要するような人も参加しやすい．また，開催の案内が漏れたり，案内を失念したりした場合でも，その時間にその場所へ行けばよいので，参加しやすい．

（2）勉強会と交流会の2部形式

参加者のスキルアップと，交流（顔の見える関係の構築）の2つを，運営の目標とした．第1部では，講義形式で勉強会を行い，第2部では，それに対応したディスカッションあるいは自由な交流会を行っている．

ディスカッションや交流会への参加に消極的な人を心配したこともあったが，実際にはそれほどでもなく，毎回時間が足りないほどに盛り上がる．当初は，参加者に，「3人以上の人と名刺交換あるいは握手をして帰る」ということを，約束としていた．しかし，この形式にして2年以上経過し，今では，そうした呼びかけをわざわざ行わなくても，自然とそれができる集まりとなっている．

（3）会では，「〇〇さん」あるいは愛称で呼び合う

職能による呼称の習慣とはいえ，医師を「〇〇先生」と呼ぶと，コミュニケーションに遠慮が生じやすい．「〇〇さん」あるいは愛称で呼ぶことで，互いに地域で協働する仲間の一人として，フラットな関係を作るということを意図した．

こうした会への参加は，たくさんの人を知ることになり，刺激的である．

相手の職能を理解しているつもりであっても，直接，当事者から業務の内容を聞いて，目からうろこが落ちるということも少なくない．どのようなときに，その専門職の力を借りるとよいのかを知ったり，その苦労・立場などを理解したりすると，それに応じた連携の取り方ができる．逆に他の職種に対して，医師の立場を知ってもらうこともできる．さらに，こうした自由な場で，相談や要望を受けたり，本音を語ったりすることで，すでに築かれた信頼関係をより深めることもできる．

すると，事例においても，互いにストレスなく連携が取れる．結果，提供するケアの質も上がり，対象者の満足度も高くなるので，自身の仕事のやりがいにもつながる．

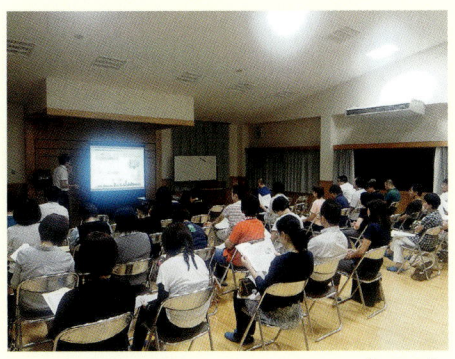

第1部：勉強会（講義形式でスキルアップを図る）

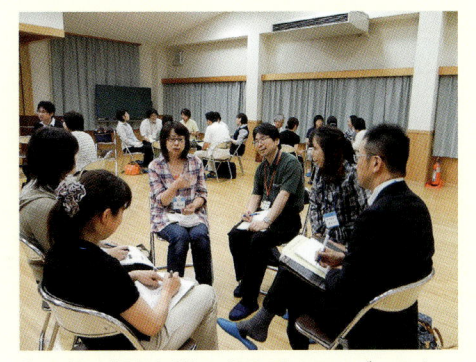

第2部：座談会（第1部を受けてのディスカッションや自由な交流など）

- 多職種連携は，医療職・介護職・福祉職といった専門職のみで組まれるものではなく，行政や地域の産業(タクシー，不動産・建築業，地域メディア等)，地域住民等の参加も含む．たとえば，徘徊がある認知症の人を，地域住民やタクシー運転手などが気にかけ，大きな事故が起こる前に保護するという**地域の仕組みを作ることも多職種連携の一つの形**である．
- まさに，連携する相手は地域全体と言える．地域の仕組みで地域の住民を支える，いわゆる**地域包括ケア**こそが，**在宅医療における多職種連携の目指すところ**である．

参考文献
- 在宅ケアを支える診療所・市民全国ネットワーク(編著). 在宅医療実践マニュアル―地域ケアをつくる仲間たちへ. 第2版. 医歯薬出版；2006.
- 佐藤智(編集代表). 〈明日の在宅医療 第5巻〉在宅医療・訪問看護と地域連携. 中央法規；2008.
- 地域包括ケア研究会. 地域包括ケアシステムを構築するための制度論等に関する調査研究事業(平成25年度厚生労働省老人保健事業推進費等補助金)報告書；2014.
- 太田秀樹. 在宅医療と地域連携. 治療 2008；90(増刊)：1325-1330.
- 太田秀樹. 地域包括ケアにおける在宅医療の役割. 地域包括ケアシステム(髙橋紘士 編). オーム社；2012, pp90-107.
- 荒井康之. 在宅医療. 地域包括支援・総合相談事例集(地域包括支援・総合相談研究会 編著). 第一法規；2013, 追補1699のpp51-61.

在宅医療と地域連携

退院調整看護師との連携

鈴木幸子
函館五稜郭病院退院サポート室

- ◆ 平成26年度診療報酬改定に向けた，日本看護協会の取り組みの一つに，「多職種協働の推進」があり，在宅医療の推進には，入院早期から退院後の生活を見据えて，早期回復や悪化予防・生活機能の維持に資するリハビリテーションの機能，チーム医療・地域連携の機能の充実が望まれる[1]．
- ◆ 退院調整部門や地域連携室は，地域と病院をつなぐ役割を担っており，今後は地域に目を向け，病院でできることを，看護部全体，病棟全体で考えていかなくてはならない．
- ◆ 退院時共同カンファレンスは，患者と家族間や医療機関間を調整しつなぐ場であり，心のバリアフリー化につながる．
- ◆ 退院時共同カンファレンスは，患者・家族と多職種が同じ場所で情報を共有することで，患者・家族が自分たちで支援を選択・決定できる．そして，患者・家族の思いに触れながら，患者・家族とともに点から面となって支え合う連携体制が構築できる．
- ◆ 医療福祉連携に求められることは，患者や家族と病院や地域を含めた多職種との連携・協働と，問題解決の意志や方法を共有しながら合意のもとで，患者が安心して住み慣れた療養の中で生活できるように支援していくことである．

医療をめぐる社会の急速な変化

- わが国では，2025年には団塊世代が後期高齢者となり，医療・介護の需要が急速に増加する．それに伴い，医療機能分化と連携，在宅医療が推進され，医療・介護・福祉の連携機運が高まっている．
- 少子化に伴い，家族の介護力の低下している中で，高齢者の単身世帯・老夫婦世帯が増加し，認知症や医療依存の高い患者の増加により，在宅療養支援はますます重要性を増している．
- 社会保障・税の一体改革は，医療・介護・予防・生活支援・住まいを包括的に提供する地域包括ケアシステムの構築を目標に進められ，平成26年度の診療報酬改定では，病床機能分化・連携，在宅復帰の取り組みへの評価がなされるなど，在宅支援に向けての体制強化や意識改革がとても重要となった[2]．

> **ここに注目** **地域包括ケアシステムの新規定――介護保険法第五条の3項**
>
> 　国及び地方公共団体は，被保険者が，可能な限り住み慣れた地域でその有する能力に応じ自立した日常生活を営むことが出来るよう，保険給付に係る保健医療サービス及び福祉サービスに関する施策，要介護状態となることの予防又は要介護状態等の軽減若しくは悪化の予防のための施策並びに地域における自立した日常生活の支援のための施策を，医療及び居住に関する施策との有機的な連携を図りつつ包括的に推進するよう努めなければならない．

退院調整に看護師が求められる理由

- 急性期病院においては，平均在院日数が短くなり，医療管理などの看護問題を抱えた状態で退院となることも多い．その中で，退院後も病状や状態に応じて必要な看護を提供しつつ，患者が在宅療養を継続できるような具体的な方法で医療・介護のサポートをマネジメントし，患者が地域での生活に戻れるようにすることが求められる．

退院調整看護師とは

①退院調整加算
　退院支援計画書を作成
　14日以内：340点
　15日以上30日以内：150点
　31日以上：50点
②介護支援連携指導料
　ケアマネジャーとの連携
　入院中2回まで算定：300点
③退院時共同指導料2：300点
　医師-医師：プラス300点
　医師-3者：プラス2,000点

- 平成20年度の診療報酬改定では，「後期高齢者総合評価加算」の新設に加え，「後期高齢者退院調整加算」（22年度に「退院調整加算」に名称変更）「退院時共同指導料」が改定された．
- また平成22年度に退院調整加算の算定要件として，退院調整部門を設置し，退院調整に係わる業務の経験を有する専任または専従の看護師または社会福祉士が配置されることが施設基準とされた．
- 退院調整が診療報酬上で評価されたことで，退院調整看護師を配置する病院が増え，入院から在宅療養まで一貫して支援していく体制が整いつつある．

退院調整の役割と機能

- 現在は退院調整看護師が，社会福祉士とともに退院調整を行っている病院が増えた．
- 看護師は健康レベルに視点をおいて退院に向けた調整を行い，社会福祉士は患者や家族が抱える心理・社会的・経済的課題（生活障害）に視点をおき，その解決・緩和・調整を通じて，療養上の安定と社会復帰の促進を図っている．
- それぞれ専門的な視点が違うからこそ，看護師と社会福祉士がチームで協働することによって，多様なニーズに応えられる多様な力となって，患者・家族の暮らしを支えていくことができる．
- 復帰先は自宅だけでなく，在宅復帰機能強化加算の届け出を出した療養病棟，地域包括ケア病棟，居宅系介護施設，在宅強化型の老健施設がある．福祉系の施設も退院先に含まれることから，資源の把握とある資源を有効に活用した調整が必要になる．

- 退院後の在宅療養を見据えられるように，急性期の段階から介護する家族の支援や介護保険の適用など地域における療養サービス資源との調整を行うことが重要である．
- 通院できる患者は外来に通ってくるため，外来での支援体制を充実することによって，病態の悪化予防，重症化予防，状態変化の早期発見をし再入院させないように，かかりつけ医と連携しながら効率的な医療を提供し，地域とともに患者を支えていくことが必要である．

院内の退院調整から在宅につなぐ

医療総合サービスセンター

- 当院では，地域連携体制強化のため，1階フロアに医療総合サービスセンター（以下，サービスセンター）を設置している（ 1 ）．
- サービスセンターには，認定看護師（がん性疼痛看護，緩和ケア，糖尿病介護，皮膚・排泄ケア）や保健師，看護師，管理栄養士，薬剤師，社会福祉士，事務員が配置されており，13部署総勢37名が，各々の専門的見地から「相談・説明・支援・指導」のサービスを提供し，多職種が互いに情報共有することで幅広い観点からの支援を行っている．
- 退院サポート室は，平成22年から円滑な在宅ケアへの移行を目的として，サービスセンター内の一部署として，専従の保健師1名，看護師1名の計2名体制で，入院から退院後の生活に向けた在宅療養へのサポートを行っている．
- 退院調整をするうえでは，「生活の場」という環境の中で患者・家族が主体となって療養を行うため，患者・家族の思いや在宅で継続できる工夫など，生活に合わせた支援が必要となる．
- 退院調整看護師は，患者・家族が自宅で安心して在宅療養ができるよう，病院で行っている医療を簡素化し，看護師が行う療養指導を「生活する場」への視点をもって，患者・家族が自立してできる方法へと転換していく必要がある．

サービス資源
以下のように分類
① 物的資源：諸施設，制度や法規，条例などの制度的資源．施設やサービス，病院，手当など．
② 人的資源：住民，ボランティア，保健・医療・福祉などの専門家など．高齢者クラブ，地域団体やボランティア団体，民生委員など．
③ 情報的資源：情報や情報処理ツール．
④ 関係的資源：物的，人的，情報的資源と関係を結んでいくときの媒体となる資源．貨幣，地域，権利，信用など．ただし，地域包括ケアシステムで調整するサービスや資源は主に，物的資源や人的資源である．

1 医療総合サービスセンター（函館五稜郭病院）

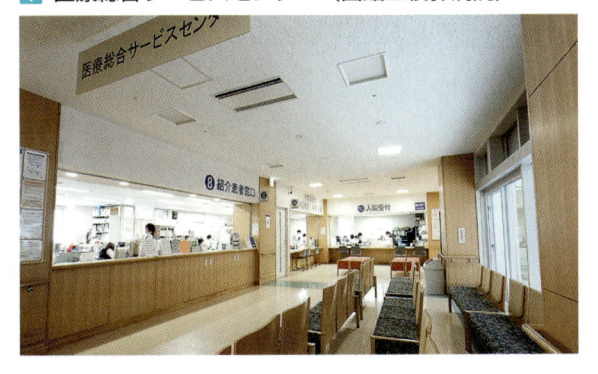

2 退院調整ハイリスク患者を抽出するデータベース

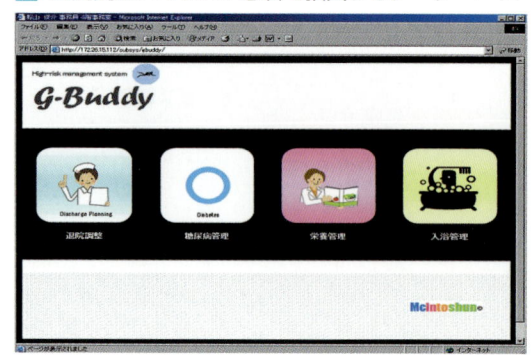

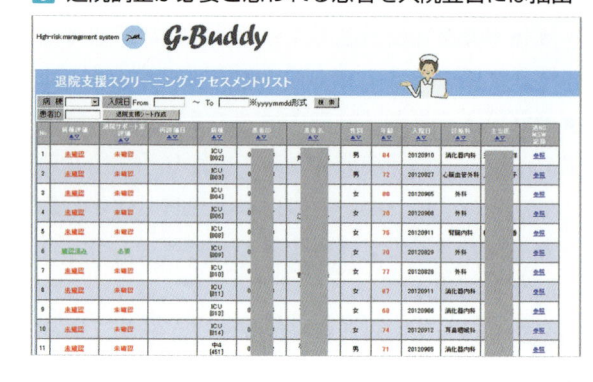

3 退院調整が必要と思われる患者を入院翌日には抽出

IADL
instrumental activities of dairy living；手段的日常生活動作

WHOにおける生活の質(QOL)の定義
自分が身を置く文化や価値観の中で，自分自身の目標，期待，規範，関心事において自分の状況をどのように認識し，感じるかである．
個人の価値観における充実の獲得に意義を見出すことを提唱している．

QOL評価の基本的構成要素(4つの概念で構成)
①身体機能
②メンタルヘルス
③日常役割機能
④社会生活機能

⚓ 退院調整ハイリスク患者を抽出するデータベース

- 急性期病院での退院調整は，いかに短い入院期間で効率よく支援を行っていくかが鍵となる．当院では，入院前の情報を利用し，退院調整ハイリスク患者を抽出するデータベースを開発した(**2**)．
- 65歳以上の高齢者は，CGA (comprehensive geriatric assessment；高齢者総合機能評価)＝基本的QOL，IADL，認知，意欲，排泄障害，情緒，摂食・嚥下，転倒，感覚器，家庭環境，栄養状態・持参薬管理，骨折またはがん，独居，日中独居についてのデータの中から，ハイリスク項目を設定する．
- 退院調整が必要と思われる患者を，入院翌日には抽出できる仕組みになっており，病棟看護師と情報共有しながら，スクリーニング，アセスメントを行い，退院調整の有無を決定する(**3**)．
- 入院早期から退院後の患者のQOL向上を意識した支援につなげ，地域で在宅支援を行っている往診医や訪問看護，介護従事者等との調整に役立てている．

⚓ インフォームドコンセント，退院時共同カンファレンス

- 退院時共同カンファレンスは，継続的に在宅療養ができるようにともに方法を見出していく場であり，安心して在宅への移行ができる入り口へと導いてくれる．そして，患者・家族は少しずつ，現在の状況を受け入れることができる．
- 退院する日が来ると，退院した後の生活について，入院する前には考えもしなかった心配事が見えてくる．
- 家族の介護力が低下した中で，医療依存が増した患者，自立度や認知機能が低下した患者を在宅療養に移行させるには，包括的な多くの支援が必要である．
- 退院時共同カンファレンスを行った後，患者・家族から「はじめ緊張したけれど，とても安心できた」といった言葉を聞く．これまで世話になった医師から在宅医に移行することは，家族・患者にとってとても不安なものである．

- 退院時共同カンファレンスの場には，主治医がいて，往診してくれる医師や看護師がいる．医師同士が患者中心に情報をきちんと確認し合っているという場面があってこそ，退院後は今度は在宅医へと，患者・家族は任せることができるのである．
- 退院前に，医師同士が地域の多職種とともに参加するカンファレンスの意義はとても大きく，それによって患者・家族は安心して在宅療養へ移行できる．

医療福祉連携に求められる視点

- ICF（International Classification of Functioning, Disability and Health；国際生活機能分類）とは，国際障害分類が改訂されたもので，2001年WHO総会において採択された．人間と環境との相互作用を基本な枠組みとして，人の健康状態や，心身機能，障害の状態を系統的に分類する生活機能モデルである（4）．
- ICFの構成要素には，大きく「生活機能と障害」と「背景因子」の2分野がある．
- 生活機能は，「心身機能・身体構造」「活動」「参加」の3要素から成り，背景因子は，「環境因子」と「個人因子」の2要素からなる．
- 障害は，構造の障害を含む「機能障害」「活動の制限」「参加の制約」のすべてを含む包括的な用語として用いられる．
- ICFは，これらのすべての構成要素が相互的に作用して人間の健康状態があるという見方をしている．
- 心身の機能やその障害の状態が環境によって変化し，心身機能が同じ状態で

4 ICF（国際生活機能分類）モデル

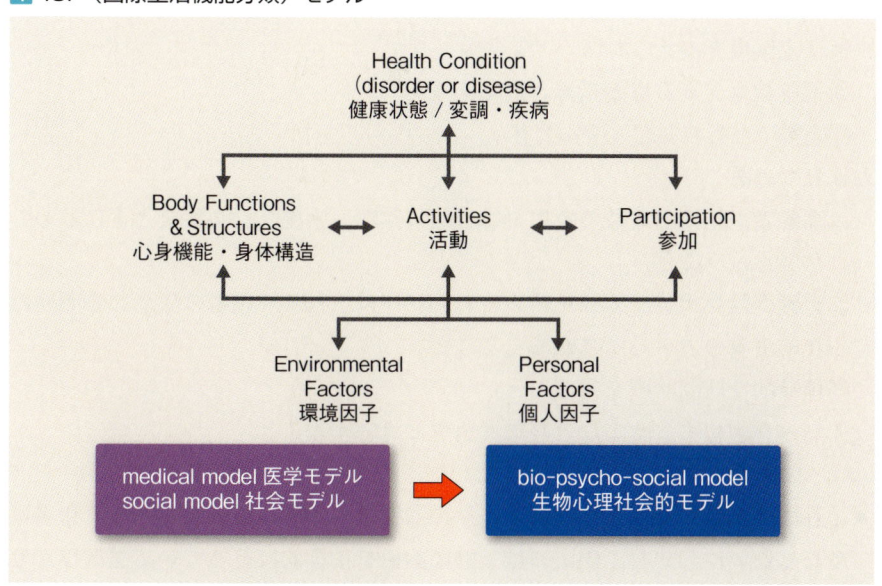

(International Classification of Functioning, Disability and Health；WHO 2001)

- あっても，その人がどのような背景(個人因子)をもち，どこでだれと(環境因子)生活するかによって，日々の生活における活動や参加の状態は異なるとする．
- たとえば，統合失調症の幻聴や関係妄想，認知症高齢者の周辺症状など，精神認知機能の障害は，環境の影響を大きく受け，どこで，だれと，どのような状態で過ごすかによって異なり，この心身の機能や障害は，個人固有のものでなく，環境などの背景因子との相互作用によるもので，さらに，それぞれが促進因子にも阻害因子にもなりうるという基本的概念が示された．
- ICFは，今後の保健・医療・福祉・教育とすべての領域において大きな意味をもつと考えられ，多様な視点が求められる医療福祉連携にとっても有用である．知識が豊富という意味ではなく，問題があったとき，物事をICFのそれぞれの視点から見ることができるということである．
- 支援する専門職はマイナス面だけをみるのではなく，患者が在宅で自立した生活を送るために，本人がもつストレングス(力)プラスの面を引き出す視点が必要である．"ICF六角堂"をどの方向からみるかによっても変わり，出身職種にありがちな見方にとらわれない，多様な視点が必要である．
- 障害の理解とその援助については，地域の人々に情報を伝え，理解を得る機会をつくることや正しい情報を正しく説明できるところにきちんとつなぐことも，調整していくうえでとても大切である．

今後の在宅医療と連携

- 病院が地域とともに在宅医療を支えていくためには，以下のことが求められる．

病院側
①在宅医療を選択の一つとして説明
②在宅医療を支えるレスパイト入院
③退院後も支える療養指導と療養支援
④連携のためのICT（情報共有）

かかりつけ医
①高齢者が抱える複数の疾患を総合的に診断・治療し，必要なときには心のケアも行うこと
②介護保険のケアマネジャーらとともに連携をとり，患者の生活に合わせた在宅療養のアドバイスができること
③積極的な訪問診療を行うこと
④痛みを緩和するケアなど終末期医療に対応すること

- これまで世話になった診療所の先生に最期まで診てもらいたいと思う患者は少なくない．しかし，現実には，訪問診療を積極的に行っている医師ばかりではなく，医療ニーズの高い患者や終末期医療に対応することが困難である

ストレングス
①その人が本来もっている強さ，健康的な側面，得意なこと，潜在的な能力，暮らしていく中で獲得したさまざまな技能(コミュニケーション，日常生活上のノウハウ等)．
②その人を支えるプラスの資源(環境)「自分らしい暮らし」への推進力．

5 病院と在宅との情報共有ツールとしてICTの活用—ID-Link（道南Medlka）

- といったケースがある．
- 急性期病院が在宅医療支援をどこまでできるのかということを考え，病院と診療所との連携を強化していく必要がある．
- 病院と在宅との情報共有ツールとして，ICTの活用など情報共有できるシステムを上手く業務に組み込んでいく必要がある（**5**）．
- 治療方法や薬剤調整などの相談や助言，入院の判断や調整，在宅緩和ケアへの支援など，病院から地域へとケアがきちんとつながるよう連携・協働する方法を検討するとともに，関係職種や関係機関を巻き込み，地域全体の医療の質が向上していく方法を検討することが必要である．
- 看護師の強みは，療養指導・療養支援ができることである．この強みを武器に，何らかの障害に適応しながら，在宅に目を向けられるようにアプローチしていくことが看護師としての大きな役割であると考える．

文献
1) 高島直子．平成26年度診療報酬改定．看護 2014；66（6）：44．
2) 厚生労働省．平成26年度診療報酬改定の基本方針．平成25年12月6日．

参考文献
- 全国訪問看護事業協会(監修)/篠田道子(編)．ナースのための退院調整 院内チームと地域連携のシステムづくり．日本看護協会出版会；2007．
- 中村裕美子．地域ケアシステムの構築．＜標準保健師講座 2＞地域看護技術，第2版．医学書院；2009, pp246-249．

在宅医療と地域連携

訪問看護ステーションとの連携

平原優美
あすか山訪問看護ステーション

- ◆ 訪問看護は全年齢，すべての疾患・障害者をケアできる．
- ◆ 看護の専門性は細胞レベルで健康的な状態に向かえるような酸素，栄養のとり方の支援であり，具体的には睡眠，運動，食事，排泄など日常生活の改善や，患者の暮らし方に深い関係のある家族，地域へのアプローチまで行っている．
- ◆ 訪問看護師は，家族看護としてグリーフケアを行っている．
- ◆ 病院から在宅へ移行する退院支援は，今後の在宅療養が継続できるかどうかの重要な支援である．特別訪問看護指示書の発行により，介護保険の対象者もすべて退院後2週間は状態に合わせた訪問看護が医療保険で行える．

訪問看護とは

- 訪問看護とは，居宅における療養上の世話と診療の補助のことをいう．
- 訪問看護は，全年齢で，あらゆる健康レベル，疾患，障害レベルの患者を看護の対象にしている．急性期治療を終了した病院からの退院後の患者，慢性期の患者，予防介護・要介護の高齢者，また，専門治療が必要な状態の急性増悪期や新たな病気の急性期などの重篤者の入院前，がん・非がんの終末期の療養者など，さまざまである．
- 医療保険，介護保険による訪問看護以外に，区市町村からの委託による結核予防法による訪問看護や，法務省の医療観察法による精神疾患患者への訪問看護などがある．
- 介護保険では，訪問看護師も居宅療養管理指導として，主治医の意見書に看護師の指導が必要と指示があれば，定期的な訪問看護による健康管理ができ，予防的なかかわりができる．
- 訪問看護の対象者の主傷病は多種多様である．循環器疾患，神経系疾患，精神および行動の障害，筋骨格系および結合組織の疾患，特に最近は認知症が急増している．
- 特別な医療処置も多く，経管栄養法（胃瘻を含む），在宅中心静脈栄養法，膀胱留置カテーテル，在宅酸素療法，人工呼吸療法，在宅自己腹膜灌流，人工肛門，人工膀胱，気管カニューレ，麻薬などによる疼痛管理などを行ってい

居宅療養管理指導
介護保険の中の居宅療養管理指導は，病院・診療所・薬局の医師などが，通院困難な要介護者等の自宅を訪問して，療養上の管理および指導を行うものである．医師や歯科医師，管理栄養士等と同様訪問看護師も訪問することができる．主治医の意見書に看護師の健康相談のチェック欄に印があれば，主治医の指示書がなくても，訪問看護師が3か月に1回訪問看護を行い，予防看護を提供し必要時適切な医療につなげることができる．

る．
- 家族も訪問看護対象としてとらえており，在宅看取り後，グリーフケアとして遺族への訪問看護や手紙，電話などによるケアを行っている．特に高齢者の独居や，親を亡くした子供など地域でケアが必要な対象は必要に応じてケアを続けている．
- 患者・家族は長い人生をその地域で暮らしてきたこともあろうし，3世代同居や独居など家族の様子はさまざまであり，それぞれ地域のかかわりの中で生活している．また，親類，近隣，職場，学校，保育園，幼稚園，特別養護学校などと幅広いかかわりをもちながら生活をしている．このような患者・家族およびその暮らしにかかわるすべての人々を，保健医療福祉サービスとしての訪問看護のかかわる対象であると考えている．
- 訪問看護ステーションでは，PT，OT，STが看護と連携をとりながら総合的なリハビリテーションを提供している．訪問看護ステーションの利用者は重症者が多いため，訪問リハビリテーションも小児や難病，要介護度の高い患者への対応が多い．

訪問看護制度

- 訪問看護制度は介護保険制度と医療保険制度において位置づけられている．
- 介護保険が優先するため，介護保険で訪問看護を利用する場合，医療保険では訪問看護ができない．ただし，急性増悪・終末期または退院直後の理由で

PT
physical therapist；理学療法士

OT
occupational therapist；作業療法士

ST
speech-language-hearing therapist；言語聴覚士

1 介護保険の利用者で医療保険の訪問看護の対象となる「厚生労働大臣が定める疾病等」（平成22年厚生労働省告示74号，第75号）

- 末期の悪性腫瘍
- 多発性硬化症
- 重症筋無力症
- スモン
- 筋萎縮性側索硬化症
- 脊髄小脳変性症
- ハンチントン病
- 進行性筋ジストロフィー症
- パーキンソン病関連疾患（進行性核上性麻痺，大脳皮質基底核変性症，パーキンソン病（ホーエン・ヤールの重症度分類がステージ3以上であって，生活機能障害度がⅡ度またはⅢ度のものに限る））
- 多系統萎縮症（線条体黒質変性症，オリーブ橋小脳萎縮症およびシャイ・ドレーガー症候群）
- プリオン病
- 亜急性硬化性全脳炎
- ライソゾーム病
- 副腎白質ジストロフィー
- 脊髄性筋萎縮症
- 球脊髄性筋萎縮症
- 慢性炎症性脱髄性多発神経炎
- 後天性免疫不全症候群
- 頸髄損傷または人工呼吸器を使用している状態及び急性増悪期の場合

※赤字は平成24年4月から追加で対象となった疾患

（難病情報センターホームページ（2014年11月現在）から引用）

介護老人福祉施設とグループホームへの訪問看護
居宅へ訪問看護師が訪問する以外に，介護老人福祉施設に短期入所をしている療養者にはその施設と訪問看護ステーションが契約を行い，がん末期や難病，バルンカテーテル留置者や重症者へ訪問看護師が訪問することもできる．また，認知症対応型共同生活介護事業所（グループホーム）とも，契約すれば定期的にグループホームを訪問し入所者の健康管理を行うことが介護報酬上認められている．

特別訪問看護指示書の発行期間，厚生労働大臣が認める疾病等（1）をもつ患者，精神疾患で精神訪問看護指示書が発行されている65歳以上の患者は，医療保険による訪問看護の対象となる．

⚓ 訪問看護ステーションが運営する事業

- 訪問看護事業以外に，訪問看護ステーションが運営している事業がある．

療養通所介護事業

- 障害児やがん末期患者まで幅広く，その医療ニーズと介護ニーズにこたえる通所サービスである．半日～1日単位で看護を行うことで，症状がよくなり家族もレスパイトができる．

複合型サービス[*1]

- 平成24年から介護保険で訪問看護，訪問介護，泊まりといったサービスを一つの事業所で提供する複合型サービスが認められている．もともとの小規模多機能型居宅介護と訪問看護の複数のサービスを組み合わせた複合型事業所を創設し，看護と介護サービスの一体的な提供により医療ニーズの高い要介護者への支援の充実を図ったものである．

定期巡回・随時対応型訪問介護看護[*1]

- 重度者をはじめとした要介護高齢者の在宅生活を支えるため，日中・夜間を通じて，訪問介護と訪問看護を一体的に，またはそれぞれが密接に連携しながら，定期巡回訪問と随時の対応を行う．

居宅介護支援事業

- 居宅において日常生活を営むために必要な保健医療サービスまたは福祉サービス（指定居宅サービス等）を適切に利用できるように，要介護者とサービス提供事業者や行政との調整を行う事業である．介護支援専門員（ケアマネジャー）が，介護保険で受けられる指定居宅サービスや特例居宅介護サービスなどの紹介，いろいろなサービスの調整，居宅支援サービス費の計算や請求などを要介護者の代わりに行っている．
- 訪問看護師との連携がとりやすいことから，がん末期患者や難病，医療処置の必要な利用者の依頼が多い．

⚓ 訪問看護師が行うケアとは

- 平均在院日数がますます短くなる中で，病院の看護師は診療の補助業務の割合が大きくなり，看護師の専門性がわかりにくくなっている．そこで，まず，看護の専門性について述べたい．
- 医師の専門性が細胞レベルで病気の原因を診断し治療を行うことであれば，

[*1] 複合型サービス，定期巡回・随時対応型訪問介護看護は，地域密着型サービスとして位置づけられているため，区市町村の認可が必要である．

地域密着型サービス
今後増加が見込まれる認知症高齢者や中・重度の要介護高齢者等が，できる限り住み慣れた地域での生活が継続できるように，平成18年4月の介護保険制度改正により創設されたサービス体系である．
区市町村が事業者の指定や監督を行う．利用対象者は事業者が所在する市町村の居住者である．

ヘンダーソンの「14の基本的ニード」

『看護の基本となるもの』[1]の中であげた14の基本的ニード．ヘンダーソンはこれらの基本的欲求の一つ一つにどのような看護師の援助が必要かを分析した．

1. 正常に呼吸する．
2. 適切に飲食する．
3. 身体の老廃物を排泄する．
4. 移動する，好ましい肢位を保持する．
5. 眠る，休息する．
6. 適当な衣類を選び，着たり脱いだりする．
7. 衣類の調節と環境の調整により，体温を正常範囲に保持する．
8. 身体を清潔に保ち，身だしなみを整え，皮膚を保護する．
9. 環境の危険因子を避け，また，他者を傷害しない．
10. 他者とのコミュニケーションをもち，情動，ニード，恐怖，意見などを表出する．
11. 自分の信仰に従って礼拝する．
12. 達成感のあるような形で仕事をする．
13. 遊び，あるいはさまざまな種類のレクリエーションに参加する．
14. "正常"発達および健康を導くような学習をし，発見をし，あるいは好奇心を満足させる．

看護師の専門性は細胞レベルで健康的な状態に向かえるような酸素，栄養のとり方の支援であり，具体的には**睡眠，運動，食事，排泄**など日常生活の改善や，患者の暮らし方に深い関係のある**家族，地域へのアプローチ**までが，看護のケア内容となる（☞column）．

- そのためには，疾病や障害，終末期など死へ向かう時期の患者・家族のこれまでの人生，暮らし方を含めた全人的な理解や洞察が不可欠である．一人として同じ暮らしはなく，多様な価値観に合わせたケアでなければならない．
- 在宅では，患者・家族にとっての大きな問題や生きる目標や大切にしていることが，医療者が考える医療的問題に限らない場合がある．重要なことは，人生の大切なことはそれぞれ異なり，医療者の先入観や価値観を押しつけないことである．訪問看護師は，**患者・家族の多様な暮らし方，意思，価値観を尊重する**ことを看護の基本においているので，**患者・家族と医師**などの**チーム医療のメンバーとの橋渡し役**を行うことも多い．
- 患者・家族が自分自身の状態を十分に理解したうえでの**自己決定**が行われるような支援も，訪問滞在時間が柔軟にとれる訪問看護師の重要な役割である．そのために訪問看護師は，医療処置や内服薬，検査，治療の説明も患者・家族に合わせて行い，患者・家族が主治医の治療方針を十分に理解できているか確認している．
- 疾病や障害による状態の理解や治療内容と患者・家族の望む暮らし方の理解から，サービスマネジメントの役割を担っている．介護保険の場合は福祉職のケアマネジャーと協働した**ケアマネジメント**も看護師の役割である．小児や医療保険の患者・家族については，行政の保健師や専門病院の医師との協働により，在宅療養の継続環境を整える．
- 訪問看護師が重要であると考える日常生活動作（activities of daily living：

ADL），手段的日常生活動作（instrumental activities of daily living：IADL）への支援を含めて，WHOが2001年に発表した国際生活機能分類（ICF）は，訪問看護師が保健・医療・福祉の幅広い連携サービスと共通理解を行ううえで連携を取りやすい概念となっている（「退院調整看護師との連携」4 p.183参照）．

- **病院から在宅へ移行する退院支援**は，今後の在宅療養の継続ができるかどうかの重要な支援である．急性期の治療を終えてこれまでの身体能力の変化，それに伴う介護の必要性が生じると，患者・家族は在宅療養へ不安をもつ．退院前カンファレンスにて患者・家族の希望を十分に引き出し，病院の医療チームと在宅のチームでその希望がかなえられるような在宅療養への移行を行うことが必要である．
- 訪問看護師は介護保険の対象者であっても，退院後2週間は特別訪問看護指示書の発行があれば，この在宅療養移行支援を行うことができる．介護保険の枠からはずれることで，看護の視点で訪問回数を決め丁寧にかかわることができ，再入院の予防につながる．
- 退院支援については，入院時から，地域の生活の様子や居住環境，経済状況，家族構成などを病院に情報提供することで，退院に向けて地域と病院が一致した療養生活支援ができ，短期間の入院ですむことが可能である．高齢者にとって長期にわたる病院での入院治療はその後のADLに大変大きな影響を与えることを考えると，なるべく最低限の入院期間で，もとの在宅療養へ戻れることが重要である．
- 高齢社会となり，多死時代を迎え在宅看取りが必須となる中で，訪問看護師は地域で24時間・365日，患者・家族の支えとなり，希望に沿った**在宅看取り**を行えるよう支援している．

地域での訪問看護師と医師との連携

- 訪問看護師と医師との連携は，**訪問看護指示書**による包括指示から始まる．指示期間は1か月から6か月と主治医の判断で発行される．
- 患者が訪問看護を利用するためには，指示書が月の開始時になければならない．つまり，医師からの指示がなければ訪問看護サービスを提供しても報酬請求ができない．実際には，患者が困らないように訪問看護ステーションが毎月，指示書依頼を返信用封筒を入れて主治医に送っているのが現状である．
- 訪問看護指示書は包括指示であり，実際には重症者や日々変化のある患者の報告や主治医からの指示は電話，FAXやメール等で行っている．訪問看護指示書については，患者にとっては指示書発行代金の負担が，訪問看護ステーションにとっては指示期間に常に注意し依頼書を送付する事務的・経済的負担が，主治医にとっても多忙な日々の業務の中で形式的な書類作成の負担がある．
- 開業医によっては訪問診療を介護保険による居宅療養管理指導で行うことが

あり，この場合ケアマネジャーに書面で報告することになるが，重要な内服薬の変更等の情報が訪問看護ステーションに届かないといったことがある．福祉職のケアマネジャーにその情報から予想できる療養生活上の注意点や治療変更後のケアの予測は難しく，治療の変更や状態の変化については，医師と訪問看護師の情報共有が患者へのケアには不可欠である．

- 訪問看護ステーションにおいても電子記録化が進み，ICT記録をスマートフォンやタブレット端末などで行っている所が増加している．その場で撮った写真をメールで主治医に送るといった，よりタイムリーな情報共有ができるようになった．
- 地域によっては，多職種間でもICTを利用して情報共有している．ICTは個人の医療情報管理に注意したうえで，顔の見える連携と合わせると有効なネットワークの手段である．これからは医師と看護師の指示についても，効率的で意味ある方法が求められている．

ICT
information and communication technology

訪問看護ステーションの特徴

- 看護職は，他の専門職同様，社会から求められているニーズに配慮しながら，専門職としての発展に努力している．しかしますます高度専門医療化が進み，医療計画に伴い地域の病院は機能分化してきた．それに対応するように，日本看護協会は資格認定制度を整えてきた．専門領域ごとに，看護師経験5年，専門領域に3年以上の勤務経験を要件として，日本看護協会が指定した教育機関で教育を修了し，日本看護協会の行う試験に合格すると，**認定看護師・専門看護師**の認定を受けることができる．
- 訪問看護ステーションでは，訪問看護認定看護師や地域看護・在宅看護専門看護師が，患者・家族への質の高い統合ケアの実践や研究，地域包括ケアのネットワークづくりなどを行っている．在宅看護は看護教育の中で，2009年から基礎分野・専門分野上の統合分野という位置づけになり，それを担う訪問看護師は，ますます総合的な知識・技術の研鑽が求められている．

平成23～26年の調査結果に見る訪問看護ステーションの現状

- 平成25年度の調査報告書によると[2]，平成24年度では開設主体が「医療法人」である訪問看護ステーションは最も多く全体の34.4%であるが，平成14年からの推移をみると年々減少傾向にある．一方，平成14年には9%ほどであった株式会社等の「営利法人」は医療法人に次いで30.5%を占め，また都市部ほど増加傾向にあった．東京都ではついに医療法人を超えて営利法人が1位となった．
- 同じく訪問看護ステーションの看護師の従事者の常勤換算は，「2.5人以上3人未満」が18.7%，「3人以上5人未満」は46.4%，「5人以上7.5人未満」は24.1%，「7.5人以上10人未満」は6.8%，「10人以上」は4.0%であった[2]．小さな規模の訪問看護ステーションが多いことがわかるが，常勤換算従事者

が多いステーションは，緊急時訪問看護加算などを届け出ており，経営も安定していることが特徴であった．
- 最近増えているのがリハビリテーション職（PT，OT，ST）であり，訪問看護ステーションの従事者全体に占める割合は22.7％であった．リハビリテーションの従事者がいないステーションは51.4％，5人未満の割合は43.4％であったが，「5人以上10人未満」が4.1％，「10人以上」が1.1％あった．都市部に集中しており，リハビリテーション従事者が多くサテライト形式で運営し，看護師は全体に3〜5人といった体制の訪問看護ステーションは増加しているが，緊急時訪問看護加算などの各加算の届け出は少ない傾向にあった．
- また，平成26年1月のFAX調査によると土日も含め毎日営業している訪問看護ステーションが1割，平日と土曜日に営業している訪問看護ステーションが57.5％と最も多かった．
- 同じく訪問看護を利用して亡くなった者のうち在宅看取りは56.3％と高く，日本全体の在宅死亡率が12.8％であることを考えると，訪問看護ステーションは在宅での看取りに大きく寄与していることがわかる．

⚓ 機能強化型訪問看護ステーションの新設（**2**）

- 平成26年度診療報酬改定で，地域包括ケアの中心を担っていく訪問看護ステーションの評価が新たに行われるようになった．すなわち，機能強化型訪問看護ステーションの新設である．

要件
- 24時間対応体制加算の届け出．
- 居宅介護支援事業所を同一敷地内に設置，特に医療的な管理が必要な利用者については，介護（予防）サービス計画書を作成．
- 地域における人材育成や研修，市民向けの健康相談や市民講座などの実施．

種類
- その中で2つのタイプの機能強化型訪問看護ステーションを指定した．

機能強化型訪問看護ステーション1
①常勤看護職7人以上（サテライト職員を含む）．
②訪問看護ターミナルケア療養費，またはターミナルケア加算の算定数が年に20回以上．
③重症度の高い患者（がん末期や厚生労働大臣の定める疾患など）[*2] の受け入れが1か月10人以上．

機能強化型訪問看護ステーション2
①常勤看護職5人以上（サテライト職員を含む）．
②訪問看護ターミナルケア療養費，またはターミナルケア加算の算定数が年

[*2] **1**の疾患に同じ．

2 訪問看護管理療養費（初日）

	現行	改訂後
（新）機能強化型訪問看護管理療養費1	7,300円	12,400円
（新）機能強化型訪問看護管理療養費2	7,300円	9,400円
訪問看護管理療養費	7,300円	7,400円

に15回以上．
③重症度の高い患者（がん末期や厚生労働大臣の定める疾患など）[*2]の受け入れが1か月7人以上．

- 今後，地域における訪問看護ステーションは，国民にも体制や経験知の違いが見え，訪問看護ステーションの選択時の参考となるだろう．
- 地域包括ケアを進めるうえで，在宅看取りや重症者の在宅療養の継続を訪問看護ステーションがもっと力を入れて進めてほしいというメッセージと受け取っている．
- 地域において24時間365日在宅療養を支えているのは，在宅療養支援診療所と訪問看護ステーションである．地域包括ケアにおいてこの両者は強い信頼関係をもちながらネットワーク化を進めていく必要がある．
- 訪問看護ステーションは，近年，精神疾患患者に特化した医療法人の訪問看護ステーションや，超重症児・準重症児など，NICUから在宅療養へ移行した乳幼児・幼児を対象にした訪問看護ステーションも増えている．

NICU
neonatal intensive care unit；新生児集中治療室

文献

1) ヴァージニア・ヘンダーソン（著）/湯槇ます，小玉香津子（訳）．看護の基本となるもの．日本看護協会出版会；2006．
2) 平成25年度厚生労働省老人保健事業推進費等補助金老人保健健康増進等事業「訪問看護の質の確保と安全なサービス提供に関する調査研究事業～訪問看護ステーションのサービス提供体制に着目して～」報告書．全国訪問看護事業協会；平成26（2014）年3月．

参考文献

- 秋山正子ほか．＜系統看護学講座＞在宅看護論，第4版．医学書院；2013．
- 佐藤智（編）．＜明日の在宅医療　第5巻＞在宅医療・訪問看護と地域連携．中央法規；2008．
- ジュリア．B．ジョージ（編）/南裕子ほか（訳）．看護理論集—より高度な看護実践のために，増補改訂版．日本看護協会出版会；1998．
- 東京都福祉保健局．東京都退院支援マニュアル～住み慣れた地域へ，安心した生活が送れるために．平成26年3月．

Advice on good practice

特定看護師の議論について

　特定看護師の議論は，厚生労働省の『チーム医療の推進に関する検討会』の議論が有名である．実は，それに先行して，規制改革会議の答申を受けて，平成20年度末に閣議決定された「規制改革推進のための3か年計画(再改定)」の中で，医師と他の医療従事者の役割分担の推進について言及があり，「専門性を高めた新しい職種(いわゆるナースプラクティショナーなど)の導入について，各医療機関等の要望や実態等を踏まえ，その必要性を含め検討する」とされた．

　平成21年5月の経済財政諮問会議において，内閣総理大臣が，看護師の役割の拡大について「厚生労働省において，専門家を集め，日本の実情に即して，どの範囲の業務を，どういう条件で看護師に認めるか，具体的に検討していただきたい」という指示をした．

　平成21年6月に閣議決定された「経済財政改革の基本方針2009」，いわゆる「骨太2009」の中で，先ほどの内閣総理大臣の指示を受けた形で，「医師と看護師等の間の役割分担の見直し(専門看護師の業務拡大等)について，専門家会議で検討を行い，平成21年度中に具体策を取りまとめる」ということが明記された．この専門家会議として，『チーム医療の推進に関する検討会』を設置し，チーム医療の推進，各医療関係職種の協働・連携の在り方などについて検討を開始した．

　ナースプラクティショナーについては，特別区域提案が出され，構造改革特別区域推進本部の評価・調査委員会で，取り上げて調査審議を行った．平成21年8月に特別区域の評価・調査委員会が，「ナースプラクティショナーの必要性に関する調査審議の今後の進め方について」を取りまとめ，『チーム医療の推進に関する検討会』における検討状況などについて，年度末までに，厚生労働省から特別区域の評価・調査委員会に3回報告することになっていた．

　つまり，医師と看護師等の間の役割分担の見直し(専門看護師の業務拡大等)は，総理大臣から，平成21年度中に，具体策をまとめ，その後，実践されるように指示されていたのである．現状とは，大きく違っている．

　平成21年6月16日，内閣官房構造改革特別区域推進本部　評価・調査委員会　医療・福祉・労働部会(開催状況)の第18回会合で，規制改革会議医療タスクフォースの委員と合同で，構造改革特別区域提案を受けて，議論が開始された．

　同年8月に，厚生労働省の『チーム医療の推

1 開催状況

第18回会合	平成21年6月16日
第19回会合	平成21年6月22日
第20回会合	平成21年7月1日
第21回会合	平成21年7月13日
第22回会合	平成21年7月21日
第23回会合	平成21年7月29日
第24回会合	平成21年10月1日
第25回会合	平成21年10月14日
第26回会合	平成21年12月10日
第27回会合	平成21年12月15日
第28回会合	平成21年12月21日
第29回会合	平成22年1月29日
第30回会合	平成22年2月22日
第31回会合	平成22年3月26日

各回の議論の概要は，首相官邸のホームページに載っており，誰でも読むことができる．
http://www.kantei.go.jp/jp/singi/tiiki/kouzou2/hyouka/chousa/iryoubukai18/gijigaiyou.html (第18回概要)

進に関する検討会』の第1回会議が開催されたが，構造改革特別区域推進本部　評価・調査委員会　医療・福祉・労働部会での規制改革会議医療タスクフォースと合同での議論は，平成22年3月26日の第31回会合まで，14回の議論がなされた（1）．

　そもそもは，平成20年度末に「規制改革推進のための3か年計画（再改定）」において，医師と他の医療従事者の役割分担の推進について言及があり，「専門性を高めた新しい職種（いわゆるナースプラクティショナーなど）の導入について，各医療機関等の要望や実態等を踏まえ，その必要性を含め検討する」ことが，閣議決定されたことに遡る．

　閣議決定なので，内閣全体の意見，内閣総理大臣の決定ということになる．

　第31回（議事次第および概要）までの各回の議論，および厚生労働省の『チーム医療の推進に関する検討会』の第1回から第11回までの議事録は，それぞれホームページで読むことができるので，各自，読まれることをお勧めする．

（田城孝雄）

在宅医療と地域連携

（保険調剤）薬局との連携

大澤光司
(株)メディカルグリーン 大沢調剤薬局

- ◆ 少子高齢化が進む日本では一人暮らしの高齢者が増加していることから，在宅における薬剤管理は介護事業者が行っている場合が多い．しかし，介護事業者は薬の専門家ではなく，本人も高齢であることから，さまざまな問題点が出ている．
- ◆ 薬剤師による居宅療養管理指導は，大きく「服薬状況の確認と改善」と「薬剤による副作用の発見と改善」に分けられるが，これらの薬剤師の介入によって多くの問題点が改善することが示されている．
- ◆ 薬剤師が在宅訪問に至るには，訪問看護師やケアマネジャー，訪問介護員（ホームヘルパー）など，介護関連の多職種が在宅を訪問した際に，薬剤管理の問題点に気づき，薬局・薬剤師に情報提供を行い，薬剤師の訪問につなげる多職種提案型のパターンが増えている．
- ◆ かかりつけ医は，介護関連の多職種から服薬状況について相談があった場合，よく確認し，薬剤師の訪問指導が必要と考えられると判断したら積極的に訪問の指示を出し，服薬状況の改善を図っていただきたい．

在宅での服薬管理の問題点

- 少子高齢化が進む日本では，社会現象（問題）の一つとして高齢者の一人暮らしが増加している．そのような背景から，在宅における薬剤の管理者を調査すると，最も多かったのは，本人よりも介護事業者であった（**1**）．
- 介護事業者は薬の専門家ではなく，本人も高齢であることから考えても，在宅での薬剤の管理にさまざまな問題点が出ている．**2**は，薬剤師が初めて在宅を訪問した際に発見された薬剤管理の問題点である．これらの問題点は，薬剤師が訪問するまでは，表面に出てこなかったものである．つまり，在宅で薬剤師の関与がない場合，服薬管理のうえの問題点は，発見できないことになる．
- また**3**は，薬剤師による居宅療養管理指導が行われたことによる，問題点の推移である．この結果からみると，多くの問題点が薬剤師の関与により改善することが示されている．

1 在宅における薬剤の管理者

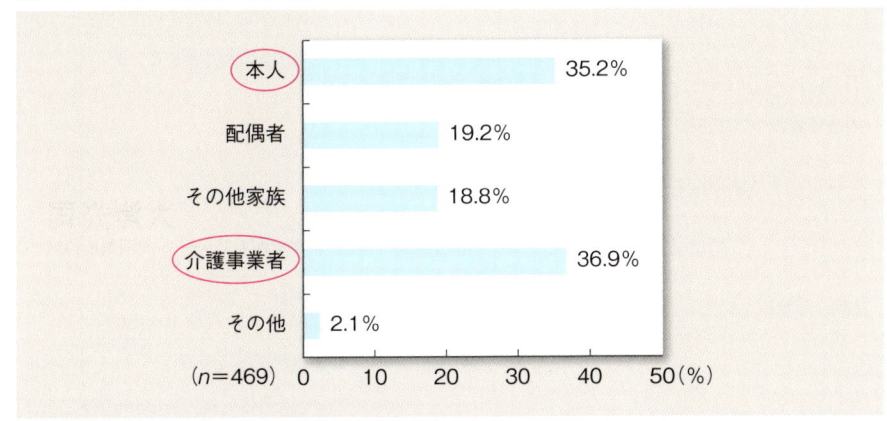

管理者	割合
本人	35.2%
配偶者	19.2%
その他家族	18.8%
介護事業者	36.9%
その他	2.1%

(n=469)

(日本薬剤師会「後期高齢者の服薬における問題と薬剤師の在宅患者訪問，薬剤管理指導ならびに居宅療養管理指導の効果に関する調査研究報告書」平成20年3月[1])より)

2 在宅における薬剤管理の実態─訪問開始時に発見された問題点

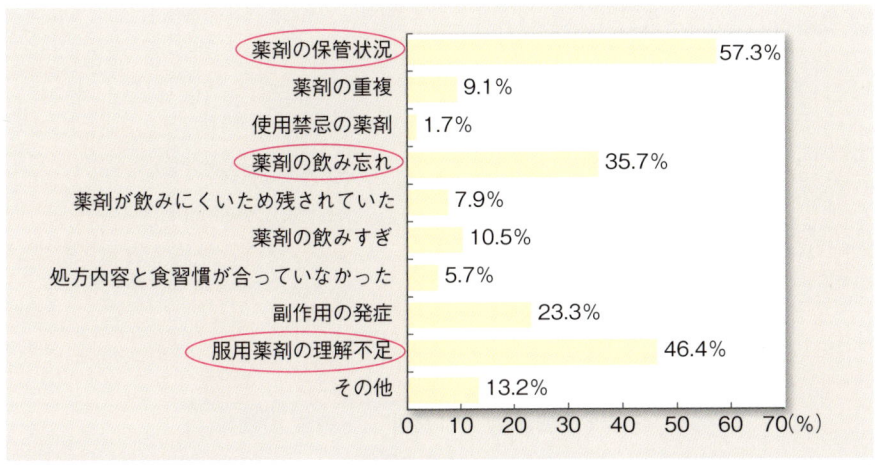

問題点	割合
薬剤の保管状況	57.3%
薬剤の重複	9.1%
使用禁忌の薬剤	1.7%
薬剤の飲み忘れ	35.7%
薬剤が飲みにくいため残されていた	7.9%
薬剤の飲みすぎ	10.5%
処方内容と食習慣が合っていなかった	5.7%
副作用の発症	23.3%
服用薬剤の理解不足	46.4%
その他	13.2%

(日本薬剤師会「後期高齢者の服薬における問題と薬剤師の在宅患者訪問，薬剤管理指導ならびに居宅療養管理指導の効果に関する調査研究報告書」平成20年3月[1])より)

薬剤師による居宅療養管理指導(在宅患者訪問薬剤管理指導)のポイント

- 薬剤師による居宅療養管理指導のポイントは，大きく分けて「服薬状況の確認と改善」と「薬剤による副作用の発見と改善」である．

服薬状況の確認と改善

- **4**は，全国老人クラブ連合会が行ったモニター調査による高齢者の飲み残し，飲み忘れのアンケート結果である．この調査によると，高齢者の多くは，きちんと服薬できていないことがわかる．日本薬剤師会の調査によると，残薬の薬剤費は1年間で500億円弱にものぼると推計されている．

3 飲み残しが発生した理由（複数回答―訪問開始1か月，3か月後）

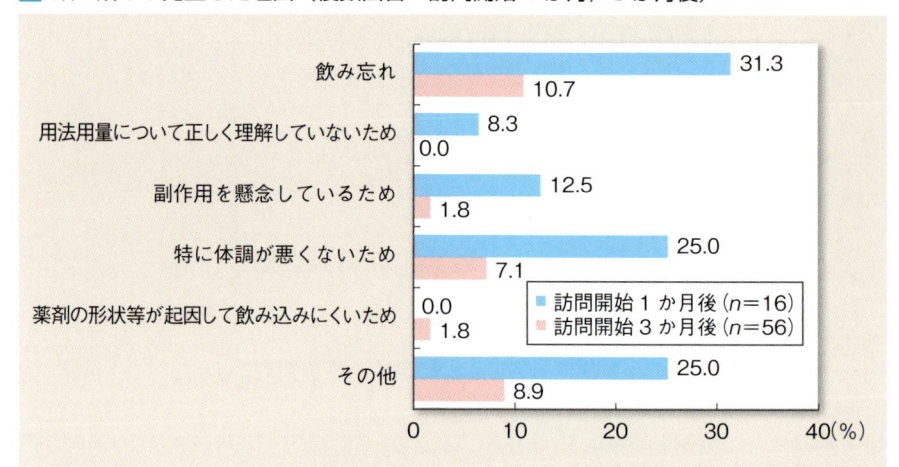

理由	訪問開始1か月後 (n=16)	訪問開始3か月後 (n=56)
飲み忘れ	31.3	10.7
用法用量について正しく理解していないため	8.3	0.0
副作用を懸念しているため	12.5	1.8
特に体調が悪くないため	25.0	7.1
薬剤の形状等が起因して飲み込みにくいため	0.0	1.8
その他	25.0	8.9

（日本薬剤師会．平成24年度老人保健事業推進費等補助金老人保健健康増進等事業居宅療養管理指導及び訪問薬剤管理指導のあり方に関する調査研究事業報告書．平成25年3月[2] より）

4 高齢者の薬の飲み残し（入院外）

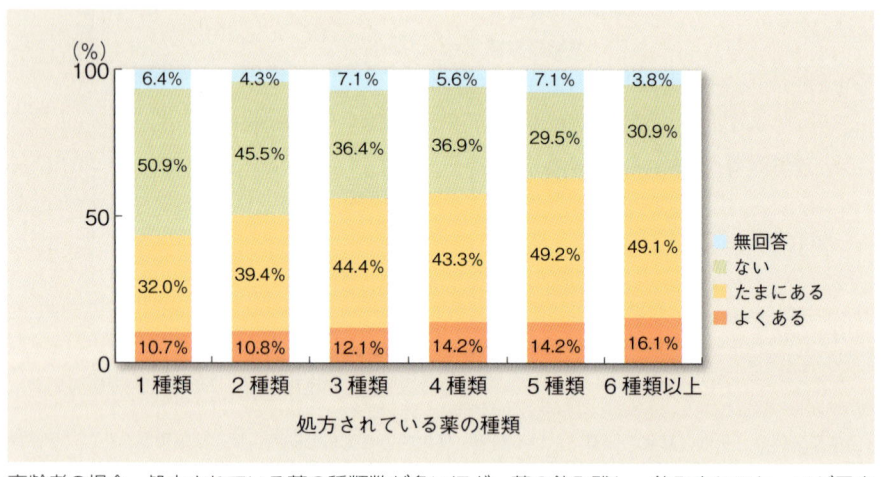

処方されている薬の種類別（1種類／2種類／3種類／4種類／5種類／6種類以上）

種類	よくある	たまにある	ない	無回答
1種類	10.7%	32.0%	50.9%	6.4%
2種類	10.8%	39.4%	45.5%	4.3%
3種類	12.1%	44.4%	36.4%	7.1%
4種類	14.2%	43.3%	36.9%	5.6%
5種類	14.2%	49.2%	29.5%	7.1%
6種類以上	16.1%	49.1%	30.9%	3.8%

高齢者の場合，処方されている薬の種類数が多いほど，薬の飲み残し・飲み忘れのケースが目立つ．

（平成17年「高齢者と薬」全国老人クラブ連合会女性委員会モニター調査より）

- これは，社会補償費の無駄という観点だけでなく，医師が患者は正確に薬を服用しているものと考えていた場合，医師の診断にも悪影響を与える可能性がある．前出の **3** からもわかる通り，飲み忘れについては，薬剤師の関与がない場合，放置され，医師に情報が伝わらないケースが少なくないと考えられる．
- 高齢者の服薬状況が悪化する原因はさまざまだが，よくあるケースをあげると，**5** のようになる．薬剤師が関与できれば，飲めない原因（理由）を確認し，それぞれのケースに応じて，対応策を検討し，改善に結びつけることが可能である．

5 服用状況が悪い理由

飲まない(飲めない)理由	対応策
①残薬や併用薬が多くなりすぎ，整理がつかなくなったため，飲めない	残薬を重複や相互作用，併用禁忌などに留意しながら整理する
②何の薬か理解していないため，飲まない	薬効を理解できるまで説明．またその理解を助けるための服薬支援をする
③薬の副作用が怖いため，飲まない	副作用について，恐怖心をとりつつ対応策を話し合い，納得して服薬できるようにする
④特に体調が悪くないため，飲まない(自己調整)	基本的な病識や薬識を再度説明し，服用意義を理解してもらう
⑤錠剤，カプセル，または粉薬が飲めない(剤形上の理由)	患者ごとの適切な服用形態の選択と医師への提案．嚥下ゼリー，オブラート，簡易懸濁法などの導入提案

- 具体的な例をあげると，飲めない理由が①の「残薬や併用薬が多くなりすぎ，整理がつかなくなったため，飲めない」であれば，薬剤師は，まず残薬の整理を行うわけであるが，ただ単に整理するのではなく，薬学的知識に基づき，薬の重複(特に複数科受診時)，相互作用や併用禁忌の確認を行う．
- また服薬支援として，一包化を行う場合には，吸湿性等，医薬品の安定性の確認を行う．確認の結果，処方内容に変更等が必要な場合には，医師に疑義照会を行う．服薬支援には，一包化以外にも，「お薬カレンダー」の活用や剤形変更，1日の服用回数の変更など，さまざまなケースがある．
- 薬剤師の訪問を導入すると，後述する報告書等による薬剤師から情報提供や，電話等による疑義照会が医師に行われるケースが少なくないが，いずれも在宅患者の服薬状況を改善するために必要なものであるので，適切に対応を行っていただきたい．

⚓ 薬剤による副作用の発見と改善

- 薬(くすり)はリスクと言われることもあるように，医薬品には副作用はつきものである．特に高齢者の場合には，複数の疾患をもつことによる服薬医薬品数の増加や薬物の代謝機能が衰えることなどから，若年者に比べ，副作用のリスクが高くなりやすい(**6**)．薬剤師は，薬学的視点から患者のADLやQOLに薬が悪影響を与えてしまっていないかを確認する．
- 確認方法はさまざまだが，一つの例としては，食事，排泄，睡眠，運動と認知症状から薬の影響を確認する「体調チェック・フローチャート」(日本薬剤師会)[3]がある．こういった確認結果も，薬剤師からの報告書で医師にフィードバックされるとともに，問題点の改善に，処方の変更が必要と考えられる場合には，疑義照会が行われることがある．

6 年齢と薬物有害作用発現頻度の関係―東大病院老年病科（1995～1998年）

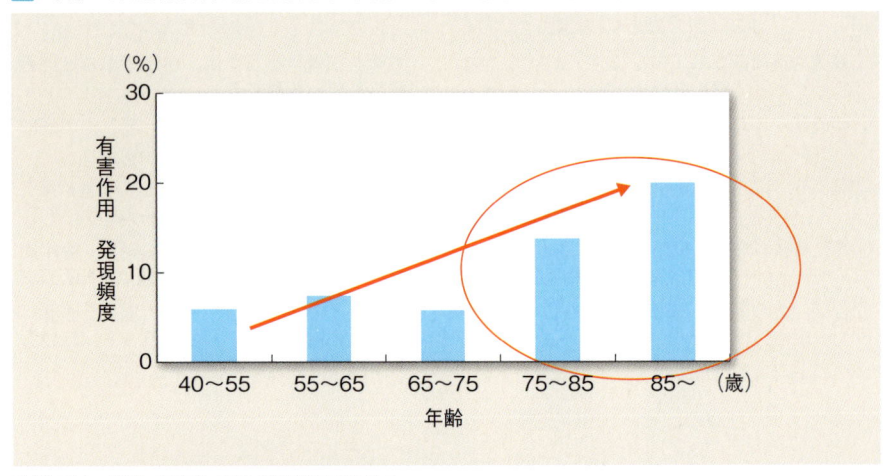

高齢では，薬物有害作用の発現頻度は高い．
70歳以上では60歳未満の1.5～2倍の発現率．
（鳥羽研二ほか．老年者の薬物療法―薬剤起因性疾患．日老医誌 1999；36：181-185 より）

薬剤師が在宅訪問を開始するまでの流れ（4つのパターン）

- **7**は，日本薬剤師会が示す，薬剤師が在宅を訪問するまでの4つのパターンである．
- まずAパターン「医師の指示型」は，医師が訪問診療を行っていて，薬の管理の必要性を感じ，薬局・薬剤師に訪問の指示を行うもので，現在（平成24年現在）最も一般的なパターンである．日本薬剤師会の調査によると，Aパターンは平成20年で，全体の84.2％を占めていた．
- 続いてBパターンは，薬局の窓口で薬剤師が患者の在宅での薬剤管理に疑問をもち，訪問を開始するパターンである．しかし，実際には，薬局窓口で，在宅での服薬管理の状況を把握することは難しく，Bパターンでの訪問開始事例は少ない．
- 次にCパターン「多職種提案型」は，訪問看護師やケアマネジャー，訪問介護員（ホームヘルパー）など，いわゆる介護関連の多職種が在宅を訪問した際に，薬剤管理の問題点に気づき，薬局・薬剤師に情報提供を行ったことをきっかけとして，薬剤師が多職種とともに在宅を訪問して，薬剤師の視点で問題を確認する．そして，問題があれば，医師に情報提供を行い，医師から訪問の指示を受けて，訪問指導を開始するパターンである．
- Cパターンは平成20年の調査では少なかったが，平成24年の調査では，増加傾向であることがわかった．平成20年の薬剤師の在宅訪問実績（保険請求ベース）が約200万回であったのに比べ，平成24年では約380万回と約2倍増えていること（**8**）から考えると，Cパターンの増加が，薬剤師の訪問増加につながっていることを感じさせる．

7 訪問薬剤管理指導（居宅療養管理指導）開始に至る4つのパターン

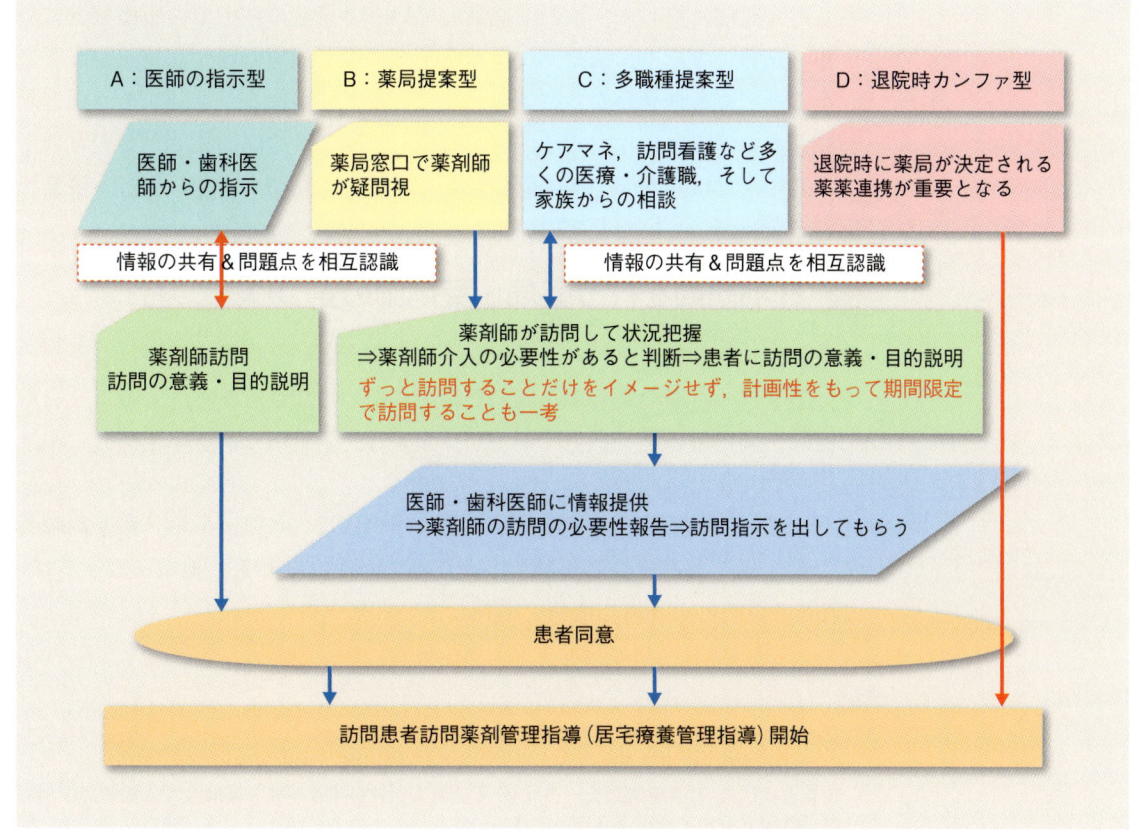

```
A：医師の指示型        B：薬局提案型        C：多職種提案型         D：退院時カンファ型

医師・歯科医        薬局窓口で薬剤師    ケアマネ，訪問看護など多      退院時に薬局が決定される
師からの指示        が疑問視            くの医療・介護職，そして      薬薬連携が重要となる
                                        家族からの相談

   ├─情報の共有＆問題点を相互認識─┤        ├─情報の共有＆問題点を相互認識─┤

薬剤師訪問          薬剤師が訪問して状況把握
訪問の意義・目的説明  ⇒薬剤師介入の必要性があると判断⇒患者に訪問の意義・目的説明
                    ずっと訪問することだけをイメージせず，計画性をもって期間限定
                    で訪問することも一考

                    医師・歯科医師に情報提供
                    ⇒薬剤師の訪問の必要性報告⇒訪問指示を出してもらう

                              患者同意

                 訪問患者訪問薬剤管理指導（居宅療養管理指導）開始
```

（日本薬剤師会．在宅服薬支援マニュアル〈平成26年6月版〉より）

8 訪問指導（算定）回数推移（厚生労働省社会医療診療行為別調査）

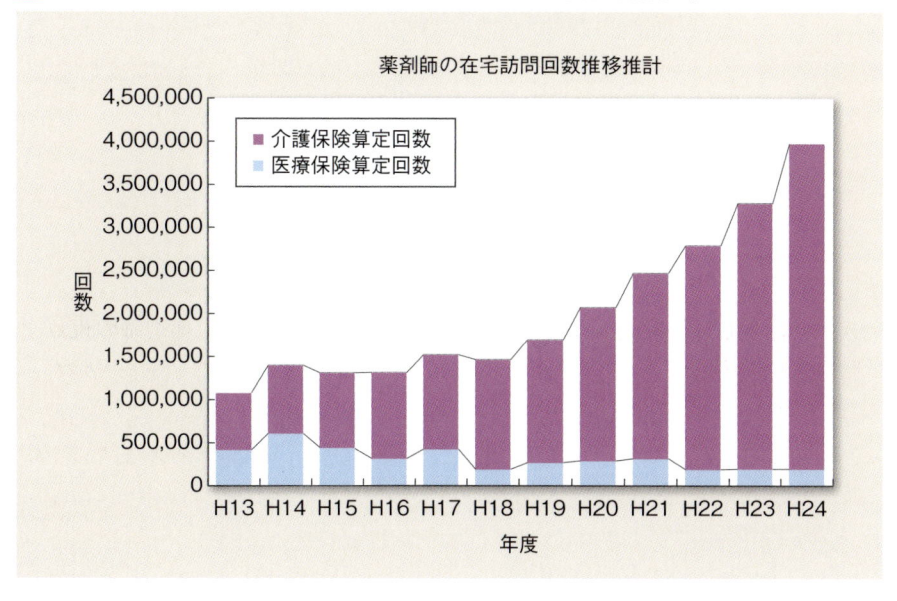

薬剤師の在宅訪問回数推移推計

凡例：介護保険算定回数／医療保険算定回数

縦軸：回数（0〜4,500,000）
横軸：年度（H13〜H24）

- 今後はCパターンのさらなる推進が行われると考えられるが，そうなってくると，医師に対して，医師が訪問していない患者の在宅での服薬状況についての情報，ならびに薬剤師による在宅での服薬指導に関する相談が，ケアマネジャーや薬剤師等から寄せられることが考えられる．もし，そういった相談があった場合には，相談内容を確認し，薬剤師の訪問指導が必要と考えられる場合には，薬局・薬剤師に対して積極的に訪問の指示を出し，服薬状況の改善を図っていただきたい．

在宅訪問を行う薬局・薬剤師の見つけ方

- 在宅訪問に取り組む薬局は，残念ながら，まだ多いとは言えない．したがって，患者宅の近隣の薬局が訪問に対応できない可能性もある．そのような際の薬局・薬剤師の見つけ方であるが，まずは，各地域にある薬剤師会に相談していただきたい．
- 地元の地域の薬剤師会の連絡先が不明な場合には，各県にある，県薬剤師会または，日本薬剤師会に相談すると，紹介が受けられる．地域によっては，HP等で訪問対応薬局の情報を掲載しているケースもある．

文献
1) 日本薬剤師会．後期高齢者の服薬における問題と薬剤師の在宅患者訪問．薬剤管理指導ならびに居宅療養管理指導の効果に関する調査研究報告書．平成20年3月．
2) 公益社団法人 日本薬剤師会．平成24年度老人保健事業推進費等補助金老人保健健康増進等事業居宅療養管理指導及び訪問薬剤管理指導のあり方に関する調査研究事業報告書．平成25年3月．
3) 日本薬剤師会(編)．体調チェック・フローチャート 解説と活用，第2版．じほう；2011．

在宅医療と地域連携

医療・介護・福祉との連携

高岡里佳
田無病院医療福祉連携部

- ◆ 治す医療から，治し支える医療へ：その人らしい暮らしを支える医療が，患者から強く求められる時代になった．
- ◆ 医師は暮らしを支える専門家ではない．支える医療のためには，介護や福祉の専門職種との連携が必要不可欠である．
- ◆ 介護・福祉は，医療と異なる理念・次元で仕事を行っていることを理解する必要がある．実際に各専門職と連携する際にも，各専門職の考え方や専門用語，仕事の段取り等を尊重することが望ましい．
- ◆ 医療介護連携におけるマネジメントの要はケアマネジャーであり，医師とケアマネジャーは「在宅療養を支えるチーム」内で対等な関係である．
- ◆ 主治医はサービス担当者会議に出席すべきである．特に，「在宅看取り」では主治医の関与は不可欠であり，積極的に参加する必要がある．

医療と介護の連携は多岐にわたる

- 超高齢社会を迎えた日本では「治せない，もしくは治らない人には，その人らしい暮らしを支える医療を」という視点をもった医師が必要となる．
- 医師は「暮らしを支える専門家」ではない．在宅療養において暮らしを支える職種には，介護福祉士や訪問介護員（ヘルパー）などがあり，これらの職種との連携が不可欠となる．
- 「介護支援専門員（ケアマネジャー，以下ケアマネ）」は介護職や福祉職を束ね，医療との連携を調整する専門職種である．ケアマネと友好な関係を築き，患者の「暮らし」に目を配ることが総合医には必要である．
- 公的介護保険制度において「医療と介護との連携」は，2000年（平成12年）の制度発足当時から必須要件であった．「医療と介護の連携」が必要であるという根拠は，介護保険法第一条および第二条に，明文化されている（1）．医療を要する者等が，より自分らしく，自立した暮らしができるよう，医療との連携に十分配慮した暮らしの支援が行われなければならない，とされている．
- 暮らしを支える総合医となるためには，患者のありのままの暮らしが見えていなければならない．患家を訪問し，患者の生活に直接触れることも重要となる．

望まれる在宅総合医のポイント
①患者を抱え込まない
②ケアマネや介護・福祉職の話を聴く
③在宅医療を続ける覚悟をもつ
④最期まで患者を見放さない

1 介護保険法第一条および第二条―医療と介護の連携（下線は筆者による）

介護保険法第一条（目的）（抜粋）

この法律は，加齢に伴って生ずる心身の変化に起因する疾病等により要介護状態となり，入浴，排せつ，食事等の介護，機能訓練並びに看護及び療養上の管理その他の<u>医療を有する者等について，これらの者が尊厳を保持し，その有する能力に応じ自立した日常生活を営むことができるよう</u>，必要な保険医療サービス及び福祉サービスに係る給付を行うため，国民の共同連帯の理念に基づき介護保険制度を設け，その行う保険給付等に関して必要な事項を定め，もって国民の保険医療の向上及び福祉の増進を図ることを目的とする．

介護保険法第二条（抜粋）

介護保険は，被保険者の要介護状態又は要支援状態（以下「要介護状態等」という．）に関し，必要な保険給付を行うものとする．
2　前項の保険給付は，<u>要介護状態等の軽減又は悪化の防止</u>に資するよう行われるとともに，<u>医療との連携に十分配慮して行われなければならない</u>．

2 主な福祉専門職とその業務（根拠となる法律）

専門職	業務	根拠となる法律
福祉事務所のケースワーカー	生活保護	生活保護法
社会福祉協議会の社会福祉主事	地域権利擁護事業	社会福祉法
地域包括支援センターの3職種*	介護予防・成年後見・虐待防止等の総合相談	介護保険法
保健所の保健師	検診および健康相談・栄養指導	地域保健法
精神病院の精神保健福祉士	精神保健福祉全般	精神保健福祉法

*保健師および看護師，社会福祉士，主任介護支援専門員（主任ケアマネジャー）の3職種が配置義務となっている．

- 暮らしを支えるうえでは，必要に応じ福祉などの各専門職（**2**）との連携が必要になることも忘れてはならない．
- これに加え，今後は成年後見人や委任後見人との関係性の確立も総合医として必要になるであろう．

⚓ 介護・福祉と医療との関係（**3**）

- 介護や福祉は，医療とは異文化な存在であることを認識し，受容すべきである．根拠となる法律も違えば，専門用語や略語，ルール，教育システムや思考プロセスも違う．この違いを理解しないまま連携を進めようとすれば，「在宅療養を支えるチーム」としての横の関係（フラットな協働関係）を介護・福祉職との間に築くことは難しくなる．
- 異文化な専門職同士が，フラットな協働関係をつくるために必要な要素が5つある．

Point
医療と介護の違い
会話のスピード
会話の構成
言葉の強さ
専門知識と専門用語
思考プロセス

> **ここに注目 フラットな協働関係をつくる5つのポイント**
> ① お互いに興味をもつこと
> ② 対話をすること
> ③ よいところを見つけること
> ④ 危機感を共有すること
> ⑤ 支援の目的を共有すること

医療・介護・福祉との連携　205

3 病院と在宅における医師と他職種との連携関係図（イメージ）

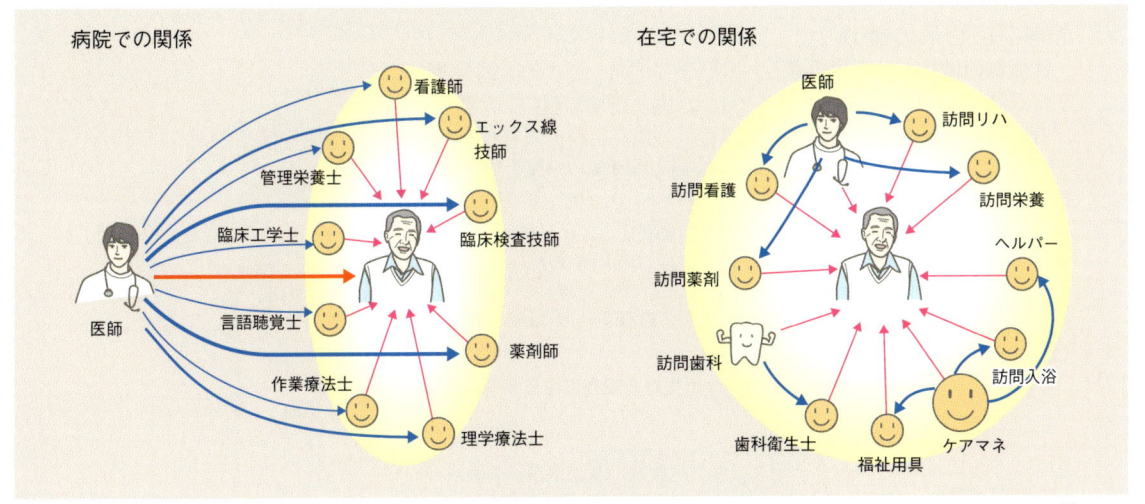

病院での関係：医師 — 看護師、エックス線技師、管理栄養士、臨床工学士、臨床検査技師、言語聴覚士、薬剤師、作業療法士、理学療法士

在宅での関係：医師 — 訪問リハ、訪問看護、訪問栄養、訪問薬剤、ヘルパー、訪問歯科、訪問入浴、歯科衛生士、福祉用具、ケアマネ

（「介護職に知っていただきたい在宅医療」睦町クリニック朝比奈完氏資料[2]より）

4 介護保険法第七条五項―介護支援専門員の定義（下線は筆者による）

この法律において「介護支援専門員」とは，<u>要介護者又は要支援者（以下「要介護者等」という．）からの相談に応じ</u>，及び要介護者等がその心身の状況等に応じ適切な居宅サービス，地域密着型サービス，施設サービス，介護予防サービス又は地域密着型介護予防サービスを利用できるよう市町村，居宅サービス事業を行う者，地域密着型サービス事業を行う者，介護保険施設，介護予防サービス事業を行う者，地域密着型介護予防サービス事業を行う者等との<u>連絡調整等を行う者</u>であって，要介護者等が自立した<u>日常生活</u>を営むのに必要な援助に関する専門的知識及び技術を有するものとして第六十九条の七第一項の介護支援専門員証の交付を受けたものをいう．

- 介護・福祉職とのフラットな協働関係の構築は，医師にとって患者のありのままの暮らしの情報を得るために必要不可欠である．しかし大部分の介護・福祉職は，医師に対して話しにくさを感じている事実がある．お互いの考え方や，言語の違いを知り，認め合うことが重要であり，そのための方法が対等な立場に立った「対話」である．
- 医師は，対話を通じて，介護や福祉という異文化の専門職を尊重し，「在宅療養を支えるチーム」をつくることも率先して行わなければならない．

「医師の使命は命を助けることだ」「暮らしの支援は医師業務の範疇ではない」「介護と連携をするのは看護師でいいだろう」…という考えの医師は決して少なくない．しかし，そのような考え方では患者や地域が必要とする総合医にはなりえない．

「在宅療養を支えるチーム」構築のポイント

① 相手をいかに知らないかを知るように努める．
② 違いを否定せず，まずすべてを受け入れる．
③ 相手が理解できる言葉で話す．
④ 共通言語を探しながら話す．
⑤ 笑顔を忘れない．

医師が最初に連携すべきはケアマネジャー

- 介護保険制度における「介護支援専門員」は 4 のように定義されている．要

> **思考プロセスの違い**
> - **医療職の場合**：現在から過去へ（現在の状況・症状の原因を遡って追求）
>   ⇒ EBM（evidence-based medicine；根拠に基づいた医療）
> - **介護・福祉職の場合**：過去から現在へ（現在に至るまでの物語を辿って理由を探る）
>   ⇒ NBM（narrative-based medicine；物語と対話による医療）
>
> 利用者本人
> 過去　出生　乳幼児期　児童期　青年期　壮年期　老年期　現在
> 介護福祉職　出生から現在に至るまでの生活歴を重視
> 現在の状況・症状の原因を遡って追求　医療職
>
> （高岡里佳「医療から逃げない！ ケアマネジャーのための医療連携Q&A入門」東京都福祉保健財団；2013[1]）より）

> **「はい」＝「Yes」！？**
> 権威者（＝医師）から「わかりましたか？」と聞かれた場合には，大抵は「はい」と答えが返ってくる．この「はい」が「Yes」の意味であるかは十分に吟味を要する．ケアマネにとって「いいえ」「わからない」と答えることは相当な勇気・度胸が必要であることを理解してほしい．総合医は，「いいえ」や「わからない」と言える雰囲気づくりと，理解度を表情やしぐさで察する観察力が求められる．

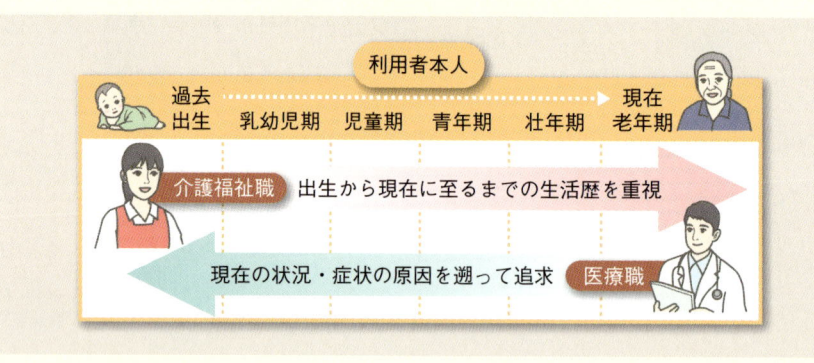

📝 ケアマネは「怒る」より，「褒めて叱る」ほうが効果的．「叱る」とは，相手への思いやりが含まれる行為だ．何を理解してほしくて叱ったのか，感情的ではなく冷静に理由を添えて伝えてほしい．

📝 医療職から感情的に怒られた経験のあるケアマネは，ただ怯え，苦手意識が増長し，不愉快な気分が残るだけである．顔が見える連携どころか，お互いに二度と顔も見たくない関係になるだろう．医療・介護・福祉の連携は，患者の暮らしを支援するためにある．

約するとケアマネとは以下のようになる．
①要介護者や家族等の相談役，聞き役．
②サービス事業者同士をつなぎ，援助に必要な情報の橋渡しをする．
③在宅での暮らしを支えるための専門的知識や技術をもつ．

- ここでいう「専門的知識及び技術」とは，介護保険制度では「日常生活を営むのに必要な援助に関すること」とされている．つまり，「医師・看護師と同等な医療知識」がケアマネに要求されているわけではない．医師は「在宅療養を支えるチーム」の医療知識を補完し，医療については責任をもつべき立場となる．
- 医師とケアマネが最初の段階でよい協働関係をつくることは，暮らしを支えるチーム全体の関係，ひいては家族との関係をよくすることにつながる．

医師とケアマネとの円滑なコミュニケーションのために

医師とケアマネとの関係を描くような現場での日常の言葉や思いを切り取ってみた．こうした普段の何気ない所作を振り返り，双方が意識することで，コミュニケーションが円滑に図れ，本来の対象である患者さんのための協働の道筋になると考える．

■ ケアマネが医師や看護師からよく言われる言葉
「今，忙しいから無理！」
「話が長い！」
「くだらない質問をするな！」
「そんなことも知らないのか！」
「ケアマネが介入するから面倒になる！」

■ ケアマネから医師へのお願い
- 挨拶くらいはしてほしい．
- もう少し笑顔で接してほしい．
- 高圧的な態度はやめてほしい．
- 大きな声で怒鳴らないでほしい．
- 専門用語ばかり使わないでほしい．
- ゆっくり話してほしい．
- ケアマネの忙しさもわかってほしい．
- 書類は読める字で書いてほしい．

■ 在宅医からよく聞く話
- ケアマネは，アポイントなしで外来に来る．
- かかりつけ医を無視して，勝手に入院させる．
- 施設に入っても，ケアマネから一切連絡がない．
- ケアマネが，かかりつけ医を勝手に変えようとする．
- サービス担当者会議に呼ばれたことがない．

■ 病院医からよく聞く話
- ケアマネが外来受診に付き添ってこない．
- 独居高齢者が救急搬送のときに，救急車に同乗しない．
- 家族構成や生活歴など，在宅の状況を情報提供しない．
- 情報提供書やサマリーだけを要求してくる．
- 入院後に，患者の様子を一度も見に来ない．

（病院の場合，ケアマネが動くのが当たり前だと思っている医師が多い．救急車同乗や外来受診の付き添いはケアマネの法的な業務ではない）

■ 医師がよくわからないケアマネ語録
- しょーと⇒短期入所，ショートステイ
- させき⇒訪問介護のサービス提供責任者の略
- しゅまね⇒主任介護支援専門員（主任ケアマネ）の略
- くへん⇒要介護認定の区分変更申請の略
- さつき，さこうじゅう⇒サービス付高齢者専用賃貸住宅の略
- こうせんちん⇒高齢者専用賃貸住宅の略
- さたん⇒サービス担当者会議の略
- ほうかん⇒訪問看護師，訪問看護ステーションの略
- しゃきょう⇒社会福祉協議会の略

- 介護保険法に位置づけられたケアマネの役割を正しく理解し，暮らしを支える在宅医療のパートナーになることが総合医の役割である．

ケアマネとよい関係になる5つのポイント
① 専門用語を用いる場合は口頭だけではなく，文書化して説明する[*1]
② 介護・福祉職は医療知識に乏しい[*2] という前提で，説明を行う．
③ その都度，理解度を確認しながら，質問を受ける．
④ 表情やしぐさから，理解していないところを推察する．
⑤「医師からのお願い」をわかりやすく伝える[*3]

[*1] 医師が使う医療用語や略語は，ケアマネや介護にとっては難しくてわからない．まるで外国語を聞いているようなもの．

[*2] 現在のケアマネの多くは，基礎資格が介護福祉系である．医療の専門用語がわからない，医療のルールもわ

🚢 サービス担当者会議に積極的に出席を

- サービス担当者会議は「各専門職が協働して患者の暮らしを支えるために必ず開催される会議」である．
- 「医師は忙しいのでサービス担当者会議には参加できない」と考えて，サービス担当者会議に医師を招へいしないケアマネが圧倒的に多い．しかし介護保険においてサービス担当者会議は，ケアマネジメントの重要なプロセスとして運営基準に位置づけられている（5）．
- サービス担当者会議は，医療，介護，福祉の各専門職が，患者・家族とともに一堂に会し，ケアマネが作成したケアプラン原案をより充実した内容に進化させる専門家の意見交換の場である．
- サービス担当者会議は，運営基準に沿って実施されない場合，介護保険において「運営基準違反」となり，ケアマネには介護報酬上のペナルティーが課せられている．
- 医師を交えないサービス担当者会議では，医療の視点が見落とされたままの支援になる可能性がある．出席できない場合でも，医師とケアマネがしっかり顔を合わせて「暮らしを支えるための方針」を共通認識し，ケアマネを通じてチームに伝えることが重要である．

> **サービス担当者会議における医師の役割**
> ① 病状をわかりやすく説明する．
> ② 予後予測を伝える（医療面のリスク管理）．
> ③ 介護や福祉職の意見を確認する．
> ④ 介護サービス計画（ケアプラン）上の役割を確認する．
> ⑤ 急変時の対応方法を示す．

からない．「医師という外国人」と，いきなり一緒に仕事をするようなものである．多職種連携のための実践的な教育研修システム（OJT）が未整備なのである．

[*3] 医療と介護・福祉の連携を実践するためには，医師も「こういう情報がほしい」「ケアマネにはこう動いてほしい」というメッセージを伝える姿勢が求められる．

---

5 運営基準*第十三条（抜粋）—サービス担当者会議（下線は筆者による）

運営基準*第十三条第九項
介護支援専門員は，サービス担当者会議（介護支援専門員が居宅サービス計画の作成のために居宅サービス計画の原案に位置付けた指定居宅サービス等の担当者（以下この条において「担当者」という．）を召集して行う会議をいう．以下同じ．）の開催により，<u>利用者の状況等に関する情報を担当者と共有する</u>とともに，当該居宅サービス計画の原案の内容について，担当者から，<u>専門的な見地からの意見を求める</u>ものとする．ただし，やむを得ない理由がある場合については，担当者に対する照会等により意見を求めることができるものとする．

運営基準*第十三条十四項（抜粋）
介護支援専門員は，次に掲げる場合においては，サービス担当者会議の開催により，居宅サービス計画の変更の必要性について，<u>担当者から，専門的な見地からの意見を求める</u>ものとする．

*正式名称は，「指定居宅介護支援等の事業の人員及び運営に関する基準」（平成11年3月31日厚生省第38号）（最終改正：平成24年3月31日厚生労働省令第30号）

看取りを支える医療と介護の連携

- 医師同士の連携だけでは在宅での終末期を支えることはできない．そこに，介護や福祉サービス，行政サービス等，地域の力を含めた社会資源が複合的に加わってこそ，在宅看取りを支える「在宅療養」の形になる．
- 患者の「最期まで在宅」という希望を叶えるために，「これまでの医療」から「これからの在宅医療」へと進化していくことが求められている（ **6** ）．
- 在宅復帰に向けた退院調整を進める場合，病院医療と在宅医療をつなぐ橋渡しの連携機能は今後ますます重要になる．病院の医療ソーシャルワーカーと地域包括支援センターだけではなく，ケアマネや行政との一体的な連携体制を整えることが急務である．
- 看取りを支える在宅療養体制を構築するうえで重要なことは，サービス担当者会議において以下の事項を確認しておくことである．
  ① 患者・家族の意思確認．
  ② 急変時の連絡体制．土日・夜間等の時間外の連絡体制．
  ③ 主治医として，最期まで患者を見放さない約束．
  ④ 在宅チーム全員が「患者・家族の覚悟」を共有．
  ⑤ 在宅後方支援病院との連携体制．
  ⑥ 家族のレスパイト体制．
  ⑦ 経済的状況．
- 連絡体制の構築が「在宅看取り」の最重要課題である．連絡体制（時間外などを含めて）の選択肢には以下がある．
  ① 訪問看護ステーション（24時間対応型）．
  ② 地域包括支援センター．
  ③ 居宅介護支援事業所（特定事業所加算算定事業所）．
  ④ 主治医，主治医の医療機関（在宅支援診療所など）．
  ⑤ 救急車要請．
- 急変時のファーストコールは，必ずしも主治医でなくてもよい．また，在宅

特定事業所加算Ⅰ・Ⅱ（厚生労働省が定める基準，抜粋）

（4）24時間連絡体制を確保し，かつ，必要に応じて利用者等の相談に対応する体制を確保していること．

解釈通知
④(4)関係
24時間連絡可能な体制とは，常時，担当者が携帯電話等により連絡を取ることができ，必要に応じて相談に応じることが可能な体制をとる必要があることを言うものであり，当該事業所の介護支援専門員が輪番制による対応等も可能であること．

---

6 「これまでの医療」と「これからの在宅医療」の考え方

	これまでの医療			これからの在宅医療（高齢者医療）
医療の目的	救命	病気との併存を支援		平穏死
医療の役割	病気を治す（Cure）			病気と付き合う（Care）
医療の目標	命を助ける			人生を支える（QOL & QOD）
職種間連携	縦の関係			横の関係
医療区分	超急性期	急性期	亜急性期（回復期リハ・急性増悪）	慢性期
治療・療養場所	急性期病棟	回復期・地域包括ケア病棟	療養病棟	老人保健施設など　在宅

QOL：quality of life（生活の質），QOD：quality of death（死の質）．

看取りの「患者・家族の覚悟」があれば,「⑤救急車要請」は選択肢から外れることになる.
- 在宅看取りにおいては,急変時の連絡体制を構築・共有することが必須である.急変時の連絡体制の構築は,家族の安心感につながる.また,介護・福祉職が混乱せずに急変時の報告が可能となる.
- 在宅療養における最も重要な医師の役割は,「最期まで患者を見放さないということを家族に約束すること」である.医師の不安は,ケアマネや介護・福祉職に伝染する.覚悟のない医師の下では,覚悟のないケアマネや介護・福祉職しか育たない.
- 在宅看取りにおいては,暮らしを支えるチーム全員が,最期の瞬間に向かって同じ目標をもって支えきる覚悟が必要になる.

まとめ

- 多くの介護・福祉職は,在宅療養を支える使命感をもっている.そのために,医師と連携をする必要性も十分理解している.しかし,医師へのアプローチの方法がわからず,連携関係の構築に躓いてきていた.その結果として,医師には介護・福祉職が連携相手として物足りない存在に映っていたのかもしれない.
- これからの医師と介護・福祉職はお互いに異文化であることを最大限に活かし,患者の「暮らし」という土俵の上で連携するパートナーとなること(3)が求められていく.
- 総合医と介護・福祉職は「最期まで患者を見放さず,その人らしい暮らしを支えきる」という目的を決して見失ってはいけない.医療と介護・福祉の連携によって,在宅療養を支えるチームへと成長することこそが,患者の暮らしを地域で支える基盤につながっていくと信じたい.

文献
1) 高岡里佳.医療から逃げない！ケアマネジャーのための医療連携Q＆A入門.東京都福祉保健財団；2013, p.15.
2) 介護職に知っていただきたい在宅医療.睦町クリニック朝比奈完氏資料.

在宅医療と地域連携

救急と介護の連携

山本五十年[1], 白土玲子[1], 渡辺多恵子[1], 猪口貞樹[2],
山本仙子[3], 長濱三和子[3], 青木健二[3]

1)医療法人救友会, 2)東海大学医学部, 3)(株)メディトピア湘南

◆ 少子高齢化社会の到来により,医療と介護の枠組み(パラダイム)が大きく変わろうとしているわが国において,多くの疾病をかかえた要介護の高齢者が増加しつつある.これらの高齢者は,医療のみならず衣食住をサポートする介護や生活支援が必要となってきている.

◆ こうした中,医療と介護の連携が強調されているが,これは保険が二元化され,サービスが複線化されているためであり,本来,両者は不可分である.これまでも利用者には,医療と介護のサービスは一体的に提供されてきたものと考えられる.

◆ 医療従事者がいない介護現場では,利用者が想定外に緊急度の高い異常事態に陥ったとき,介護従事者に緊急の判断と対応が求められる.なによりその役割は,適切な応急手当と必要に応じて利用者を医療につなぐことである.

◆ そのため介護従事者は,救急車の使い方をはじめ,介護現場で適切な応急手当を実施できるように日頃から訓練を積むと同時に,地域救急医療システムの活用方法について熟知していなければならない.

- 少子高齢化社会の到来により,医療と介護の枠組み(パラダイム)は大きく変わろうとしている[1,2].高齢化に伴い疾病構造が変化し,多疾病・要介護の高齢者が増加し,肺炎や転倒外傷等の急性疾患,慢性の多疾病・急性増悪に対する医療需要は確実に増大している.これらの高齢者は,運動機能の低下,認知障害の進行,嚥下機能の低下,廃用症候群への進展等に陥りやすく,医療とともに,衣食住をサポートする介護や生活支援が必要となる.
- 介護の前線に立つ介護従事者は,否応なく,利用者のさまざまな身体的精神的な局面に遭遇することになる.特に,利用者の状態が急変し,あるいは疼痛等の急性症状を訴える場合,医療従事者がいない介護現場では,介護従事者に緊急の判断と対応が求められることになる.
- 本稿では,救急医療と介護従事者との連携・協働につき,概説する.

医療と介護の連携

- 従来の医療のサイクルを 1 に示す.
  ①病気が急性発症すると,発症場所に応じて,事業所職員,近くにいる家族・知人や住民が応急手当てを施し,119番通報するか,事業所内の医療従事

1 医療のサイクル

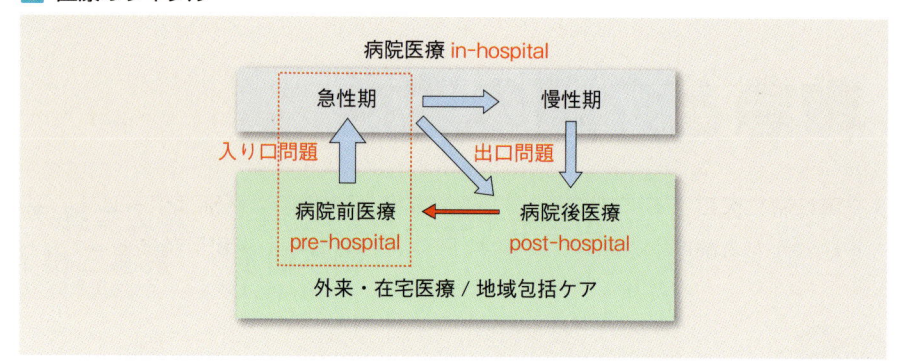

病院医療 in-hospital
急性期 → 慢性期

入り口問題　出口問題

病院前医療 pre-hospital　←　**病院後医療 post-hospital**

外来・在宅医療 / 地域包括ケア

者に連絡するか，在宅医療を受けている場合は，契約している医療機関や訪問看護ステーション等に連絡し，指示を受ける．

②消防機関が通報を受けた場合，通報者に口頭指導（電話による応急手当の指導）を実施するとともに，現場に救急隊を出場させる．

③現場に到着した救急隊は，傷病者・家族等から情報を収集するとともに，傷病者の状態を視診・触診・聴診等により観察し，重症度，緊急度と病態を判断する．高度な手技が必要な場合は，メディカルコントロール協議会の登録指示医師に連絡し，指示，指導・助言を得て，救急救命処置を実施し，傷病者の状態に適合した病院に救急搬送する．①〜③は，**プレホスピタルケア**（pre-hospital care；病院前医療）と呼ぶ．

④救急医療施設は，患者の救急処置を行い，急性期の医療を実施する．急性期の治療が終わり，引き続き亜急性期・慢性期の病院医療が必要な場合は，亜急性期リハビリテーション病棟や療養病床または最近新設された地域包括ケア病棟に転院し，慢性期の医療を受けることになる．あるいは，在宅医療から地域包括ケア病棟に入院した場合，急性期〜慢性期の連続した医療を受けることになる．こうしたプロセスを**インホスピタルケア**（in-hospital care；病院医療）と呼ぶ．

⑤急性期または慢性期の病院を退院した後，継続的な治療が必要な場合，自宅に帰った患者は，通院で外来診療を受けるか，通院できない患者は在宅診療を受けることになる．自宅退院が困難な場合，介護老人保健施設が自宅に帰るための中間施設として位置づけられている．一人暮らしや老夫婦，家庭環境等の理由で自宅での生活が困難な場合は，特別養護老人ホームの介護施設，小規模多機能施設，居住系施設（有料老人ホーム，サービス付高齢者向け住宅等）を選択することになる．これらを，**ポストホスピタルケア**（post-hospital care；病院後医療）と呼ぶ．

⑥このポストホスピタルケア（病院後医療）のステージでは，医療と連携して衣食住の生活支援や介護が行われ，やがて，急変した場合はプレホスピタルケア（病院前医療）につながっていく．

● このように，医療の構造は連環し循環している．ポストホスピタルケア（病

メディカルコントロール協議会

メディカルコントロールとは，救急救命士法に基づき，消防機関や海上保安庁の救急救命士が行う救急活動の質を医学的に保証する施策を意味する．そのため，検証医師と「指示，指導・助言医師」の指導医体制を整備し，事後検証，常時指示，再教育の事業を実施する体制を，厚生労働省・消防庁が2003年に制度化した[3]．その実施主体として，すべての都道府県および地区にメディカルコントロール協議会が設立され，全国組織としてメディカルコントロール協議会連絡会が発足している．当初の目的は，地域救急活動の質の医学的保障であったが，やがて救急医療システムの改善まで含むようになり，最近は地域包括ケアにおけるメディカルコントロールの在り方が論じられるようになった．

院後医療)の中では，悪性腫瘍末期等への緩和ケア，急性期後の多疾病に対する治療・管理，老衰等の衰弱への対応等が求められるだけでなく，衣食住の提供のために介護・生活支援が不可欠である．このプロセスは，急性疾患，慢性疾患の急性増悪が発症したときは，プレホスピタルケア(病院前医療)の場面に一変する．

- 介護は常に医療と不可分である．介護保険と医療保険の区別はサービスの原資にかかわる制度上の問題にすぎず，医療と介護を要する利用者にとっては，医療サービスと介護サービスは一体である．
- 「介護」という用語は「介助」と「看護」の二語を結合させた和製の造語であるとの指摘があるが，介護保険制度の発足に伴って制度化された．制度上は，介護は看護と区別されるが，内容上，介護は医療の重要な要素である看護の一部を成すと考えるのが妥当である．
- 医療と介護の連携が強調されるのは，保険が二元化され，サービスが複線化されているためであり，本来，医療と介護は一体的に提供されてきたものと考えられる．

介護現場における chain of survival

- 病院では，医師，看護師，薬剤師，放射線技師，臨床検査技師，理学療法士，臨床工学技士等の医療従事者が医療に携わっている．そこでは，常に医療従事者が存在し，医師に指示を求めることができる．他方，介護従事者が前線で業務を担う在宅の現場，介護施設，居住系施設等では，看護師が不在のことも多く，容易に医師に指示を求めることができない．にもかかわらず，介護現場で利用者の急変に遭遇するのは介護従事者であり，彼らには現場での適切な対応が求められる．
- 近年，全国にメディカルコントロール体制が構築され，救急救命士を含む救急隊員の現場活動の質を担保する事業(事後検証，常時指示，再教育を柱とする)が展開されている[3]．救急搬送事例に関する医学的な事後検証の場では，介護従事者の現場対応を含む検証が行われており，介護従事者の現場対応についても議論されている．問題があれば，介護施設や介護事業所にフィードバックされ，救命講習参加の呼びかけがなされる地域もある．
- もし，利用者・家族と医療・介護従事者の間で緩和・看取り等の合意がなく，訪問中に利用者が想定外の異常事態に陥った場合，生命のバトンをつなぐことが優先される．利用者の傍にいるバイスタンダーから救急隊，救急隊から病院等に命のバトンをつなぐことを，chain of survival（救命の鎖）という[4]．
- メディカルコントロール協議会の事後検証部会で検証された興味深い事例を次に示す．

事例——窒息による心肺停止から意識を回復した認知症

- 84歳，女性．

- アルツハイマー型認知症，脳梗塞後遺症状で，訪問診療，訪問看護および訪問介護を受けていた．
- 介護福祉士が訪問した際，目を離した隙に食塊が喉に詰まり，窒息の状況となった．介護福祉士は異物を除去すると同時に，在宅医や訪問看護師への連絡を急ぐより，救急隊員の出動を選択し，119番に通報した．
- 救急隊員が接触した際，異物は除去されていたが，心肺停止の状態であった．心室細動の波形を確認した救急隊員は電気的除細動を実施．自己心拍が再開し，やがて脈拍が触れるようになった．
- 病院搬送中に，呼吸が再開し，病院到着時には意識の回復が見られた．病院では病状の安定を確認し，数日で自宅退院となった．現在，在宅医療と介護にサポートされて元気に暮らしている．
- 本事例は，適切な現場対応を行った介護福祉士により chain of survival がつながり，救命に至ったばかりか，在宅の場に戻ることができた事例として，評価された．

⚓ 急変時における介護従事者の役割と対応

- 急変時における介護従事者の役割は，適切な応急手当と必要に応じて利用者を医療につなぐことである．
- 介護福祉士の医療行為については，平成24年4月1日に施行された「社会福祉士及び介護福祉士法」一部改正[5]を遵守しなければならない．**2**に，救急医療における介護従事者が実施すべき急変時の応急手当の範囲を示す．
- 介護従事者といえども，体温，血圧，酸素飽和度を測定することが可能である．重要なことは，バイタルサインの測定だけでなく，意識・呼吸・循環の状態を観察することである．
- 意識障害があれば昏睡体位を含む気道確保法を実施し，異物による呼吸障害があれば用手的に異物除去を行う．法令遵守の範囲で吸引を実施することも重要である．心肺停止に対しては，AEDを使用した心肺蘇生法を実施する．
- 発熱時には冷却すると同時に，医師・看護師の指示に従い，すでに処方されている医薬品の使用を補助する．転倒等による打撲や損傷部位があれば，体表面の観察を行い，軽微な創傷であれば処置することも可能である（医師，看護師の指示を受けることが望ましい）．
- インスリンの皮下注射や血糖降下薬の服薬を行っている糖尿病の患者には，低血糖症状の観察を行い，低血糖症が疑われた場合は，医師・看護師の指示を得て，ブドウ糖液や砂糖等の経口摂取の補助を行う．また，医師・看護師の指示により，使用条件の遵守を前提として，医薬品使用を補助することが可能である．
- 在宅療法継続のための観察事項として，在宅酸素療法の酸素流量や鼻カニューレ・酸素マスクの適正使用の確認，輸液を実施している患者では点滴漏れや滴下の状態等の確認，また，経管栄養の状態等の確認，尿道カテー

AED
automated external defibrillator；自動体外式除細動器

2 介護従事者の急変時の対応

① 生命徴候(意識, 呼吸, 脈拍, 体温)の観察
・意識・呼吸・循環の状態の観察
・体温・血圧・酸素飽和度の測定
② 意識障害に対する気道確保(昏睡体位を含む)
③ 呼吸状態の観察
④ 呼吸障害に対する異物除去・喀痰吸引(法令遵守)等の処置
⑤ 心肺停止に対する心肺蘇生法
⑥ 発熱時の冷却
⑦ 打撲や損傷箇所の体表面の観察と軽微な創傷に対する処置
⑧ 低血糖症に対するブドウ糖液や砂糖等の経口摂取補助
⑨ 医師・看護師の指示による医薬品使用の補助(使用条件の遵守)
⑩ 服用した医薬品の確認
⑪ 在宅療法継続のための観察(医師・看護師への報告・連絡のための確認事項)
・在宅酸素療法の酸素流量等の確認
・点滴漏れ, 滴下の状態等の確認
・経管栄養の状態等の確認
・尿道カテーテルのバッグにたまった尿量の確認および廃棄
・ストマ装具のパウチにたまった排泄物の確認および廃棄

ルのバッグにたまった尿量の確認および廃棄, ストマ装具のパウチにたまった排泄物の確認および廃棄を実施することは, コンプライアンスの範囲であり, 問題があれば医師・看護師に報告する必要がある.
- 以上の観察または処置を行うには, 介護従事者の資質の向上が不可欠である.
- 介護従事者は, このように, 介護現場での急変に適切に対応するとともに, 利用者を医療につなげることを優先しなければならない. 介護施設では, 施設長(介護老人保健施設), 配置医師(特別養護老人ホーム), 主治医/当直医(介護療養病床), 看護師(介護付き有料老人ホーム)に連絡するのは当然であるが, 在宅や居住系で訪問診療や訪問看護を受けている利用者の場合, 可能な限り, 診療所や訪問看護ステーションに連絡し, その指示に従わなければならない.
- しかしながら, 利用者・家族との間で緩和や看取り等の合意がない状況で, 想定外に緊急度の高い異常事態に遭遇した場合, 介護従事者は, 利用者を緊急に医療につなげるため, 救急医療システムを活用することを優先する必要がある.
- また, 利用者と訪問医・訪問看護師との間に契約関係がない場合, 病院・診療所に通院している患者で「かかりつけ医」への連絡が困難である場合は, 医療につなげることができないため, 119番通報により, 地域救急医療の担い手である消防救急隊員の出動を要請するのは当然である.

介護従事者による救急車の使い方

- 介護従事者は, 救急医療システムを活用し救急車を使う場合, 利用者・家族がパニックに陥らないように, なぜ救急車が必要かの説明を尽くすとともに, 救急車の使い方の基本的事項を熟知しておく必要がある.

①119番通報をすると，消防本部の通信指令室に電話がかかり，職員が，「火事ですか，救急ですか」と質問するので，落ち着いて，「救急です」と答えることから始める．通信指令室の職員に，通報者の氏名，出場の住所，患者氏名・生年月日，救急事案（急変）の内容，実施している処置を手短に伝える．説明の後で依頼事項を伝えるのではなく，依頼事項を最初に伝えた後で，補足的に説明するのがよい．

②通信指令室から口頭指導（電話による応急手当の指導）がある場合は，その指示に従う．口頭指導の内容は，市町村（消防機関）により異なるが，一般的には，気道確保・異物除去，心肺蘇生・胸骨圧迫，体位・安静保持，冷却，水洗，外傷では頭部保持，中毒では薬毒物の特定，などがある．電話先で危険を察した際は，避難指示をすることもある．

③救急車が到着するまでの間，応急手当を継続しながら，家族に依頼して，利用者の保険証・診療券（かかりつけの場合）や病歴がわかる資料（安心ファイル，連携ノート，お薬手帳，救急医療情報キット等）を準備する[6,7]．病院治療には，診療情報，病歴や服用中の医薬品の情報が必須である．看護師がいる場合，看護師は申し送りに必要な看護記録を作成し，「かかりつけ医」と連絡がとれる場合は，診療情報の作成・伝送を依頼する．

④救急車のサイレンが聞こえたら，救急車を誘導するために外で待機し，救急車が到着すれば，安全な場所に誘導する．最近，重症患者にはPA連携（消防車と救急車の同時出動）を実施している市町村が多いので，最初に到着するのは救急車とは限らない．赤い消防車が先に到着することがあることに留意する．

⑤救急車または消防車到着後は，利用者がいる場所に，救急隊員または消防隊員を案内するとともに，救急搬送を依頼した事情について説明する．

⑥救急隊員または消防隊員が傷病者に接触した後は，彼らの質問に答えるとともに，現場の救急活動が円滑に進むように協力する．

⑦救急搬送先の病院は，一般に，救急隊員による重症度緊急度および病態の判断により選定される（都道府県ごとに救急搬送・受け入れ基準が策定されている）が，「かかりつけ」の病院がある場合，救急隊員にその旨を伝える．

⑧搬送先病院では病状に関する情報を医師・看護師に申し送る必要があり，また，搬送されても入院するとは限らないことから，救急隊員から，救急車同乗を依頼される場合がある．可能な限り，同乗することが望ましい．

⑨病院に到着すると救急室に入室するが，医師・看護師・事務職員の質問に答えるとともに，家族が同行していない場合は，保険証・診療券および病歴がわかる資料を提供する．

●いずれにせよ，利用者の利益を優先した対応をとることが望ましい．

PA
pumper / ambulance

救急医療における介護支援専門員の役割

●介護施設，在宅あるいは居住系施設の利用者にケアプランを作成する介護支

援専門員(ケアマネジャー)は，利用者の入院に伴って介護事業が中断するため，同じ施設あるいは医療・介護事業所にケアプランの中止を連絡し，再開に向けた準備を開始しなければならない．

- 特に，利用者が在宅ケアを受けている場合，入院情報が家族や一部の介護従事者にとどまることがあり，訪問診療・訪問看護等の訪問あるいは通所サービス事業所が後日情報を得ることも少なくない．多職種連携のキーパーソンである介護支援専門員は，利用者の支援チームである多事業所の担当者会議等で相互の情報提供・共有の作風を促すとともに，入院情報が入れば，直ちに関係事業所に連絡することが不可欠である．
- 同時に，病院の地域連携部門にケアプランや訪問サービス内容等の重要な情報を提供し，支援チームの存在を伝えることが必要である．また，地域連携部門との情報交換を通して入院中の利用者情報を得た場合，支援チームに情報を提供し，退院時共同指導や要介護の区分変更申請等，退院へ向けた準備を進める必要がある．
- 介護支援専門員は，利用者が緊急入院した場合，介護支援業務が終了するわけではない．急性期・慢性期の病院医療(インホスピタルケア)と介護施設・在宅・居住系の医療・介護サービス(ポストホスピタルケア)をつなぐ要(かなめ)として自覚し，利用者が円滑に移行できるように，病院側と施設・在宅・居住系事業所の間の連携に努力すべきである．

介護現場のインフォームドコンセントとリビングウィル

- 介護現場では，医療と同様に，提供するすべての介護にインフォームドコンセントが必要である．インフォームドコンセントは，「説明の上での同意」を意味するため，同意書を取ることと誤解されることがあるが，利用者の尊厳を守り家族の意思を尊重する原理であると理解し，説明し了解を得て介護行為を実施することが求められる．
- 高度の認知障害や意識障害のある高齢者は，説明内容を理解することは困難である．この場合は，親族や後見人に対し，十分な説明を尽くし，了解を得る必要がある．親族の間で理解に温度差があると混乱するため，キーパーソンはもとより複数の親族に対するインフォームドコンセントを実施することが重要である．
- 特に在宅の現場では，病院医療とは異なり，契約に基づいたケアを実施しているため，利用者に容体の変化が生じ看護介護ケアの変更が求められる場合，介護支援専門員は，利用者・家族と面談し早急にケアプランを変更しなければならない．
- 近年，多死社会の到来を前に死生観が問題視され，リビングウィル(living will；生前の意思)が重視されている．老化・老齢化(aging)は近年，「誕生から死へ向かう生命現象のプロセス」と理解されており，欧米では死生観が医

療・介護の在り方に反映されている．わが国では，終末期医療については，学会諸団体や厚生労働省からガイドラインが編纂されてきている[8,9]．
- しかし，皆保険制度と治療主体の医療体制の下で，延命を目的とした誤嚥防止のための気管切開，食事以外の胃瘻等の人工的な栄養管理が行われることが少なくないとの指摘もある．他方で，医療依存度が高い要介護の高齢者に，リハビリテーションの一環として，呼吸ケア，口腔ケア・栄養管理を強化することが目指されている．
- 今後，国民一人一人がリビングウィルの重要性を認識することにより，終末期における急変時の対応が大きく変化すると思われる．

おわりに

- 少子高齢化の進展により，わが国は，運動機能，認知機能や嚥下機能の低下の予防あるいは向上を目指すリハビリテーション，衣食住をサポートする看護・介護サービスや生活支援等のケア重視の社会へと大きく変貌しようとしている．
- 利用者・家族との間で緩和や看取り等の合意がない状況で，利用者が，想定外に緊急度の高い異常事態に陥ったとき，医療従事者がいない介護現場では，介護従事者に緊急の判断と対応が求められる．
- 介護従事者は，介護現場で適切な応急手当を実施できるように日頃から訓練を積むと同時に，利用者を医療につなげるため，地域救急医療システムの活用方法について熟知していなければならない．

文献
1) 厚生労働省医政局指導課在宅医療推進室．在宅医療・介護あんしん 2012．
2) 山本五十年ほか．救急医療の後方支援とグループ診療．期待されるグループ診療（日本プライマリケア連合学会グループ診療の実践に関するワーキンググループ 編）．社会保険研究所；2012, pp219-234．
3) 山本五十年．救急医療と地域医療．日本再生のための医療連携（高久史麿，田城孝雄 監修），ライフメディコム；2012, pp198-203．
4) アメリカ心臓協会．Emergency Cardiovascular Care. 2014．
5) 厚生労働省社会・援護局長．社会福祉士及び介護福祉士法の一部を改正する法律の施行について（喀痰吸引関係）．平成 23 年 11 月 11 日．
6) 平塚市．ひらつか安心ファイル・ひらつか連携ノート．2014．
7) 東京都港区．救急医療情報キット．2014．
8) 厚生労働省．「終末期医療の決定プロセスに関するガイドライン」について．平成 19 年 5 月 21 日．
9) 日本集中治療学会倫理委員会，日本循環器病学会医療倫理委員会，日本救急医学会救急医療における終末期医療のあり方に関する委員会．救急・集中治療における終末期医療に関する提言（ガイドライン）（2014.4.29 案）．

在宅医療と地域連携

口腔ケアと摂食嚥下
口腔ケア

五島朋幸
ふれあい歯科ごとう

- ◆口腔ケアは口腔清掃，口腔清拭などとは異なる．
- ◆口腔ケアは老人性の肺炎の予防効果が認められている．
- ◆在宅における口腔ケアの中心は歯科衛生士であるが，歯科医師の指示のもとに活動しているため歯科医師との連携が必須である．

口腔ケアとは

- 口腔ケアは口腔清掃や口腔清拭などとは異なる．
- 口腔ケアには大きく2つあり，一つは，ブラッシングなどをして口腔内を清潔にすることで，これを器質的口腔ケアと呼ぶ．もう一つは，口から食べるための機能訓練などリハビリテーション的役割で，これを機能的口腔ケアと呼ぶ．口腔周囲のマッサージやストレッチなど，食べるためのケアがこれにあたる．
- これら2つの口腔ケアの相乗効果により「食べられる口づくり」や肺炎予防効果（1）[1]，さらには栄養改善[2]など素晴らしい効果が発揮される．口腔清掃や口腔清拭は単に口の中をきれいにすることであり，口から食べる機能向上や肺炎予防効果は期待できない．

口臭

口腔ケアを実施することで最もわかりやすい変化は口臭の軽減である．施設や病院などで集団に対する口腔ケアを継続すると，施設全体の臭いの問題が解決することがある．これは口腔内保清，舌苔の除去などの効果のほか，唾液分泌が促される効果も考えられる．

1 口腔ケアと肺炎発症率

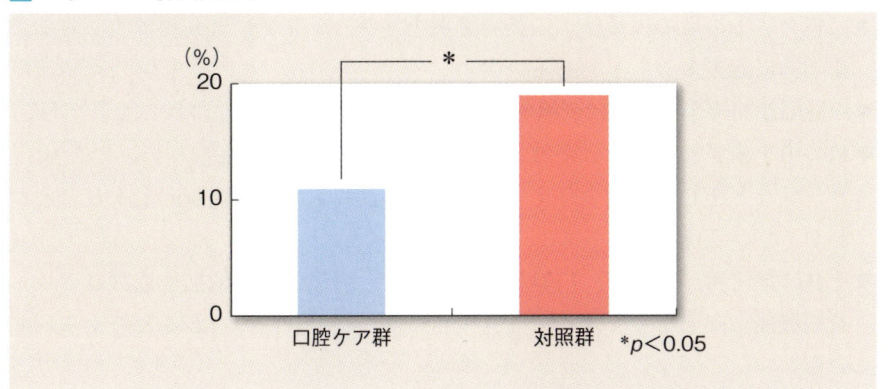

（米山武義ほか．日歯医学会誌 2001；20：58-68[4] より）

2 口腔ケア前（a）と口腔ケア後（b）

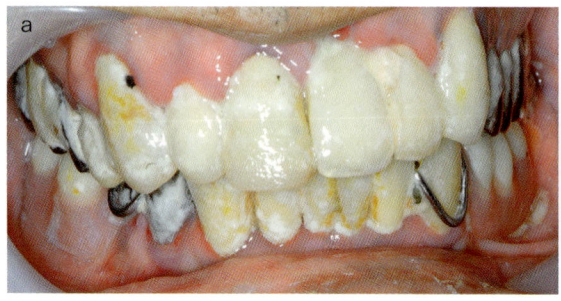

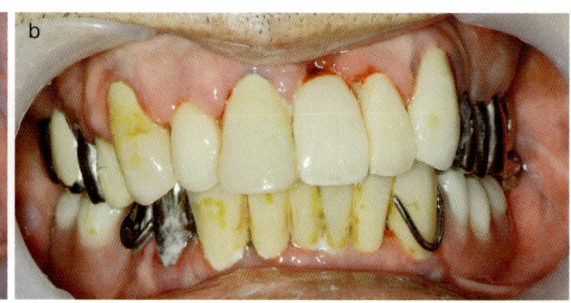

a：プラークが多量に付着した状態．
b：プラークを機械的に除去した状態．

> **がん患者と口腔ケア**
> 最近ではがんの積極的治療前から歯科による専門的な口腔ケアが実施されるようになった．在宅においても同様である．がん手術後には口腔内にさまざまな有害事象が生じる．口腔ケアの実施によりその症状を緩和できることがわかっている．特にターミナル期，緩和期であれば口腔ケアは必須である．

- 本来口腔内は，細菌培養に適した環境である．細菌生息のための適度な温度，湿度，さらには栄養源もたくさん存在し，放置しておけば相当数の細菌数になっていく．しかし，健常者の口腔内では通常約300種類，数百～数千億の細菌数で安定している．
- 日常生活の中で口腔内細菌を減らす場面が2つある．一つはブラッシング．しっかりとブラッシングをしてうがいをすることで増加した細菌数を減らすことができる．もう一つは，しっかり噛んで食べるなど口を機能させることで唾液が分泌し，細菌が消化されていく．
- 逆に口腔清掃を怠ったり，唾液分泌が少なくなったり，さらには口腔機能が低下して食べられなくなると，口腔内細菌数は1兆にも及ぶと言われている．そのような状態では，口の中が乾燥し，膜がはったような状態であったり，ネバネバして歯肉の色がわからない状態であったりする．
- 口腔内細菌は「バイオフィルム」という形態で存在するものがある．バイオフィルムは付着性があり，抗菌薬や免疫へも抵抗がある．口腔内のバイオフィルムは「プラーク（歯垢）」であり，ブラシで機械的にこすることでしか除去できない（**2**）．
- 口腔ケアは次の3つの因子から成り立っている．細菌除去，口腔周囲組織の刺激，そしてケア．
- 口腔ケア1つ目の因子は，口腔内細菌をブラッシングにより物理的，および化学的に除去することである．
- 口腔周囲組織を物理的に刺激するということが，口腔ケア2つ目の因子である．
- 口の中を歯ブラシでしっかりこすること，口腔周囲を手指でストレッチ，マッサージなどをして刺激を与えることにより飲み込みの機能が向上することがわかっている（**3**）[3]．
- それに加え舌，頰粘膜，口唇の機能の向上，唾液分泌の増加や意識レベル・認知機能の向上なども含めて「食べる機能の向上」につながると考えられている．
- 3つ目の因子はケアである．口腔ケアは，人間と人間のふれあう場としてケ

3 口腔ケア介入群と非介入群の嚥下反射潜時

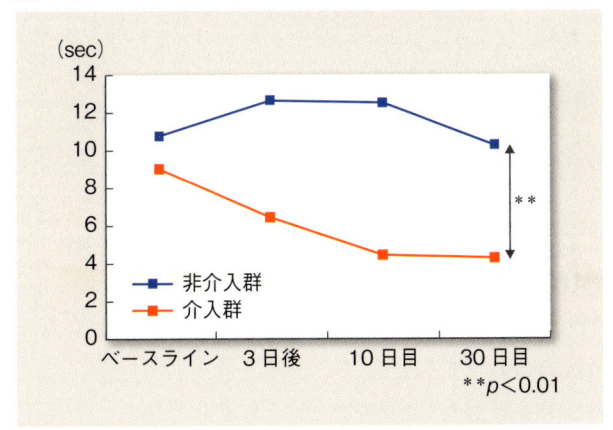

(Yoshino A, et al. JAMA 2001；286：2235-2236[3] より)

4 誤嚥性肺炎の3つのリスク

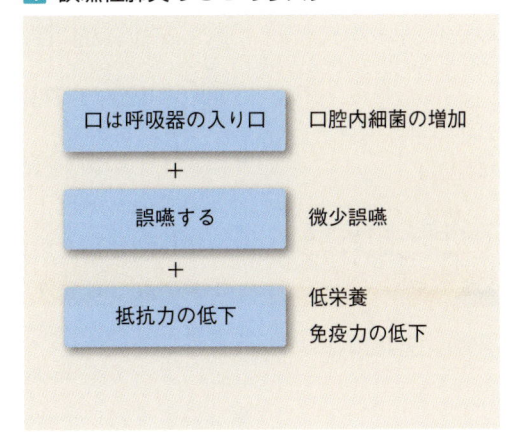

口は呼吸器の入り口 ── 口腔内細菌の増加
＋
誤嚥する ── 微少誤嚥
＋
抵抗力の低下 ── 低栄養／免疫力の低下

アの因子をも持っている．口腔内を他人に見せるということは不快な行為であり，お互いのコミュニケーションが成立し，信頼関係を築くことで初めて可能になる．
- 十分な信頼関係を築くことができれば，食欲の増進や認知機能への好影響も期待できる[4]．

高齢者の肺炎と口腔ケア

- 日本人の3大死因といえば，がん(悪性新生物)，心疾患，脳血管疾患であったが，2011年の人口動態統計によると脳血管疾患に代わり，肺炎が3位に入った．
- 肺炎の年齢別死亡率を見てみると，65歳以上の高齢者がその90％以上を占めており，肺炎は高齢者にとって生死を分ける問題となっている．現代日本は，肺炎で亡くなる高齢者が増加している．
- 誤嚥性肺炎には3つの発症リスクがある(4)．
- 1つは口腔内細菌の増加．口は呼吸器の入り口でもある．その，肺の入り口でもある口に異常な数の細菌が存在すれば，肺炎になるリスクが高くなる．
- 2つ目のリスクは誤嚥．特に高齢者では夜間睡眠中に誤嚥が多く起こることがわかっている．通常，気管内に異物が入ると，人体の防御反応が働き，異物を外へ出そうとして咳などの反射が起きるが，加齢や脳卒中などで意識障害や麻痺，機能低下などがある方の場合は，嚥下反射，咳反射が鈍り，誤嚥しやすくなる．
- 口腔内に多くの細菌が存在し，それを誤嚥すると呼吸器に細菌が進入することで肺炎のリスクが高まる．
- 3つ目のリスクは全身的な抵抗力の低下である．特に，高齢および低栄養により体力が低下し，全身の感染免疫力が低下することにより肺炎の症状が発症しやすくなる．

- 以上のように単因子ではなく，複数因子による肺炎発症リスクを多角的に軽減する行為が口腔ケアである．

口腔ケアによる誤嚥性肺炎予防効果

- 口腔ケアによって機械的にバイオフィルムを破壊し，細菌を除去していくことでリスクを低下させる．
- 口腔周囲組織を刺激することにより，嚥下および咳反射機能が向上することで誤嚥のリスクを軽減することができる．
- 「食べる機能の向上」やケアによって食欲が増し，生きる意欲が向上することによっても全身的な抵抗力の低下を抑えることができる．
- このように，それぞれのリスクに対して口腔ケアがそれぞれ作用し，肺炎予防効果を発揮する．

> **Point**
> 誤嚥性肺炎を予防する
> ①口腔内細菌を減少させる．
> ②誤嚥を予防する．
> ③抵抗力をつける．

訪問歯科診療と訪問口腔ケア

- 訪問歯科診療の目的は，単なる歯や歯ぐきの治療ではない．食べるだけでなく，しゃべる，笑うなどの機能を備えた口の環境と機能を整えることにより，在宅療養者のQOLを向上することである．
- 訪問口腔ケアの主な実践者は歯科衛生士である．医療保険，介護保険の居宅療養管理指導として実施することができる．
- 在宅では主に介護保険の居宅療養管理指導が用いられる．歯科医師が行うものと歯科衛生士が行うものとに分かれている．歯科医師は継続的な医学的管理を行い，歯科衛生士は口腔ケア，摂食・嚥下機能に関する実地指導を行う．
- 現在（平成26年度），特別な行政サービスを除き，在宅での歯科医師の指示のもと，訪問口腔ケアが実践されている．歯科衛生士は医師からの指示では動けない．したがって，地域においては歯科医師の訪問歯科診療，居宅療養管理指導の後，歯科衛生士の居宅療養管理指導（訪問口腔ケア）が実施される形となる．歯科衛生士の居宅療養管理指導は月4回まで認められている．
- 各地域の訪問口腔ケアの窓口は，地域歯科医師会や行政であったりする．地域で訪問口腔ケアが必要であれば，そのようなところに連絡するとよい．
- 訪問口腔ケアとして歯科衛生士は月4回までしか入ることができない．日常的なケアは介護家族，介護職に頼らざるをえない．訪問口腔ケアの目的の一つは，日常ケアを実践する人たちに正しい口腔ケアの目的や方法を伝えることである．

実施にあたっての問題点

- 最も大きな問題点は歯科衛生士の訪問口腔ケアに不可欠な歯科医師の指示が少ないことである．もともと歯科は在宅医療に対する関心が希薄で，訪問する歯科医院の数は限られている．国全体が在宅医療にシフトしたこの時代，歯科医師のパラダイムシフトが求められる．

● 口腔ケアという行為そのものは口腔清掃や口腔清拭と似ているため，口腔ケアの真の目的を知らず，清掃，清拭と混同している現場が多い．歯科専門職が今後，正しい知識と実践を現場で広める必要がある．

文献

1) Yoneyama T, et al. Oral care and pneumonia. Lancet 1999；354：515.
2) Kikutani T, et al. Effects of oral functional training for nutritional improvement in Japanese older people requiring long-term care. Gerodontology 2006；23：93-98.
3) Yoshino A, et al. Daily oral care and risk factors for pneumonia among elderly nursing home patients. JAMA 2001；286：2235-2236.
4) 米山武義ほか．要介護高齢者に対する口腔衛生の誤嚥性肺炎予防効果に関する研究．日歯医学会誌 2001；20：58-68.

在宅医療と地域連携

口腔ケアと摂食嚥下
摂食嚥下

小山珠美
NPO法人 口から食べる幸せを守る会

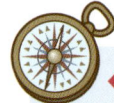

- ◆ 摂食嚥下障害を悪化させる誘因として，廃用症候群，低栄養，低活動，薬剤の副作用，摂食環境の不備，食事介助技術の不足などがあげられる．
- ◆ 誤嚥性肺炎を発症しても，早期経口摂取，離床を進めながら安全・安楽・自立性を意図した食事援助を行う．
- ◆ 病院，福祉施設，在宅，どこで生活していても，"口から美味しく食べ続けたい"という希望を実現できるような連携とサポートを行う．

人間の健康生活において，「口から食べる」ということは，単なる栄養ではなく，生きる活力の源であり，楽しみや団欒といった人として幸せに生きていくための根幹をなす生活行動である．世界に類を見ない長寿社会でわれわれが幸せに暮らすための要である．好きなものを目で見て，匂いを嗅いで，味わって，語らいながら，美味しく豊かに食べることはまさに生きることそのものである．

摂食嚥下障害とは

- 摂食嚥下障害(dysphagia：dys-障害された，phag-食べること)とは，捕食，咀嚼，嚥下などの食べる機能が障害された状態をいう[1]．
- 摂食嚥下障害を引き起こす原因は，器質的・機能的，心理的・社会的な側面に分類され多様である(**1**)．
- 脳卒中(脳梗塞，脳内出血，クモ膜下出血)を含む神経疾患では，摂食嚥下障害を伴うことが多く，①球麻痺(延髄病変)，②偽性球麻痺(両側性上位運動ニューロン病変)，③一側(片側)性大脳病変，④意識障害(頭蓋内圧亢進，脳幹部網様体・視床下部・大脳皮質の広範病変)，に大別される．
- 摂食嚥下障害の合併症として誤嚥性肺炎，低栄養，脱水，窒息などがあげられる．
- 要介護高齢者の誤嚥性肺炎の発症要件は，口腔汚染，低栄養，誤嚥量の増加，喀出力低下，免疫力低下，胃食道逆流などの身体侵襲が強くなることに加えて，ケア不足などにより発症する(**2**)．
- さらに非経口栄養のみが長期化すると，体力低下，廃用症候群，食べる楽しみの喪失などの弊害が起こる．

摂食嚥下障害を悪化させる誘因

- 摂食嚥下障害を悪化させる誘因として，廃用症候群，低栄養，低活動，薬剤の副作用，摂食環境の不備，食事介助技術の不足などがあげられる．
- 非経口栄養のみと長期床上安静が遷延化すると，廃用症候群が悪化する．臥

1 摂食嚥下障害を引き起こす原因

器質的・機能的原因（脳，口腔，咽頭，喉頭，食道）
• 脳血管障害，脳腫瘍，脳外傷，脳膿瘍 • 脳炎，低酸素脳症，低血糖性脳症 • 末梢神経障害 • 多発性硬化症 • 認知症 • 知的障害，脳性麻痺 • 神経疾患（パーキンソン病，筋萎縮性側索硬化症など） • 末梢神経炎（ギランバレー症候群など） • 重症筋無力症，筋ジストロフィー・筋炎 • 代謝性疾患 • 舌炎，口内アフタ，歯槽膿漏 • 口腔・咽頭・喉頭部の腫瘍 • 口腔・咽頭・喉頭部の圧迫，手術後（頸椎症，頸髄損傷など） • 口腔・咽頭部の異物 • 食道炎・潰瘍・狭窄，食道裂孔など • 薬剤の副作用 • 放射線療法の副作用 • その他
心理的・社会的原因
• 神経性食思不振症，拒食 • 気分障害 • 神経症 • うつ状態 • ストレス • その他

2 誤嚥性肺炎の発症要件

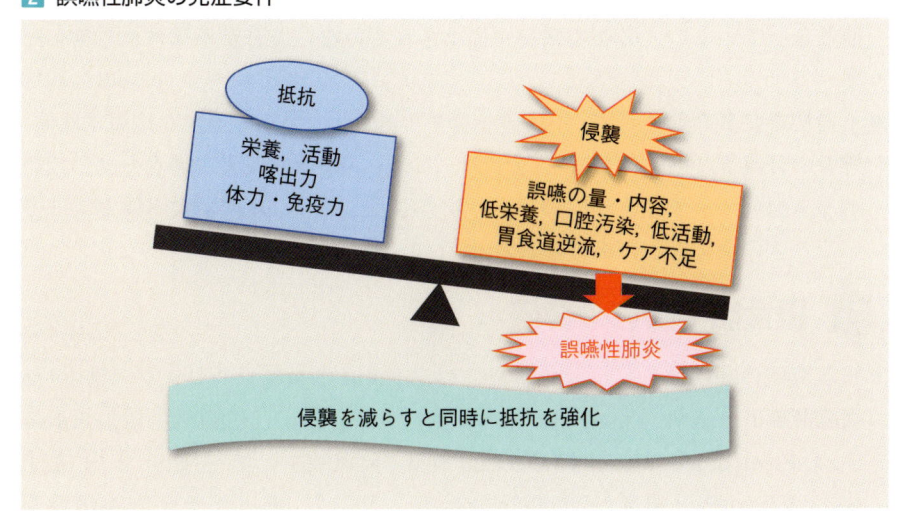

抵抗
栄養，活動
喀出力
体力・免疫力
侵襲
誤嚥の量・内容，
低栄養，口腔汚染，低活動，
胃食道逆流，ケア不足
誤嚥性肺炎
侵襲を減らすと同時に抵抗を強化

床による心肺機能低下，覚醒不良による脳機能低下，発動性の低下，感覚情報や運動情報の統合不良，視覚や聴覚での情報処理低下などの認知や活動性低下を引き起こす．そのことで，食べる楽しみが失われ，生活者としてのADLやQOL低下を引き起こす（3）．

- 低栄養は，咀嚼筋，舌筋，舌骨上筋，舌骨下筋，口蓋筋，咽頭筋といった多くの筋に筋力低下が起こるため，摂食嚥下障害が重度化する．

3 廃用症候群による悪影響

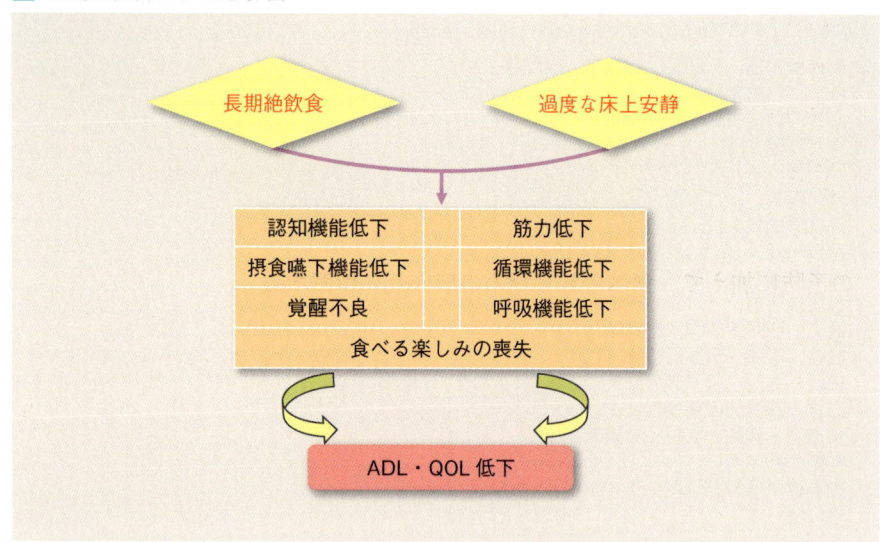

```
長期絶飲食          過度な床上安静
        ↓
  ┌─────────────────┐
  │ 認知機能低下  │  筋力低下   │
  │ 摂食嚥下機能低下 │ 循環機能低下 │
  │ 覚醒不良     │ 呼吸機能低下 │
  │   食べる楽しみの喪失     │
  └─────────────────┘
        ↓
    ADL・QOL 低下
```

> 錠剤や散剤の服用に際し，嚥下機能に応じた形状や服用方法になっているか，複数の診療科併診による薬剤の重複がないか，服用しなくてもよいものを多量に飲みすぎて食欲低下や胃腸障害を併発していないかについても考慮しなければならない．

- 高齢者は多くの薬剤を服用していることが多く，口腔内乾燥，薬剤の咽頭残留や窒息，食欲低下などを引き起こしやすい．
- 摂食環境の不備として，ベッドやイスの位置関係（過度な前屈姿勢，テーブルと身体が離れている，不適切な摂食用具など），食物形態が本人の嚥下機能と合っていない，必要な栄養が提供されていないなどが指摘される場合が多い．
- 不適切な食事介助として，不安定な姿勢での介助，頸部の過度な後屈や屈曲，患者の目線より高い位置からの介助，スプーンが横から入る捕食介助，速いペース配分，多すぎる一口量，少なすぎる一口量，口腔内に食べ物が入っているときの会話などがあげられる．

摂食嚥下障害の評価

- 摂食機能の評価としては身体審査，ベッドサイドスクリーニングテスト（反復唾液嚥下テスト〈repetitive saliva swallowing test：RSST〉），改訂水飲みテスト（modified water swallowing test：MWST），フードテスト（food test：FT），嚥下造影（videofluorography：VF）*，嚥下ビデオ内視鏡検査（videoendscopy：VE）*などがある．
- いずれも，摂食嚥下機能の評価・診断だけでなく，治療・リハビリテーション・介助方法などを行ううえでの情報や方針を得るためのものである．
- 評価時の留意点として重要なことは，部分的な検査結果のみに偏ることなく，日常生活場面や心身の機能を総合的に勘案したうえで，本人に過度な緊張を与えることなく，規則的で柔軟な評価を行い，本人のもてる良好な能力を引き出すように留意する．

*VF および VE の評価手順と留意点については日本摂食嚥下リハビリテーション学会ホームページを参照されたい．

- 本人や家族の食べる希望を勘案し，安全にQOLを高める食支援となるような評価とアプローチを行うことが重要である．
- 摂食嚥下障害には外科的治療の適応となる場合もあるため，専門医と検討して対処する．

摂食嚥下障害者の食べるためのリハビリテーション

- 口腔ケアの充実を図り器質的口腔ケアと機能的口腔ケアを行い，誤嚥性肺炎の予防に加えて，食べられるための口作りに留意する．
- 口から食べるためのリハビリは間接訓練と摂食訓練を組み合わせ[2]，できるだけ非経口栄養のみの期間を短くする．
- 低栄養による摂食嚥下障害を引き起こさないよう栄養状態を良好にし，抵抗力を高める．
- 誤嚥性肺炎を発症しても，禁飲食・安静ではなく，食べる可能性への評価を繰り返し，早期経口摂取，離床を進めながら適切な栄養ケアを行う[3]．
- 食物形態は『日本摂食・嚥下リハビリテーション学会嚥下調整食分類2013』[4]を参照として，段階的にステップアップするが，個別に応じた嗜好や食物形態に留意する．
- 安全・安楽・自立性を意図した食事介助技術を提供する．

安全で効果的な食事摂取を継続できるための食事介助のポイント[5]

- 認知機能を高める安全な摂食環境として，食物を視覚で認知できるよう配慮し，匂いを嗅ぐ，触るなどの五感情報を最大限に活用する．
- 特に，食物の咀嚼，手の使用，美味しいという満足感をもてるようなアプローチに留意する．
- 食事を見て，効率的に手（摂食用具の使用を含む）を使うことができ，長時間座っていられる，安定した姿勢保持がとれるような姿勢調整を行う．
- 高齢者は脊柱が変形し，過度な屈曲位となっている場合がある．この姿勢は，前傾姿勢となり胸郭が狭くなり，喉頭が食道を圧迫するため疲労感を増すことに加えて，誤嚥を引き起こしやすくなるため注意する．
- 摂食嚥下障害への食物形態選択については，固さ，付着性，凝集性，離水性などの要素を含め，温度・見た目・美味しさなど嗜好に合った食品や味の工夫も大切な食事提供の要素である．また，飲水での水分トロミの用い方にも配慮が必要である．過度な水分トロミは飲水量の低下を引き起こす．
- 適切な摂食用具やテーブルの選定として，安定した上肢の機能を発揮できるよう，肘関節がゆったりと接地できるカッティングアウトテーブルの使用を工夫する．
- 可能な限り自力摂取ができるような食事介助に留意する．

4 包括的クリティカル栄養ケアによる低栄養や摂食嚥下障害への対処

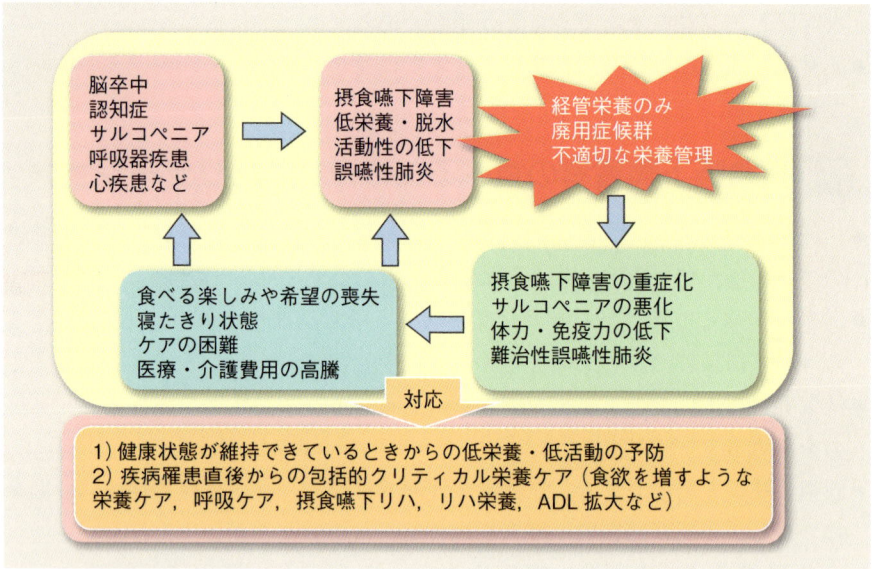

```
脳卒中                摂食嚥下障害         経管栄養のみ
認知症         →      低栄養・脱水         廃用症候群
サルコペニア          活動性の低下         不適切な栄養管理
呼吸器疾患            誤嚥性肺炎
心疾患など                                      ↓
     ↑                   ↑
                                           摂食嚥下障害の重症化
     食べる楽しみや希望の喪失    ←          サルコペニアの悪化
     寝たきり状態                         体力・免疫力の低下
     ケアの困難                           難治性誤嚥性肺炎
     医療・介護費用の高騰

                              対応
     1) 健康状態が維持できているときからの低栄養・低活動の予防
     2) 疾病罹患直後からの包括的クリティカル栄養ケア（食欲を増すような
        栄養ケア，呼吸ケア，摂食嚥下リハ，リハ栄養，ADL 拡大など）
```

⚓ 摂食嚥下障害による要介護高齢者が置かれている実情と解決への糸口

- 医療技術や栄養療法が普及した昨今では，誤嚥性肺炎を懸念するあまり，過度で長期的な非経口栄養管理が先行している実情がある．
- 口から食べることを長期的に制限されるということは，高齢者の尊い健康生活を脅かし，病との闘いの上にさらなる苦渋を与える．また，支える家族にとっても苦悩を伴う生活を強いることにもなる．
- 誤嚥性肺炎の背景には複合的要因があり，本人のフィジカルな側面だけでなく，人的環境としての廃用症候群，不適切な食物形態，不良姿勢，不適切な摂食環境，危険な食事介助などが相互に影響することを念頭に，口から食べる喜びや幸せを家族や関係者と共有し，適切な技術支援をしていくことが求められる．
- 健康状態が維持できているときからの低栄養・低活動の予防に留意する．
- 疾病罹患直後から個々の状況に応じた食欲を増すような栄養ケア，呼吸ケア，摂食嚥下リハ，リハ栄養，ADL 拡大などを包括したクリティカルな栄養ケアが重要である[6]（4）．

⚓ 口から食べることをサポートするための地域連携

- 可能な限り急性期医療で経口摂取への移行を行うようにアプローチするが，一部経口摂取としかならない場合は，次の施設や在宅で継続・拡大できるような連携と支援体制が必要である（5）．
- 退院調整においては，医学的リスク管理と，家族，サービス提供者とどう連

5 食支援における地域連携

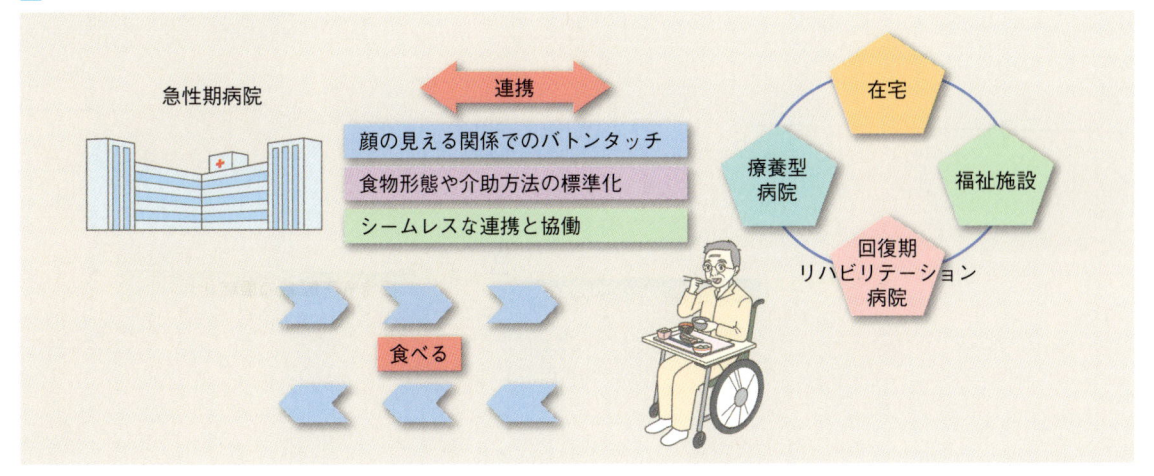

携していくかが重要となる．食事介助や栄養方法などに関するケア方法だけでなく，介護負担や経済性の調整も必須の要素となる．
- 地域連携においては，face to face の顔の見える関係でのバトンタッチ，食物形態や介助方法の標準化，シームレス（seamless）な連携と協働を行い「食べる」を支援し続けることが重要である．
- 病院，福祉施設，在宅，どこで生活していても，人間としてのごく当たり前の"口から美味しく食べ続けたい"という希望を実現できるような社会を目指したい．

急性期病院では在院日数の短縮化が推し進められており，経口摂取が完結していない状況の中で生活環境を変更していかなければならない実情もある．しかし，過度な非経口栄養と寝たきりなどの廃用の回避は充分になされるべきである．

文献

1) 日本摂食嚥下リハビリテーション学会（編）．摂食・嚥下リハビリテーションの全体像（日本摂食嚥下リハビリテーション学会eラーニング対応第1分野）．医歯薬出版；2010，p16．
2) 日本摂食嚥下リハビリテーション学会医療検討委員会（編）．訓練法のまとめ．日本摂食嚥下リハビリテーション学会誌 2014；18：55-89．
3) 若林秀隆，藤本篤士（編著）．サルコペニアの摂食・嚥下障害．医歯薬出版；2012，pp126-130．
4) 日本摂食嚥下リハビリテーション学会ホームページ．日本摂食・嚥下リハビリテーション学会医療検討委員会．日本摂食・嚥下リハビリテーション学会 嚥下調整食分類2013．
5) 小山珠美（監）．ビジュアルでわかる早期経口摂取実践ガイド―急性期から食べたいをつなぐ地域ネットワーク．日総研；2012，pp181-198．
6) 小山珠美．包括的アセスメントに基づく個別的食支援．臨床栄養 2014；124（5）：558-562．

地域連携・多職種連携とICT

4章

地域連携・多職種連携とICT

ICT利用の意義と課題

溝尾　朗
JCHO東京新宿メディカルセンター
内科/地域連携・総合相談センター

- ◆新宿区医師会のアンケートを基に病診連携を進めるにあたり，ICTによる情報共有が不可欠であった．
- ◆ICT導入の効果は，検査の共同利用，院内のチーム医療の構築，地域の在宅医療への展開などの医療情報の共有に現れた．
- ◆さらに地域多職種連携（地域包括ケア）へのICT導入にあたり，コミュニケーションを可能とするツールも必要であった．これにより双方向連携・情報共有システム構築へと，多職種によるICT利用が展開した．
- ◆医療情報とケア情報を統合することによる情報の膨大化に対して業務効率の低下を避けるため，情報ネットワークを2つのループとしてとらえることとした．
- ◆ICTの活用により，必要な医療が必要なときに必要な場所で手に入る豊かな地域包括ケアを目指したい．

- ●医療と介護の機能分化と切れ目のない連携の重要性が謳われて久しいが，その構築には，以下の3つのことが必要である．①医療介護情報や診療計画の共有，②参加者間の顔の見える関係，③連携コーディネーターや地域と中核病院における総合医の存在である．
- ●これまで①の医療介護情報や診療計画の共有は，病診連携においては地域連携パスが，在宅療養連携（医療・看護・介護・福祉）では患者宅にある連絡ノートがその役割を一部果たしてきた．
- ●しかし，地域連携パスも連絡ノートもおもに紙媒体であり，DVD画像や検査結果のコピーを加えても伝えられる情報量が少ない，リアルタイムに情報共有することが難しい，情報の二次活用が困難である．そして，地域連携パスは患者が回復に向かう流れで作られており，状態が悪くなった場合が想定されていないなどの問題点が指摘されている．
- ●本稿では，地域連携・多職種連携におけるICT利用の意義と課題について，新宿区の事例を通して考えてみたい．

もちろん紙媒体も利便性や高いリテラシーなどの長所があり，たとえば災害超急性期から急性期には情報伝達のための非常に重要なツールとなる．

病診連携への ICT 導入

ICT 導入による情報共有の必要性

- 2003年新宿区医師会による病院通院患者約1,000人のアンケート調査の結果が，病診連携にICTを導入する契機となった．1,000人のうち50％が地域にかかりつけ医をもっておらず，しかし，その中の55％（全体の27.5％）は，いくつかの条件が整えば，病院から診療所に主治医が移ってもよいというものであった（ 1 ）．
- そのおもな条件とは，①開業医と病院の情報交換があり，データを共有していること，②具合が悪くなったとき，すぐに病院で診てもらえること，③具合が悪くなったとき入院できること，であった．
- 病院と診療所の機能分化である軽症患者の病院から診療所への紹介は，27.5％が病院側の努力不足のために，進んでいなかったのである．
- この結果をもとに，当院では②と③の条件を満たすために，地域連携室の充実，救急部の独立と機能強化に取り組んだ．さらに，①の条件に応えるためには，ICTによる情報共有が必要であった．

SASTIK® の採用

- これまで病院から診療所へ紹介する場合，診療情報提供書，検査成績や心電図のコピー，レントゲン写真を収載したDVDを，紹介先に送るか患者に持参してもらっていた．
- この方式では，不十分な検査成績，不正確な服薬内容，不明な患者の入院中

1 開業医に移る条件（アンケート調査）

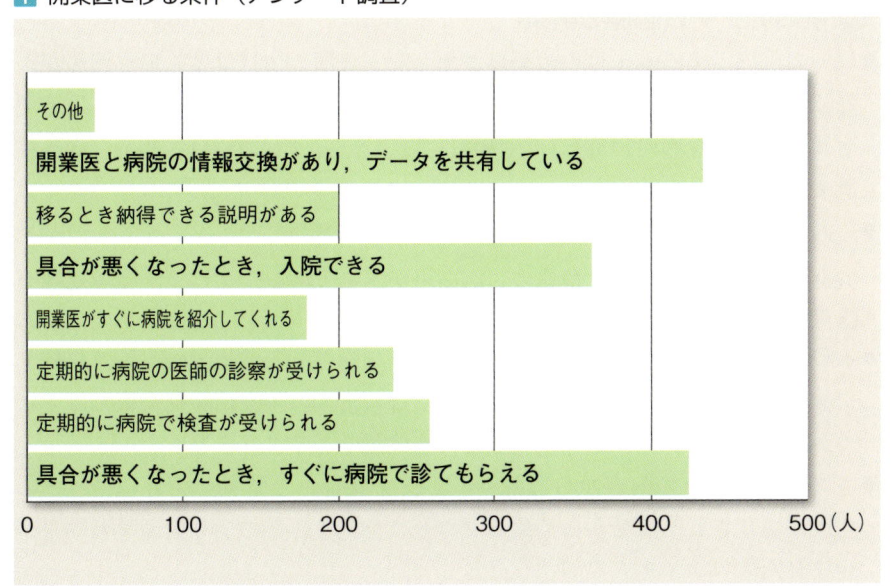

のADL（activities of daily living；日常生活動作能力）だけでなく，入院中の主治医から患者（患者家族）へのI.C.（informed consent；インフォームドコンセント），今後の治療方針，併診科の診療情報，場合によっては退院時期や死亡時期が伝わらないなどの多くの問題を抱えていた．つまり，情報の迅速性，正確性，機能性に欠けているのである．
- これを解決するためにはICTを利用する以外になく，2010年日本ユニシスの「SASTIK®」を採用した．

> **電子カルテを閲覧するシステム**
> 「SASTIK®」は病院の電子カルテを閲覧するシステムで，web用地域連携サーバーを通して，インターネット接続されたWindows PCであればどこからでも，USBに似たSASTIKキーを挿すことにより，地域連携webアプリケーションを利用し，病院の医療情報を見ることができるものである．

ICT導入の効果

検査の共同利用

- 当初は，検査の共同利用（CT，MRI，RIなど）に使い始めた．これまで検査の共同利用の患者には，検査後DVDの作成と放射線科専門医の読影が終了するまで院内で待ってもらっていたが，「SASTIK®」を使ってからは，検査終了後直ちに帰院していただき，患者が紹介元医療機関に戻るまでの間に，主治医は画像と読影所見を見ることができるようになった．
- その利便性が一因となって，検査の共同利用件数が，月平均75件（2009年）→86件（2010年）→92件（2011年）→106件（2012年）と増加した．

院内のチーム医療の構築

- 続いて院内のチーム医療の構築に活用した．夜間・休日は多くの専門医が不在で，当直医（日直医）が診断や治療に悩んだときに，あらかじめ「SASTIK®」を預けている院内の指導医（放射線科，循環器科，整形外科）に相談できる体制を整えた．
- これはダブルチェックによる医療の質の向上に寄与した．

地域の在宅医療への展開

- 次に地域の在宅医療に展開した．在宅医療を受けている患者が当院を退院した後，在宅療養支援診療所の主治医は，これまでの診療情報提供書だけでなく，すべての画像，検査成績，服用薬を確認できるようになった．
- さらに，カルテの内容から入院中のI.C.を共有した結果，患者（家族）との信頼が強化され，診断から治療のプロセスを見ることにより生涯学習効果が生まれた．

- 在宅療養支援診療所の主治医は，退院日または退院翌日に訪問診療を行うことが多く，訪問前に（診療情報提供書を見る前に），多くの情報を得ることで，退院前カンファレンスでの情報と合わせて，切れ目のない医療が達成できたのである．
- また，退院前カンファレンスの後，予期せぬ理由（患者・患者家族の都合や病状）で退院が延期になった場合や，病院から死亡日の伝達が遅れた場合にも主治医にその情報が必ず伝わることになった．
- その結果，紹介率は 40％ → 50％，逆紹介率は 15％ → 50％ という成果を上げた．

双方向の伝達手段の必要

- 「SASTIK®」はあくまで情報共有のツールにすぎず，診療計画や目標は可視化されていないため，地域連携パスそのものを電子カルテの中に入れることで，さらに医療連携を強化できると思われる．
- 一方，在宅療養の場合，入退院を繰り返すことが多く，その間に段階的にADLが低下し，病状も変化するので，退院後には双方向の伝達手段が必要と感じた．
- それを強く実感したのは，医療職（病院内科主治医・緩和ケア主治医・在宅療養支援診療所主治医・訪問看護師）が参加するメーリングリストにより，情報の共有，現状の把握，病態の予測，治療方針の確認を行い，がん終末期の患者を在宅から当院一般病床へ，さらに緩和ケア病棟へとスムーズに移行でき，患者とその家族だけでなく参加者の高い満足度を得られた症例を経験してからである．
- これは，情報を共有しただけでなく，目標をも共有できた結果であった．地域の多職種連携では，さらに頻回に具体的に治療やケアの方法を評価し指示しなければならず，電子メールより安全なコミュニケーションツールが必要であった．
- また，これらの情報を文字だけで伝達するのは容易でなく，画像による情報伝達のサポートが必要で，また画像を使うことにより，言語の違いを一部克服することも可能になると思われた．

Point｜海外でも情報確認
遠隔地からさらに国を超えて医療情報を確認することができ，出張の際に現地のホテル・病院・会議場で，担当患者の情報を確かめることが可能となった．

地域多職種連携（地域包括ケア）への ICT 導入とその効果

- 2011年新宿区において「在宅医療・介護連携事業に伴う実証調査研究事業」が厚生労働省老人保健健康増進等事業に採択された．参加者は，在宅療養支援診療所，訪問看護ステーション，ケアマネジャー，東京厚生年金病院である．

コミュニケーションツールとしてのグループウェア

- コミュニケーションツールとして，タブレット端末とグループウェアの1つ

Point
参加者に介護士を入れなかったのは，介護業務が煩雑であり標準化がなされていない，そのため共通言語がない，ICTリテラシーが低いことや医学用語の理解力が乏しいことなどが心配されたからである．

である「KDDI Knowledge Suite」を使用した．病院情報の共有は「SASTIK®」によって行った(**2**)．

- グループウェアには，スケジュール機能，訪問報告機能，チャット形式のメッセージ機能，ファイル共有機能がついており，タブレットにはカメラ機能があるため，日々の報告・連絡・相談は，動画や静止画も添付して行われた．
- 静止画像や動画を利用することにより，患者宅に行かなければ閲覧できなかった連絡ノート，人工呼吸器の設定，経管栄養の進み具合，褥瘡の状態，訪問歯科診療の状況などがどこでも見られるようになり，さらに医師が患者宅に出向かなくても，訪問看護師からの画像提供で，緊急時の遠隔対応ができるようになった．
- もちろん，患者(家族)，医療・介護従事者のスケジュール管理や物品管理は容易になった．なかなかリハビリテーションが進まない在宅患者に，リハビリテーションをしている姿を録画し見せることにより，モチベーションが上がり，さらにADLが向上するという予想外の効果も生まれた．
- そして，何より参加者の絆が強くなり，地域におけるチーム医療が強化されたのである[1]．

2 新宿区の在宅医療・介護連携事業に伴う実証調査研究事業

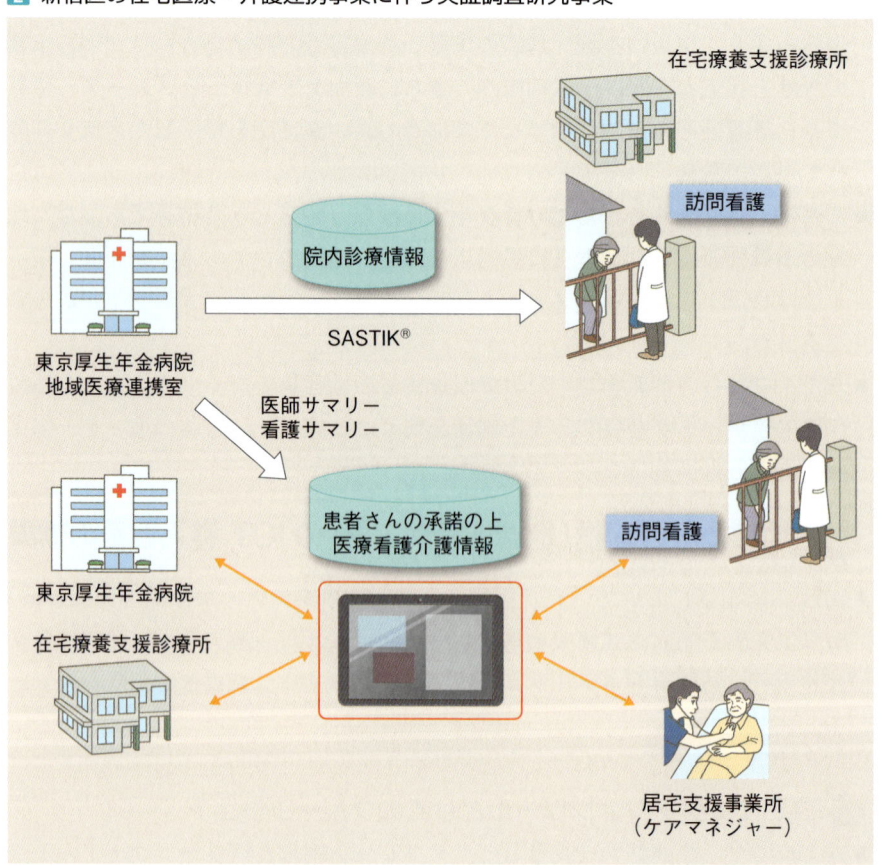

> 病院側にとっても，病院に入院してきた患者の在宅におけるADLやI.C.を入手できるようになり，さまざまな状況を予想して対応できるようになった．これは多職種が患者のQOL向上という共通の目標をもち，地域でチーム医療・介護が出来上がったことを示していた．

グループウェアがもたらしたもの

- 現在，新宿区では各人の手持ちのデバイス（パソコン，スマートフォン，携帯電話）でも参加可能で，無料のグループウェア「サイボウズLive」に変更して，ICTによる地域連携を続けている．
- その高い利便性と低いコストの恩恵で，参加職種が歯科医，歯科衛生士，介護士，訪問栄養士，理学療法士まで拡大した．その結果，入院中に行っていた食支援や口腔ケア，リハビリテーションが，これまでと異なり在宅に戻っても続けられることになった．
- そして驚いたことに，情報の共有と開放により情報較差が小さくなった結果，職種や年齢に関係なく，参加者が自主的にどんどん発信し提案するようになった．つまり，ネットワークがさらに拡大し，各自が自主性を発揮し，在宅医療を中心とする地域医療・介護の質が向上したのである．

医療情報とケア情報を2つの輪として機能させる

- 医療連携においては医療情報のみの共有で十分であるが，在宅医療を中心とする地域の多職種連携では，日々の診療やケア（食事栄養，排泄，睡眠，移動，感情，希望など生活・身体の一般状況，認知機能など）の記録や報告が主体となる．
- 医療情報とケアの情報を統合してしまうと情報量が莫大になり，必要なときに必要な情報を探し出すことが難しくなる結果，逆に業務の効率が低下する可能性がある．新宿区では今まで述べてきた経緯のため，地域の医療介護の情報ネットワークは自然に2つの輪となっているが(3)，これにより情報を絞り込みかつ言葉の問題をクリアし，混乱なく多くの職種が参加できる環境が整ったと思われる．
- 祐ホームクリニックの武藤真祐らも2つの(8の字)ループの重要性を強調しており，そのハブには，どちらのループの言葉や知識も理解する在宅療養支援診療所もしくは訪問看護ステーションが望ましいと述べている．

今後の課題

- 病院の医療情報の共有から始まったIT（information technology）の利用は，在宅医療へ拡がり，さらに多職種による双方向連携・情報共有システム構築へと展開してきた．つまり，ITは情報共有だけの役割にとどまらず，コミュニケーションツールに発展し，医療においてもITがICT（information and communication technology）とみなされるようになった．

3 新宿区における現在の医療・看護・介護体系

- そして，今や医療連携や地域の多職種連携にはICTが必須と考えられているが，課題も多く残されている．

ICT導入による効果のエビデンス（評価）

- まず，ICTの医療や介護の連携への導入は各国で行われているが，それが医療・ケアの質の向上とコストの削減につながるエビデンスは，現在のところ存在しないことである．ICT導入と利活用はあくまで手段であり，
  ① 患者のQOLの改善
  ② 業務の改善による効率化
  ③ 医療介護費の適正化
  という目的をはっきりさせることが重要である．
- 多くの現場でICTが導入されたが，この評価が定まっていないことが現在の最大の課題であり，今後期待するところである．
- おそらく，ICT化を医療情報の共有ツールとのみみなしていては，①〜③の目的は達成できず，参加する個人が自律性を獲得することにより，情報を知識や智恵へと昇華させることが必要であり，新宿区の連携で実証できたことである．

ICTの遠隔医療・介護への応用

- 次は，ICTの遠隔医療・遠隔介護分野への応用である．日本では放射線診断・

Point
非効率的な業務に対してはICTによるイノベーションも可能であり，たとえば現場での情報入力，訪問ルートの設計などにおいて，問題解決のための新たな技術開発が求められている．

病理診断など限られた分野にしか使われていないが，有効性を証明するエビデンスがそろいつつあり[2]，今後発展の余地が残されている．

インフラ整備とデバイスの開発によるリテラシーの向上

- 3番目はインフラの整備やデバイスの開発である．安定した高速インターネット回線，高齢者世帯住宅におけるWiFi環境の整備，高齢者でも使いやすい端末機器の開発をさらに進め，リテラシーを高めることが望まれている．

セルフケア・セルフマネジメントを可能に

- 最後は，患者やその家族の参加である．それによりセルフケアやセルフマネジメントが可能となり，その先には，EHR（Electric Health Record）・PHR（Personal Health Record）・CHR（Community Health Record）の構築が見えてくるであろう．

- 森野榮一は，豊かさを「必要なものが必要なときに，必要な場所で手に入る」ことと定義した[3]．ICTは，情報の共有だけでなく，業務の標準化・効率化，多職種による連携の強化，さらに参加者の自律・参画を促し，必要な医療（介護）が必要なときに，必要な場所で手に入る仕組み，すなわち豊かな地域包括ケアを構成するに違いない．

文献

1) 在宅医療・介護連携事業に伴う実証調査研究事業—ITを活用して，医師・訪問看護師・ケアマネージャーの連携は効率化されるのか．平成23年度老人保健事業推進費等補助金　老人保健健康推進等事業．一般社団法人ホスピタリティ機構；2012．
2) Steventon A, et al. Effect of telehealth on use of secondary care and mortality：findings from the Whole System Demonstrator cluster randomized trial. BMJ 2012；344：e3874.
3) 河邑厚徳，グループ現代．エンデの遺言—根源からお金を問うこと．NHK出版；2011，p239．

Advice on good practice

今やICTがなければ在宅医療を続けられません

　高齢化社会を迎えて開業医も在宅医療に取り組む必要性が高まっている．当院も開業当初から行っているが，当院は在宅専門クリニックではなく，多くの外来患者を診ながら在宅医療も行っている．在宅医療は病院以上にチーム医療が大切であり，多職種が連携することが必須となっている．しかし法人の違う訪問看護ステーション，調剤薬局，介護施設との情報交換は電話やFAXだったため，外来診察や検査の合間の情報交換に多くの時間や手間がかかり，ストレスとなっていた．

　そこで函館で開発された地域連携ICT（information and communication technology）システムID-Link（道南MedIka）を用いることとした．このシステムは開示病院から診療所への情報提供（画像，検査結果，処方内容など）だけでなく，診療所からの情報提供，他の診療所や訪問看護ステーションなどとの連携にも有用である．メモ機能を用いることで携帯でのメール交換のように簡単にコメントや褥瘡写真などを交換することができる（**1**）．もちろん看取りなどの緊急を要する場合には電話で連絡がくるが，訪問時のバイタルなど急がなくていいような情報は定期的にチェックすることで確認でき，必要な指示もこのシステムで出すことができる．

　またiPadでも使えるシステムであるため，訪問先や出張先でも書き込めるため使い勝手がとてもよい．訪問看護師にとっても私の仕事の状況を気にしながら電話をかけたりしなくてよくなったため，最近は1回目の訪問時に患者・家族に説明をして全例同意書を取って当院とつなぐというようになってきている．

　また，病院の退院調整看護師や緩和ケア認定看護師なども見ることができるため，患者の退院後の状況を把握することができたり，在宅スタッフへのアドバイスなどもできるようになっている．

　このように在宅医療における多職種協働にとってとても使いやすいものであり，現在では当院の在宅医療では不可欠のものとなっている．特に**一般診療所が在宅医療を行うためには多法人，多職種**とのストレスのない連携システムが必要であり，ICTツールの果たす役割は大きいと感じている．ただし，あくまでもツールであり退院前カンファレンス，ケアカンファレンスなどの顔と顔が見える環境づくりが重要であることは言うまでもない．

（岡田晋吾）

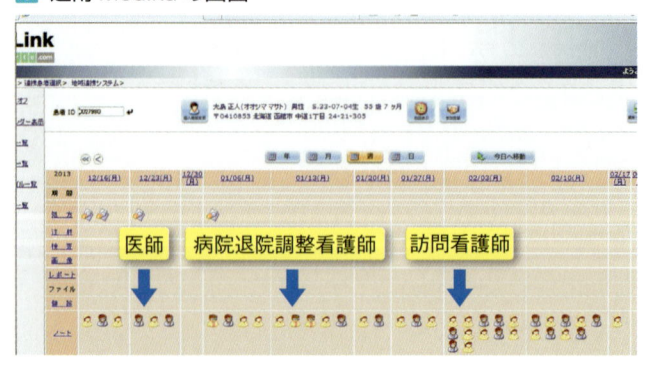

1 道南MedIkaの画面

地域連携・多職種連携とICT

全国の先端的取り組みから
鶴岡

三原一郎
三原皮膚科／鶴岡地区医師会

- ◆ 地域医療において求められているのは，限られた医療資源を有効に活用した，病院から診療所さらには在宅介護への切れ目のない協働体制の再構築である．その目的のためには，医療機関，訪問看護ステーション，介護施設，薬局など，施設・職種の垣根を越えた連携が不可欠であり，連携を支えるツールとしてICTが期待されている．
- ◆ 山形県鶴岡地区医師会は，多くの施設を運営するとともに，地域電子カルテ「Net4U」，地域連携パス，在宅緩和ケア，在宅医療など，多岐にわたる事業に取り組んでいる．
- ◆ 鶴岡地区医師会が運用している地域電子カルテ「Net4U」は，地域の多職種連携を支えるICTツールとして14年以上におよぶ運用実績をもち，特に在宅医療における多職種間の情報共有〜コミュニケーションツールとして活用されている．
- ◆ 鶴岡・三川地区では庄内南部地域連携パス推進協議会を組織し，ICT化した地域連携パスを運用するとともに，地域で疾患データベースを構築し，データに基づいた疾病管理を目指した活動を展開している．

地域電子カルテ「Net4U」

- 2000年の経済産業省による「先進的情報技術活用型医療機関等ネットワーク化推進事業」において開発され，山形県鶴岡地区医師会が運用している地域電子カルテシステムである．
- 鶴岡地区医師会館内にサーバを設置し，セキュアなインターネット回線を利用して患者情報を共有するクラウド型システムである（**1**）．
- 2012年には，「医療と介護を繋ぐヘルスケア・ソーシャル・ネットワーク」として全面改訂し，在宅医療における医療介護連携機能を強化した（**2**）．同時に，調剤薬局，居宅介護支援事業所，歯科医師などへ積極的な勧誘を行うことにより，参加職種別では，医師，看護師に次いでケアマネジャーの参加率が高くなっている（**3**）．
- Net4Uへの登録件数は39,784件，共有患者数は7,823名になり，参加は95施設である（2014年12月末現在）．参加施設の内訳は，病院5，診療所30，歯科診療所9，調剤薬局20，訪問看護ステーション2，訪問入浴2，居宅介護支援事業所17，介護予防支援事業所4，特養1，老健1，有料老人ホーム1，

1 鶴岡地区医療介護情報ネットワーク概要図

セキュアなネットワークで，地域のさまざまな施設，職種が参加する，クラウド型の電子カルテシステムである．

2 医療と看護を繋ぐヘルスケア・ソーシャル・ネットワーク：① (Net4U 画面より)

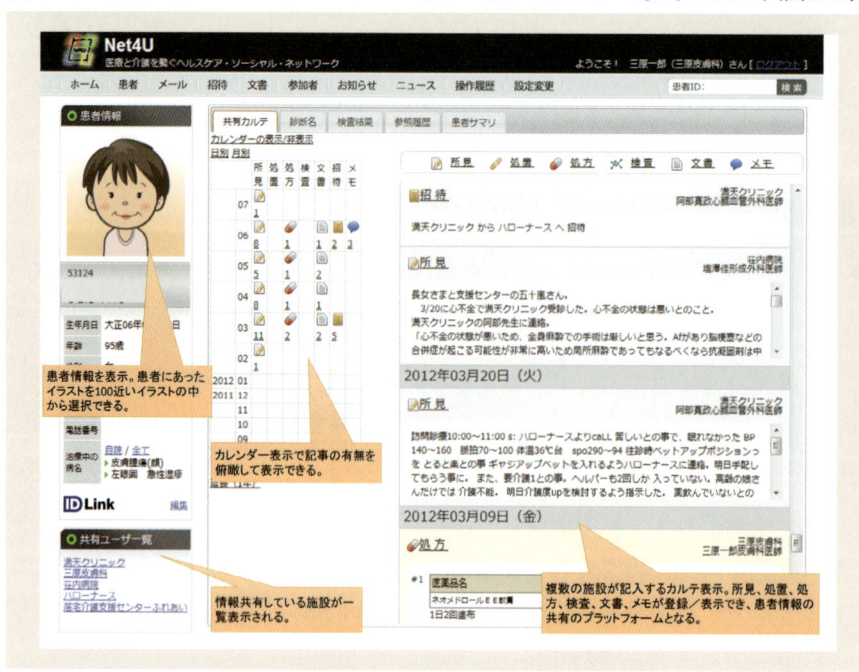

中央にカレンダー表示があり，通院の状況を俯瞰して表示できる．
患者情報では，患者にあったイラストを 100 近いイラストから選べる．
共有ユーザ一覧では，該当患者の情報を共有している施設が一覧表示される．たとえば，このカルテは当院でも診ている実際の在宅の患者のものだが，在宅主治医，中核病院，訪問看護ステーション，居宅介護支援事業所とがかかわっていることがわかる．
右の欄は，いわゆるカルテ画面で，共有している施設の所見，処置，処方などが，時系列で表示される．

その他1であり，近年，居宅介護支援事業所，調剤薬局，歯科診療所への導入の伸びが顕著である．
- ID-Linkに対応することで，地域の中核となる病院の電子カルテ情報を直接参照することも可能となった．
- 2013年には，患者，家族参加型在宅見守りシステム「Note4U」を開発，Net4Uのサブシステムとすることで，患者，家族，介護者もネットワークに参加できる環境を実現した（4）．

3 参加職種内訳

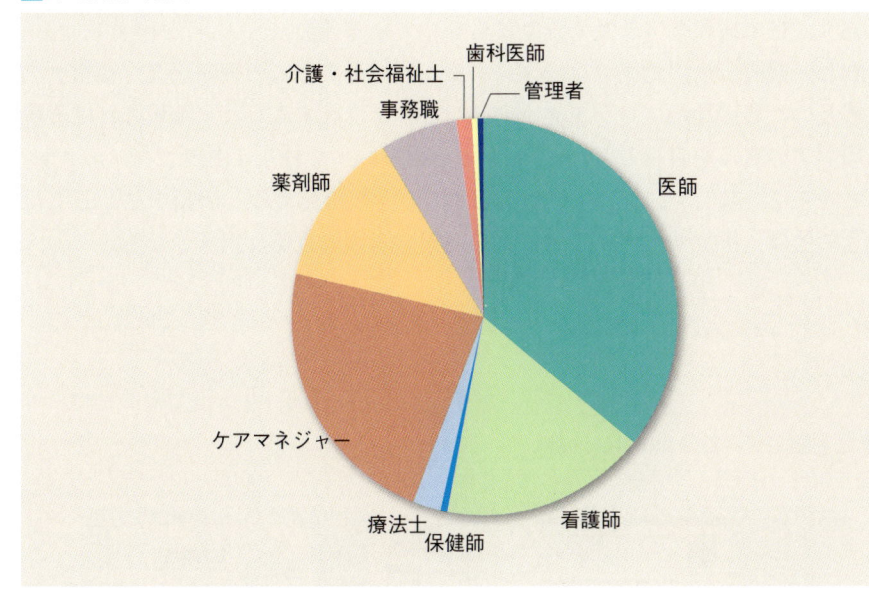

医師に次いで，ケアマネジャーが多く参加している．

4 Net4UとNote4Uの関係

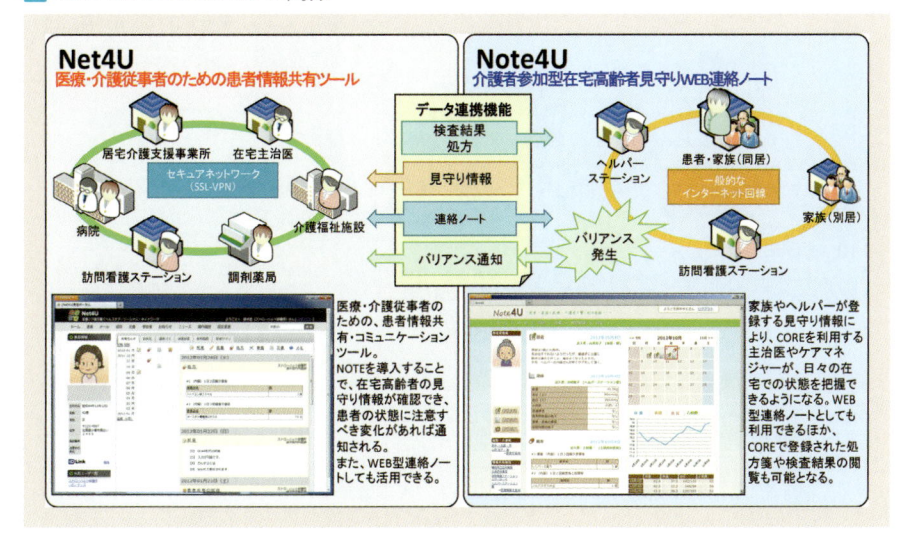

ID-Link
ID-Linkは，患者が通院している医療機関のカルテ番号（ID）をインデックスとすることで，患者の通院先のカルテ情報の相互参照を可能とする仕組みであり，ID-Link自体はデータを保持しない．なお，ID-Linkは，開発元のSEC社の商品名である．ID-Linkが機能する前提として，情報提供側は標準化された（規則に沿った）カルテ情報とデータを公開するためのサーバが必要である．ID-Linkは，全国各地で採用が進んでいるが，病院の電子カルテ情報を診療所へ開示するというのが一般的な利用法で，Net4Uのような地域電子カルテをID-Linkを介して閲覧可能とするのは全国初の試みである．

Note4U
患者・家族，介護者がネットワークに参加することで，在宅高齢者の急変や重症化予防を目的としたシステム．Net4Uと連動することで，Note4Uに入力した情報がNet4Uから閲覧でき，また，逆にNet4Uに登録されている処方や検査データなどはNote4Uから参照できる．Net4Uがおもに医療職のための情報共有ツールとすると，Note4Uは，患者・家族，介護者が中心となった情報共有ツールという位置づけになる（4）．

在宅医療における Net4U 活用の実際

- 在宅医療においては，医師，看護師のみならず，薬剤師，歯科医師，リハスタッフ，ケアマネジャーなどとの連携が不可欠であるが，このような多職種連携において Net4U が活用されている．
- 5 は在宅緩和ケアにおける Net4U の利用イメージ図である．在宅主治医，訪問看護師，理学療法士，病院の緩和ケア専門医が Net4U を介して情報を共有しつつ，連携のもとで，在宅緩和ケアが実践されている．
- 在宅主治医にとって有用な点は，病院の緩和ケア専門医や主治医に対し，気兼ねなく，また時間的制約もなく，いつでも相談し助言を受けられることであり，在宅緩和ケア普及の一助にもなっている（6）．
- なお，鶴岡・三川地区では，国によるがん対策のための戦略研究「緩和ケア普及のための地域プロジェクト」（OPTIM）を受託するなど，地域における緩和ケアの普及を目指し，多岐にわたる活動を行っており（「庄内プロジェクト」と呼んでいる），このような地域全体での「顔の見える」活動を並行して行うことは，医療情報ネットワークを運用する際の重要な因子となる．

OPTIM (Outreach Palliative care Trial of Integrated regional Model)

厚生労働科学研究費補助金第 3 次対がん総合戦略研究事業「緩和ケア普及のための地域プロジェクト」．平成 20 年度から 22 年度にかけて，公募で選ばれた鶴岡・三川，柏，浜松，長崎 4 地域を研究フィールドとして，がん緩和医療・緩和ケアに関する質の向上とその普及に関する研究活動を行った．

庄内プロジェクト

鶴岡・三川地区では，OPTIM 終了後，南庄内緩和ケア推進協議会を設立し，医療者教育，市民啓発，地域連携，緩和ケアサポートセンターそれぞれのワーキンググループごとに多岐にわたる活動を行っている．

5 在宅緩和ケアでの Net4U 活用

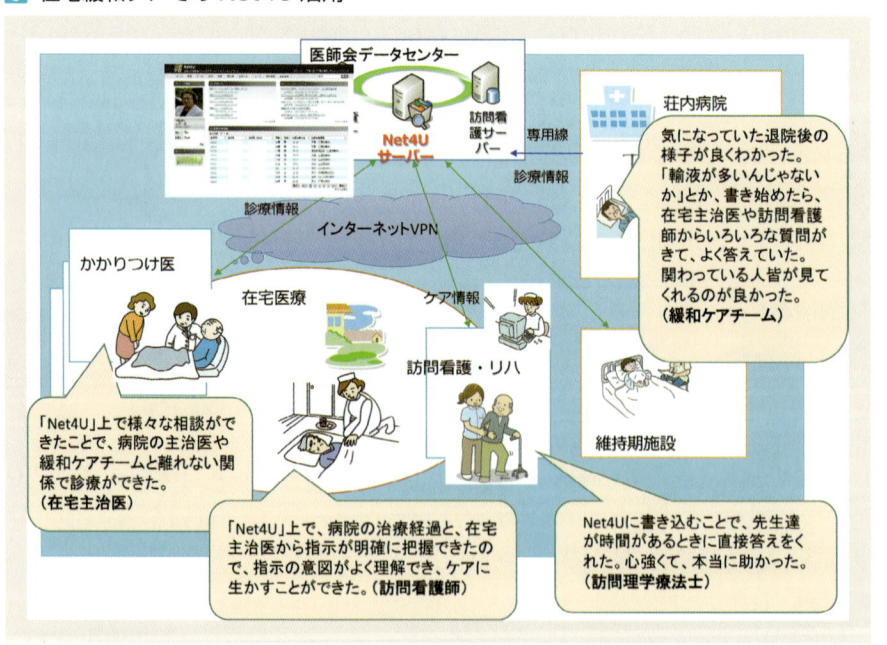

特に，在宅緩和ケアにおいては，在宅主治医，訪問看護師，訪問理学療法士，緩和ケアチーム（PCT），薬剤師などが患者宅を訪れ，ケアに当たる．
これら，職種がお互いにリアルタイムに情報を共有しながら，ネット上でディスカッションを行い，同じ方向で患者を診ていくうえで，Net4U は大きな成果をあげている．
特に，PCT の参加は，患者を診ている多職種チームに大きな安心感を与えている．

⑥ 医療と看護を繋ぐヘルスケア・ソーシャル・ネットワーク：② (Net4U 画面より)

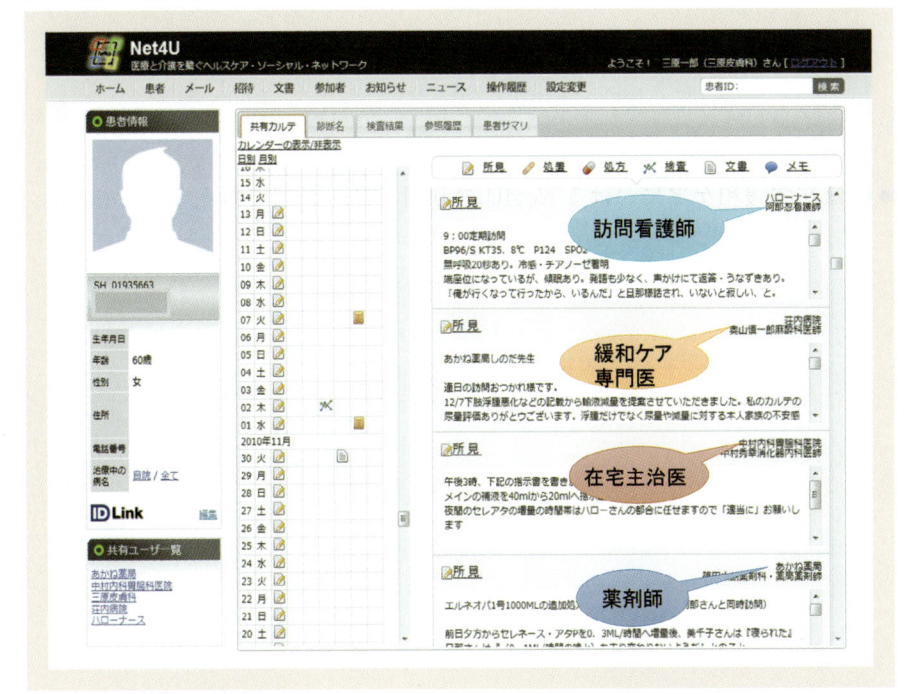

がんの末期で，在宅療養中の事例．在宅主治医，中核病院の緩和ケア専門医，薬剤師，訪問看護師が Net4U で連携している．
右の所見欄でわかるように，同じ日に訪問看護師，緩和ケア専門医，在宅主治医，薬剤師が書き込みをしている．
病院の緩和ケア専門医が治療についてアドバイスをし，在宅主治医が対応している．緩和ケアに慣れていない医師や看護師が，専門医からアドバイスをもらえることは，在宅緩和ケアを進めるうえで大きな安心感につながっている．さらに，ID-Link を介して，病院の電子カルテにアクセスすることも可能．

地域連携パスと ICT

- 地域連携パスは，急性期，回復期，維持期(生活期)間での役割分担を明確にし，切れ目のない医療，ケアを継続するために有用なツールである．
- 一方で，紙によるパスでは，パスシートを紛失，判読できない，PC への転記が必要，回収が難しいなど，データ解析には困難さを伴う．
- パスを ICT 化することで，リアルタイムに急性期から維持期までの患者の状態を把握することが可能となり，さらにデータ分析により疾病管理への応用が可能となる．
- 鶴岡・三川地区では庄内南部地域連携パス推進協議会（パス協議会）を設立し，ICT 化した地域連携パス（大腿骨近位部骨折，脳卒中，糖尿病，心筋梗塞）を運用している．

ICT パスの運用事例

- 鶴岡地区医師会に設置したサーバでパス情報を一括管理するクラウド型のシ

疾病管理とは
ある特定の地域や患者集団で疾患や病態について，疾患別診療ガイドラインに沿って，関係保健医療職種と連携して，健康増進，予防，診断，治療，リハビリについて最適な組み合わせと最適な患者経路（クリティカルパス）を形成することで，診療の質を維持向上させながら医療費のコントロールをするシステムのことである（武藤，2000年）．

Point パス協議会と事務局機能
地域連携パスを運用するためには，経済的基盤に立脚した協議会などの組織が必要であるが，そのときに重要なのが事務局機能である．予算や会計処理，会議の周知やセッティング，講演会など啓発活動の企画・運営，議事録の作成など事務局がしっかり機能することで事業をうまく回すことが可能となる．

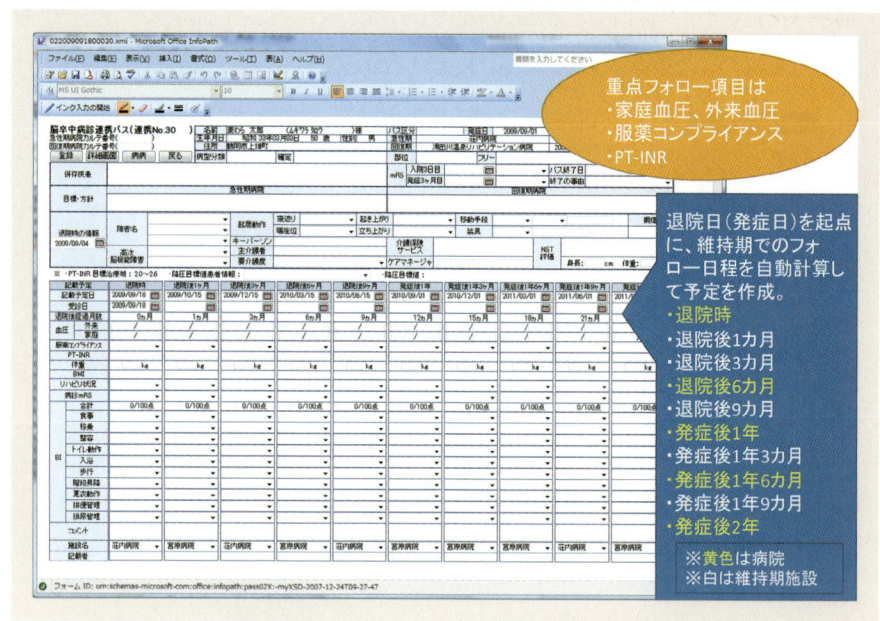

7 脳卒中地域連携パスシステム：病診パス画面（鶴岡地区医師会）

重点フォロー項目は
・家庭血圧，外来血圧
・服薬コンプライアンス
・PT-INR

退院日（発症日）を起点に，維持期でのフォロー日程を自動計算して予定を作成．
・退院時
・退院後1カ月
・退院後3カ月
・退院後6カ月
・退院後9カ月
・発症後1年
・発症後1年3カ月
・発症後1年6カ月
・発症後1年9カ月
・発症後2年

※黄色は病院
※白は維持期施設

ステムである．
● 病院，診療所，施設などからはセキュアなインターネット回線を介してサーバにアクセスし，必要な情報を入力するとともに，パス情報を関連する施設で共有する．

⚓ 脳卒中地域連携 ICT パスの概要とデータ分析

● 急性期病院，回復期病院，診療所にはそれぞれに必要な入力画面が表示される（**7**）．
● 維持期（おもに診療所）においては，服薬状況，ADL の評価を重点項目とし，必要最小限の入力とすることで診療所での負担に配慮した．
● 蓄積されたデータは，ICT ベンダーを含むデータマイニング委員会で解析し，年1回集計表として冊子化し，各所に配布している．
● 脳卒中地域連携パスのアウトカム（目標）は，再発予防と ADL 低下防止とした．
● データ解析の結果，脳卒中の約30％が再発であることから再発防止を最も重要な目標とした．さらに，2010年1月から2年間にパスに登録された脳卒中維持期パス参加群と非参加群を比較したところ，パス参加群では脳卒中の再発率が低く，また，再発までの期間が長いという結果が得られ，維持期パスが初期の再発予防に有用であることが示された．また，脳卒中の危険因子として心房細動が有意に高いことも示された．

データマイニング委員会
急性期，回復期，維持期の医療施設から1〜2名，ICT ベンダー，事務局を加えて10名足らずのメンバーで構成される．脳卒中，大腿骨近位部骨折地域連携パスのデータ集計，解析がおもな任務であるが，蓄積された膨大なデータのクリーニング，保守には，ICT ベンダーの参加は不可欠と考えている．

8 地域連携パスでのPDCAサイクル

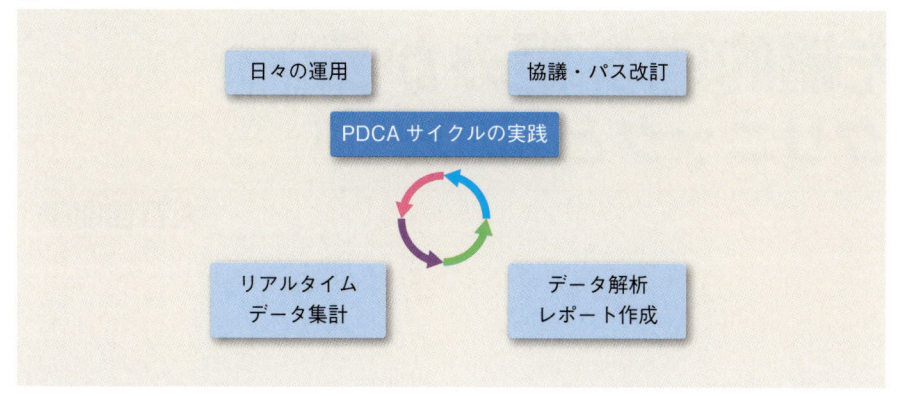

PDCA：plan-do-check-act.

PDCAサイクルに基づく地域連携パスの運用
- このように，地域連携パスは，単に医療の効率化だけではなく，医療の質そのものを向上させる可能性があることがデータとして示されつつある．
- 一方で，地域連携パスを高いレベルで運用するには，多施設，多職種間でのパス目的の共有と相互の信頼関係が前提となる．そのために，協議会では，毎月，運営委員会，全体会を開催し，パスの進捗状況の確認，事例検討，講演会，学会への報告などを年間計画のもとで行っている（8）．

地域連携・多職種連携とICT

全国の先端的取り組みから
アーバンクリニックとICT

大石佳能子
㈱メディヴァ

- 用賀アーバンクリニック創業以来の三つのコンセプト「家庭医」「快適さと利便性」「患者参加型の医療」をICTが支えている.
- 2000年末の開設以来,電子カルテの導入,カルテを患者に渡す「オープンカルテ」の実施,「ネットカルテ」システムの開発,「メディメール」の構築によって情報共有を行ってきた.
- 家庭医療の延長として在宅医療へ取り組む中で,情報連携のためにiPhoneで閲覧できるアプリも開発依頼し運用している.
- 在宅医療に欠かせない多職種との連携においては,カメラ機能を使ったり,コミュニケーションを可能とするシステムを活用し情報を共有している.
- iPhoneの無料アプリにより,さまざまな業務効率化を図り,コスト削減に役立てている.

三つのコンセプトを支えたICT

- アーバンクリニックにおけるICT化の歴史は,2000年に本院である用賀アーバンクリニックの開設とともに始まった.開業準備を始めたとき,創業者の野間口聡院長(現・医療法人社団プラタナス理事長),遠矢純一郎副院長(現・桜新町アーバンクリニック院長)と,メディヴァ(MEDIVA)のコンサルタントが集まり「どういうクリニックにしたいか?」とコンセプトを語り合った.「どうせ開業するなら,新しい医療サービスを世に問うものにしたい」.これが創業メンバーの思いだった.

- 「家庭医のクリニックにしたい」「地域に根ざして,赤ちゃんからお年寄りまで,ずっと診つづけたい」というのが第一のコンセプトだった.「患者さんにとってより心地よく,より便利なクリニックでありたい」というのが第二コンセプト.「患者さんにも自分の体のことを知ってもらい,患者さんが参加するような医療にしたい」というのが第三のコンセプト.

- ①「家庭医」,②「快適さと利便性」,③「患者参加型の医療」という三つのコンセプトは,その後,用賀アーバンクリニックが2004年に法人化し,総勢90人の医師(非常勤含む)を抱える6つの分院に成長した今も受け継がれている.そして,その三つのコンセプトを支えているのが,アーバンクリニックのICTである.

- 2000年の開設時から，現在に至るまで，アーバンクリニックでは，ICTによる医療の質の向上とオペレーションの効率化を追求してきた．この間，ICT環境は劇的に変化している．2000年当時は1億円近くかかった地域連携システムは，今ではスマートフォンやクラウドシステムの出現により，誰でも安く手軽に参加できるようになった．ICT技術の進化により，提供できる医療の質や，オペレーションの効率は抜本的に変わったと思われる．
- 以下に，ICT活用事例として，用賀アーバンクリニック(外来診療)，桜新町アーバンクリニック(訪問診療)を紹介するとともに，筆者が考える今後の課題について述べる．

外来クリニックにおけるICT活用事例―用賀アーバンクリニック

- 用賀アーバンクリニック(以下，用賀アーバン)は，2000年末に3名の常勤医と2名の非常勤医によるグループ診療のクリニックとして開設された．それぞれの医師は，内科，外科等の専門性をもち，お互いが連携することにより患者さんを総合的に，継続的に診る「家庭医」機能を果たすことを目指していた．グループ診療を行う院内の情報連携に必須だったのが，電子カルテである．

電子カルテの導入

- 当時は，診療所向け電子カルテが発売され始めたころだった．用賀アーバンは亀田医療情報株式会社(亀田総合病院の関連会社)が開発した「アピウス」というブラウザベースで動く電子カルテを導入した．
- 電子カルテの導入により，医師同士だけでなく，看護師や院内薬局の薬剤師との情報連携が促進され，患者さんへ提供する医療サービスのレベルは格段に上がったと思われる．たとえば，
  ①複数の医師にかかった際に同じことを説明しなくても済む
  ②検査等を看護師が説明するときに，医師と同じことを話せる
  ③薬剤師がカルテを見ながら処方をするので，万一間違いがあっても未然に防ぐことができる
  等々である．ICTは，第一コンセプトの「家庭医」機能の実現を促進した．
- 業務効率もアップし，第二コンセプトの「快適さと利便性」の実現へも寄与している．たとえば，医師がカルテを入力したのと同時に，会計と薬の処方が開始できるので待ち時間が削減された．

オープンカルテ

- 第三のコンセプトである「患者参加型の医療」は，特に生活習慣病などは「患者さんが病気の認識をもたないと，薬による治療だけではよくならない」という問題意識から端を発していた．患者さんに自分の病状を理解してもらう

ためには，カルテを読んでもらうのが一番である．電子カルテの場合はプリントボタンを押すと，カルテがそのまま印刷されて出てくる．これをすべての患者さんに渡す「オープンカルテ」を実施した．
- 「オープンカルテ」は，患者さんが病状を認識するためだけでなく，緊急時にも使える．野間口理事長は，脳神経外科の前線に立っていたときに，病歴も飲んでいる薬もわからない意識不明の患者さんのオペをすることに問題意識をもっていた．「オープンカルテ」があれば，何かあっても，印刷されたカルテを掴んで救急車に乗ってもらえる．

⚓「ネットカルテ」システムの開発

- しかし，患者さんがすべての場面で印刷されたカルテを持って歩くことはできない．もっと便利にできないか，と考えた末，経済産業省の「平成13年先進的情報技術活用型医療機関等ネットワーク化推進事業（電子カルテを中心とした地域医療情報化事業）」への助成金を頂き，患者さんがインターネットを通して自分のカルテにアクセスできるセキュアな「ネットカルテ」システムを開発した．

> **機微情報の扱い**
>
> 　カルテという機微な情報であるため，セキュリティには万全の注意を払ったが，それでも不安が残るので，インターネットが接続する先の中央サーバーに対して，クリニックの電子カルテから患者情報を送信するときに「患者名を落とす」ことにした．これにより，万一情報が漏れても，「症例検討」と同様匿名となる．
> 　「ネットカルテ」は今でも用賀アーバンで活用されている．開始後14年近く経つが，いまだ情報が漏れたなどの事件や苦情は1件もない．

⚓「メディメール」の構築

- さらに助成金で，地域の病院と医療情報を共有する地域情報共有ネットワーク「メディメール」も構築した．地域の中核病院とのカルテ情報の共有や，近隣のMRI，CTをもつ病院との画像情報の共有を行った（ 1 ）．
- こちらのほうは，残念ながら数年経った時点で使われなくなっている．中核病院の多くは当時，診察室でインターネットにアクセスすることはできず，仮にできたとしても，医師は忙しすぎて診療所が書いたカルテを読む暇はなかった．画像情報の共有は多用されていたのであるが，連携していた中小病院の経営難により継続が困難となった．

⚓ 在宅クリニックにおけるICT活用事例―桜新町アーバンクリニック

- 医療法人社団プラタナスでは，2004年より家庭医療の延長上として在宅医療に取り組んでいる．現在は，桜新町（世田谷），松原（同），鎌倉の3つの拠

1 地域連携システム「メディメール・オープンカルテ」構成図

平成13年度先進的情報技術活用型医療機関等ネットワーク化推進（電子カルテを中心とした地域医療情報化）事業におけるシステム全体像．

点で合計約2,000名の患者さんを，約50名の医師体制（非常勤を含む）で診ている．新規の一般在宅（居宅）患者の40％ががん末期で，重症な方も含めて，幅広く対応している．自宅看取り率は70％を超え，法人内にある有床診療所での看取りを含めると80％を超える．2012年の年間の看取り数は302人だった（☞ **Column**）．

- 「赤ひげ」先生を実現する「仕組み」を支えるのがICTシステムで，2つの目的に分類される．一つ目は，「情報連携」を支えるICT．二つ目は「業務効率化」を支えるICT．
- いずれも，医療機関の特性上，あまり大きな投資を要するものや，あまり複雑なものは使用できないので，スマートフォンのアプリをできるだけ活用するようにしている．もともとは，桜新町アーバンクリニックの遠矢純一郎院長が，当時出始めたiPhoneを購入し，実験的に使用してみたのだが，アプリがどんどん新しく開発されるにつれ，強力に業務をサポートするシステムと化した．

⚓「情報連携」のための仕組み

- コールの輪番制，代理往診をスムースに行うためには，情報連携が必須である．桜新町アーバンクリニックでは，患者ごとにサマリーが自動的に作成され，セキュリティーの確保されたクラウドサービス上で共有されている．詳

column

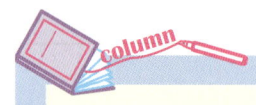

グループ診療体制により「仕組み」で「赤ひげ先生」を目指す

　用賀アーバンクリニックと同様，プラタナスにおける在宅医療はグループ診療の体制をとっている．在宅医療は24時間，365日対応が必須であるが，それを一人の医師が単独で行うとなると疲弊してしまう．長期的に質の高い医療を提供するために，一人一人の医師に「赤ひげ先生」を求めるのではなく，「仕組み」で「赤ひげ先生」を目指している．

　コールに関しては，医師・看護師が入った当番制を実施している．また夜間・休祝日は，有床診療所である松原アーバンクリニックの当直医が代理往診する仕組みになっている．24時間，365日，いつでも必ず医療機関が対応してくれることは患者さんの大きな安心につながり，特にがん末期等の重症な方への対応には必須となる．一方，主治医は無理せず，しっかり主治医としての役割を果たせるので，満足感をもって働くことができる．このため，時間制限のある子育て中の女医さんも多く働いている．

---

iPhone 上の閲覧

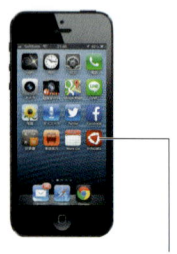

ファイル共有クラウド「SYNCNEL」．
3G・4G 回線で 10〜30 秒で検索して，患者情報を表示．
医師・看護師に iPhone を貸与．いつでも，どこでも以下の情報の閲覧が可能．
1. 基本情報
2. 保険情報
3. 病名
4. 連携情報
5. 患者
6. サマリー
7. 情報
8. 受診情報（3か月間）
9. 検査結果

＊月額基本料 1050 円，1枚につき約 23 円．

細情報が必要になった場合は，電子カルテの情報が iPhone で閲覧できるアプリも開発してもらった（電子カルテ WINE STYLE，アプリ WineCork）(❷)．

- これらを用いると，iPhone 上で患者の基本情報や診療記録を閲覧し，簡単な記録をすることもできる．ノートパソコンを携帯し，PHS カードを挿して情報を得たり，パソコン上に毎回患者情報をアップデートして取り込んだりする必要がなくなった．

【使用例】
▶ たとえば，臨時往診を行ったときに，患者さんの搬送が必要になったとする．この場合は，クラウドより患者情報を取得し，iPhone 上で診療情報提供書を作成する．「Maildash」というアプリを使用すると，あらかじめ登録しておいた定型文を簡単にメールに転記して送信できる．
▶ ただし，病院の連携室はメールで診療情報提供書を受け取るところは少ないため，メールをファックスに転換して送る外部サービスを活用している．たとえば，03-3709-xxxx というファックス番号なら，033709 xxxx@fax.tc というアドレス宛にメールを送信すると，ファックスとして送られる＊．

- 在宅医療の場合は，多職種と連携が必要となる．院内の場合は，メーリングリストや iPhone のカメラ機能を使って，情報共有を図る．カメラ機能は，褥瘡など言葉では表現しにくい病状を，迅速かつ正確に伝え，医師の判断を仰ぐことができる．

⚓ 「業務効率化」のためのシステム(❸)

- iPhone の無料アプリは，業務効率化のためにも活躍している．たとえば，患者宅までの道順の案内には，「Google マップ」（無料）を使用する．あらかじめ登録してある患者宅の住所をタップすると，経路がナビゲートされる．

2 患者情報の共有化（桜新町アーバンクリニック）

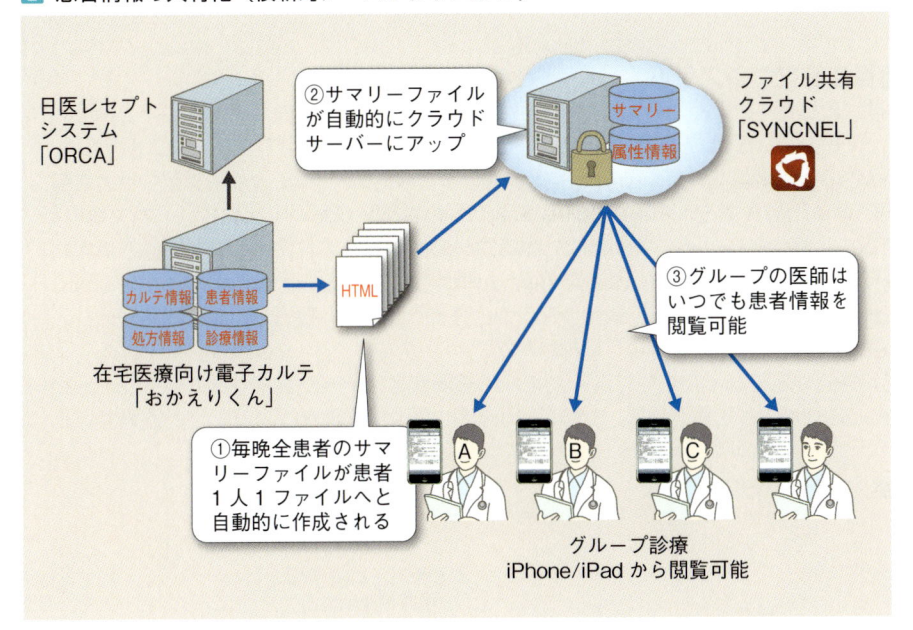

日医レセプトシステム「ORCA」

②サマリーファイルが自動的にクラウドサーバーにアップ

ファイル共有クラウド「SYNCNEL」

カルテ情報／患者情報／処方情報／診療情報

在宅医療向け電子カルテ「おかえりくん」

①毎晩全患者のサマリーファイルが患者1人1ファイルへと自動的に作成される

③グループの医師はいつでも患者情報を閲覧可能

グループ診療 iPhone/iPad から閲覧可能

3 医師業務の効率化

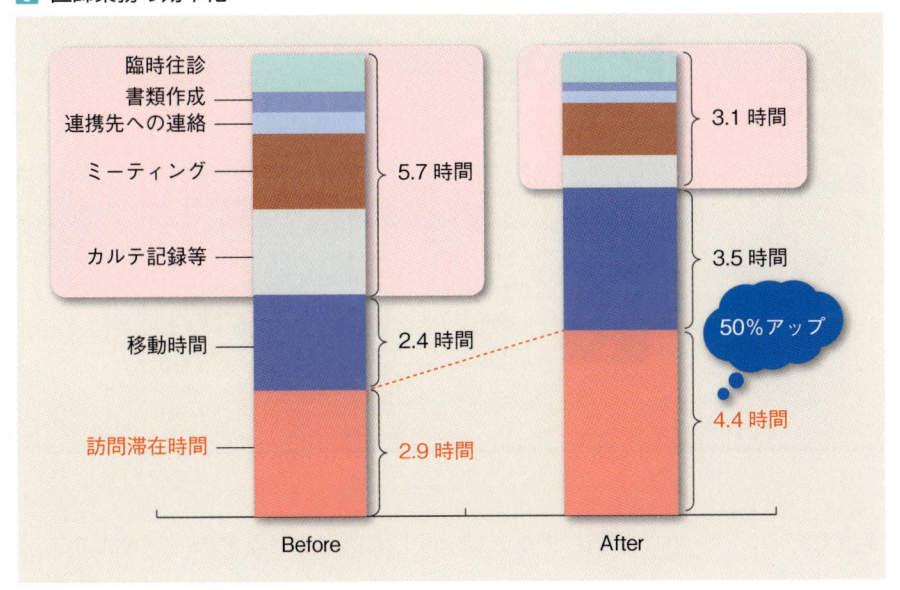

Before
- 臨時往診
- 書類作成
- 連携先への連絡
- ミーティング
- カルテ記録等 } 5.7 時間
- 移動時間 } 2.4 時間
- 訪問滞在時間 2.9 時間

After
- } 3.1 時間
- } 3.5 時間
- 4.4 時間（50%アップ）

- 多数の患者へ医師，看護師が訪問するスケジュールの管理には「Google カレンダー」(無料) を使用．複数のスケジュールが連動するので，往診スケジュールだけでなく，車の空き状況を把握するためにも活用している．
- 薬剤や医材の管理には「Google ドキュメント」(無料) を活用．オンライン上で，表を作り，複数人がリアルタイムで編集できるので，残在庫の管理に役立てている．

院外の多職種との連携で役立つシステム

　院外の多職種の場合は，より多くの人とコミュニケーションを行うために，地域医療支援システム「EIR（エイル）」を活用する．「EIR」は，医師，訪問看護ステーション，訪問薬局，ケアマネジャー，ご家族等々，患者さんに関係するすべての人が情報を共有するための掲示板のようなものである．web ブラウザ上で動作し，iPhone だけでなく，ガラケーでも，PC でも使用することができる（**4**）．

　「EIR」は文章だけでなく，画像も送れる．今までは，患者さんのベッドサイドにノートを置いて情報共有を図っていたが，「EIR」を活用することにより，即座に充実した情報を共有することが可能となった．「EIR」への入力は二重手間を省くために，電子カルテや業務システムと連動している．最近では，訪問薬局のシステムと連動し，処方内容が自動的に共有されるようになった．

　「EIR」の効果として，連携が密になっただけでなく，地域の訪問看護ステーションやケアマネジャーからの紹介数が増えた．熱心に地域の多職種と連携したいという姿勢が評価されたのではないか，と考えられる．

4 多職種連携システム「EIR」

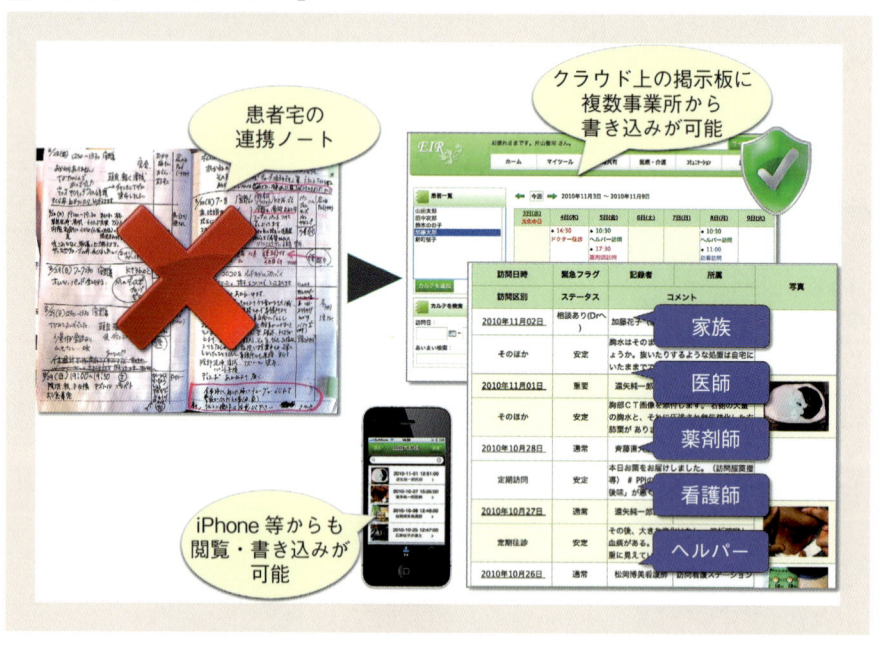

- 出先でインターネットからダウンロードした医学文献などのファイルサイズの大きな PDF ファイルをストレージし，読むためには「Dropbox」(無料)，「GoodReader」(無料)を使用する．
- 在宅医療特有の業務をサポートするためには「おかえりくん」という，専用システムを導入した．在宅医療の業務フローは，外来診療のそれとは異なる．たとえば，外来では「患者さんを診た後に処方箋を作成する」が，「在宅医療では，患者さんを診る前の日に処方箋を作成する」．また在宅医療の特性として多職種宛に多数の書類を作成，送付しなくてはならない．

> **ここに注目** 外来診療を念頭に置いて設計された電子カルテを，在宅医療の業務に使うと，システムが対応できない業務が増え，結果として効率的な運営が阻害される．このため，専用の業務システムの導入が望ましい．専用システムの導入により，医師が楽になるだけでなく，事務の負担が大幅に減り，コスト削減に役立った．

- また，在宅医療でよく問題になるのは，カルテの入力である．一日訪問診療をして帰院し，それからカルテを入力すると，1〜2時間はかかってしまう．だからと言って，PCを持ち歩いて，患者さんのベッドサイドで入力するのは，患者さんの視点からいうと望ましくない．

> **ここに注目** このため，桜新町アーバンクリニックではディクテーションを使っている．移動時間の車の中で，医師が音声で入力し，それを電子ファイルで，自宅勤務の主婦看護師等に送り，タイプアップして戻してもらう．ディクテーションの活用により，生産性が50％程度アップした．将来的には，音声入力システム等の活用も検討中である．

おわりに

- 以上に述べた通り，アーバンクリニックではコンセプトを実現し，医師やスタッフの負荷を極力減らしながら，効率よく質の高い医療を提供できるよう，ICTを駆使してきた．
- 創業当初とICT環境は大きく変わった．開業当初に世田谷区で構築した地域連携システムは，1億円に近い補助金を頂いて自ら構築するしかなかった．今では，スマートフォンのアプリやクラウドサービス普及により，もっと手軽で使い勝手のよいシステムが，安価もしくは無料ですぐ手に入る．
- 今，アーバンクリニックがICTについて考えているのは，「もっと手軽に，もっと便利にならないか」ということである．地域連携システムも随分手軽になったが，まだ介護職の方が使いこなすようにはなっていない．ツイッターやLINEのように手軽に使えて，患者さんも含め，誰でも思い立ったらすぐ使えるようなものはできないだろうか．また診療所の業務を抜本的に変えるようなシステムはないだろうか．まだまだICTによる革新の余地は残されているように感じている．

地域連携・多職種連携とICT

全国の先端的取り組みから
柏プロジェクト

古田達之
医療法人社団双樹会

- 今後急速に高齢化が進む日本において，在宅医療を含む地域包括ケアシステムを実現するためのモデルが「柏プロジェクト」である．
- 在宅医療を推進するために，2010年より柏市と柏市医師会が東京大学高齢社会総合研究機構と共に取り組んできた成果をまとめる．
- 柏市医師会 在宅・プライマリケア委員会は，主治医−副主治医制度をバックアップすると共に医学部生の地域医療学実習受け入れや市民啓発等，在宅医療を推進するうえで中心となる「第2の医局」である．
- 在宅医療推進のためには，医療と介護に関する多職種の連携が必要であり「顔の見える関係会議」を年4回開催している．
- 在宅医療を含めた柏市の地域医療を支える拠点として「柏地域医療連携センター」が2014年4月に本格稼働した．

柏プロジェクトの概要

- 千葉県柏市は，都心から30 km圏に位置し，高度経済成長期に東京のベッドタウンとして急激に人口が増加した地域である．人口は約40万人の中核市であり，人口の高齢化率は2010年には約20％であったが，2030年には約32％と予想され，全国水準よりも急激に進むと予測されている．
- JR柏駅より徒歩圏内にあるUR都市機構の豊四季台団地は，すでに高齢化率が40％を超えており，築40年以上の建物は老朽化により建て替えが予定されていた．
- 高齢者にとって「できる限り元気で，弱っても安心して住み続けられる街」にするためのモデル事業として，柏市，東京大学高齢社会総合研究機構，UR都市機構の3者により2009年に「柏市豊四季台地域高齢社会総合研究会」が発足した．
- 2010年より柏市と医師会が中心となり，医療・介護などの事業者と連携しながら在宅医療を推進し，「いつまでも在宅で安心した生活が送れるまち」を具現化すべく取り組みが始まった．
- 2010年2月には医療懇談会を開催，医師会と柏市が在宅医療推進を含めて

1 医師会と市の話し合いの経緯

2009年6月	柏市豊四季台地域高齢社会総合研究会の発足	
2010年2月	柏市医療懇談会 医師会と市で地域医療全般に関する議論	
5月〜	医療ワーキンググループ(WG)(年に7〜8回) 医師会と市で在宅医療の推進方策について議論	
6月〜	在宅医療をみんなで取り組むための講演会	
7月〜	連携WG(年に7〜8回) 市と多職種団体で在宅医療・介護の方向性について議論	
2011年10月〜	(新)連携WG(年に7〜8回) 市と多職種団体で在宅医療・介護の 具体的連携ルールについて検討・決定	在宅医療・介護多職種連携 柏モデルガイドブック作成 2014年3月
2012年6月〜	顔の見える関係会議 多職種が一堂に会して 顔の見える関係づくりと連携ルールの確認	2012年6月より2014年2月 まで計8回開催

2 柏市で開催された在宅医療の勉強会―在宅医療をみんなで取り組むための講演会

1. 新宿区医師会診療所往診支援事業
~ネットワーク型診療所を通じた地域医療連携の試み~
2010年6月4日
　　社団法人　新宿区医師会
　　医療機能連携推進委員会委員長
　　英 裕雄　先生

2. 在宅支援における看取りの現状と課題
~在宅介護・医療の最前線から見る~
2010年8月30日
　　ケアーズ(株)
　　白十字訪問看護ステーション
　　統括所長　秋山 正子　先生

3. 在宅医療と緩和ケアネットワークの現場から
~長崎における緩和ケアの実情~
2010年12月17日
　　医療法人　白髭内科医院　院長
　　NPO法人　長崎在宅Dr.ネット　事務局長
　　長崎市医師会　理事　白髭 豊　先生

在宅医療が遅れていた地域であり，会員向けに勉強会が開催された．

地域医療全般に関して議論した．医師会をはじめ医療・介護にかかわる各職能団体の代表が柏市豊四季台地域高齢社会総合研究会の部会である在宅医療委員会(医療ワーキンググループ，連携ワーキンググループ，試行ワーキンググループ等)に参加(**1**)．

- 同年5月に第1回目の医療ワーキンググループが開催され，医師会と柏市で在宅医療の推進方策に関して議論した．同年6月には在宅医療に関し第1回目の勉強会が開催された(**2**)．
- 当時は，柏市内の在宅支援診療所は9施設と少なく，在宅診療は近隣市からの訪問医に頼ることも多かった．いかにして市内の在宅医療の担い手を増やすかが問題であり，在宅医療が拡がらない理由をさぐり，在宅医療を推進するためにどうするかを話し合った．

主治医=副主治医制度と在宅・プライマリケア委員会

在宅医療の担い手を増やすためには在宅主治医の負担軽減が必須であり，長崎在宅 Dr. ネット[1]を参考に副主治医制度を構築した．副主治医は柏市医師会 在宅・プライマリケア委員会の中で，①機能強化型在宅療養支援診療所の連携医師，②エリア的に対応が可能な委員会の医師，のいずれかが主治医の依頼により対応する．万一，副主治医が見つからない場合は委員会がバックアップする．

1つの診療所が数多くの在宅患者を支えるだけでなく，多くのかかりつけ医が少しずつ患者を支えるシステム構築を目指す（**3**）．

在宅医療研修受講者には，委員会への参加を打診しグループを拡充する．

主治医=副主治医の休日に関する調整や患者情報の共有は，後述する情報共有システムを使って行うことを推奨している．報酬支払いに関しては実働の有無にかかわらず1日ごとに支払い，さらに臨時往診1件ごとに支払うことで概ねの方向性を得ている．

3 訪問診療を補完する副主治医をつくる

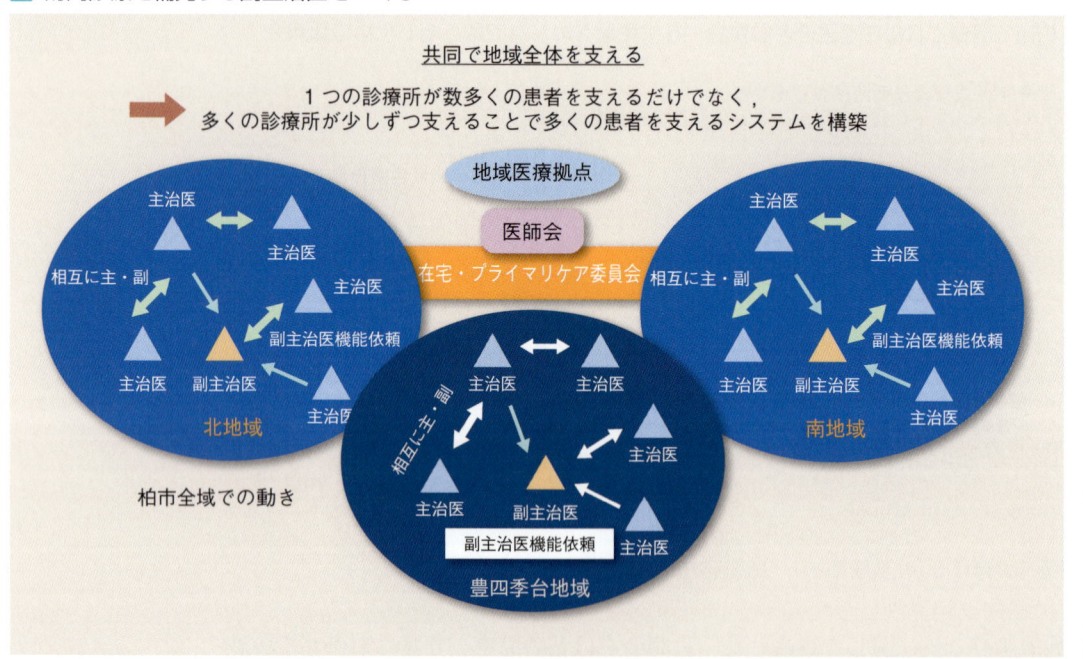

共同で地域全体を支える
1つの診療所が数多くの患者を支えるだけでなく，多くの診療所が少しずつ支えることで多くの患者を支えるシステムを構築

地域医療拠点 / 医師会 / 在宅・プライマリケア委員会

北地域：主治医／相互に主・副／副主治医機能依頼／副主治医
豊四季台地域：相互に主・副／副主治医機能依頼／副主治医（柏市全域での動き）
南地域：主治医／相互に主・副／副主治医機能依頼／副主治医

1つの診療所が，数多くの診療所を支えるだけでなく，在宅医療に関しては，副主治医が補完し主治医の負担を軽くする．たとえば，学会や講演で急変時の訪問診療が応需できない場合に副主治医にお願いできればよい．
副主治医は固定でなく，患者により副主治医となったり主治医となったり，持ちつ持たれつの関係で，副主治医が決まらない場合には委員会がバックアップする．

⚓ 医療・連携ワーキンググループの立ち上げ

- 2010年7月，柏市と医師会をはじめ歯科医師会，薬剤師会，病院関係者，訪問看護連絡会，在宅リハビリテーション連絡会，在宅栄養士会，介護支援専門員協議会，地域包括支援センター等の各職能団体の代表者が在宅医療・

介護の大まかな方向性について議論するため，連携ワーキンググループが立ち上げられた．
- 医療・連携ワーキンググループでは，在宅医療を推進するために以下の要素が必要である旨の合意が得られた．
  1. 在宅医負担軽減のためのシステムとしての主治医-副主治医制度
  2. 病院のバックアップ体制の確保
  3. 医療と介護にかかわる多職種の連携（顔の見える関係会議）
  4. 在宅医療の担い手を増やすための研修
  5. 情報共有システムの構築
  6. 市民啓発が必要である，等
- 2014年以降は，後述する「柏地域医療連携センター」の稼働に合わせ，連携ワーキンググループの後継会議となる「柏市在宅医療・介護多職種連携協議会」が設置される予定である．

在宅医療多職種研修

- 2011年5～10月にかけて筆者を含め柏市医師会推薦の6人の開業医がのべ8.0日間におよぶ在宅医療研修試行プログラム（東京大学高齢社会総合研究機構主催）に参加．
- この研修に参加することで多職種も含め参加者に連帯感が生まれ，多職種協働の素地ができたと考える．
- 現在は，在宅医療研修試行プログラムをもとに開発された2.5日の短縮版を，柏市と柏市医師会が主催となり年1～2回継続開催しており，新たな多職種の交流が生まれている．

病院のバックアップ体制の確保

- 在宅療養患者の急変時に対応するため，病院のバックアップ体制の確保が必要である．
- 柏市内の救急告示9病院と国立がん研究センター東病院にて構成される「10病院地域連携会議」を構成し，急変時のバックアップ体制について，2013年6月に概ねの方向性を見出せた．

医療と介護にかかわる多職種の連携（顔の見える関係会議）

- 多職種が一堂に会し，ワークショップを通じて顔の見える関係づくりを推進している．「顔の見える関係会議」は，サービスを効果的に提供するため，医療・看護・介護の連携体制を構築する取り組みである．
- 毎回ユニークなテーマを掲げて年4回の頻度で2012年6月から通算8回開催した（[4]）．参加者は開始当初から増加の一途をたどり，直近では約150名が熱気あふれるディスカッションをした．

4 顔の見える関係会議①—実施結果

のべ参加者：1,325名

	日時・会場		テーマ
第1回	平成24年6月21日(木) 市役所別館4階大会議室	参加者：144名	多職種連携「うまくいった点，いかなかった点」
第2回	平成24年9月26日(水) ウェルネス柏4階研修室	参加者：158名	多職種連携推進のために，各職種が在宅生活支援において何ができるか(お互いを知ろう)
第3回	平成24年11月28日(水) 市役所別館4階大会議室	参加者：174名	多職種連携推進のために「地域資源を把握しよう」
第4回	平成25年2月6日(水) 市役所別館4階大会議室	参加者：157名	多職種連携の課題の解決策について「連携の柏ルールを提案しよう」
第5回	平成25年7月4日(木) 市役所別館4階大会議室	参加者：186名	多職種連携の実際を学ぼう『退院時共同指導』
第6回	平成25年9月26日(木) 市役所別館4階大会議室	参加者：166名	看取りについて学ぶ
第7回	平成25年12月5日(木) 市役所別館4階大会議室	参加者：162名	認知症の方を支えるサービスについて
第8回	平成26年2月5日(水) 市役所別館4階大会議室	午後7時から9時 参加者：178名	認知症高齢者に対する生活支援を考える

5 顔の見える関係会議②—参加者の感想

- 普段なかなか話すことがない職種の方と意見交換できた(ケアマネ)
- 顔を合わせることは非常に大切だと感じている．さまざまな人がいて温度差もあると思うが，地道に回数を重ねることで連携しやすい環境になっていくと思う(理学療法士)
- 初参加でしたが，医療にかかわる人間として裾野が広がったと思います(歯科医師)
- とてもよい会議だと思いました．これからも続けていただきたい．病院関係者と在宅スタッフの顔の見える関係は必要だと思います(ケアマネ)
- 柏市の医療機関の皆様のお話を直接伺うことができて大変感じ入るものがありました．ありがとうございました(民生委員)
- 多職種からのアプローチの違いに関してよく認識でき，いろいろな人が意見を出し合うことが大切だと思いました(薬剤師)
- 何回かお会いした方たちとも同席でき，以前より楽に参加できるようになった(地域包括支援センター)
- さまざまな職種の視点がよく把握できた．また，皆様が利用者(患者)を思う気持ちは一緒ということも痛感しました(理学療法士)
- 在宅支援のために，外来看護師に何ができるのか，何を期待するのか，いろいろな立場から教えていただきたいと思います(病院看護師)
- 参加された方それぞれが専門的観点から意見を出し合い，症例の方に対しよりよいケアができるのかを追求できた点がよかった(サービス事業者)

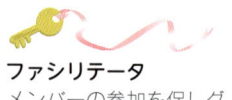

ファシリテータ
メンバーの参加を促しグループを導き，作業を容易にする人のこと．

- 会を進行するためにファシリテータを準備し，事前打ち合わせを行っている．参加者の感想は「各職種と話ができて大変よかった」「それぞれの立場で見方が違うことをあらためて知ることができた」(5)．

情報共有システム(ICT)の構築

- 在宅療養ではサービスを提供される場が患者の自宅であり，在宅療養にかかわる多職種がリアルタイムに情報共有することは難しい．
- 東京大学高齢社会総合研究機構の協力により，クラウド・コンピューティン

> **東京大学医学部生に対する地域医療学実習**
> 　2013年11月より東京大学医学部生に対する地域医療学実習が開始．医学部生は，地域医療に従事する医師の活動だけではなく，ケアマネジャー，訪問看護，病院ソーシャルワーカー等に同行し，多職種連携を体感すると共に市民に向けての発表も行っている．
> 　地域が教育の場であるアカデミアとつながり，将来の医療人に対する早期教育に取り組むことは今後大きく求められる方向性であり，一つの教育モデルとも言える．

6 地域医療拠点の機能

機能①：医師・多職種による在宅医療・看護・介護の連携支援機能
・多職種連携ルールの確認・普及 ・情報共有システムの利用促進
機能②：在宅医療に係る研修機能
・在宅医療・多職種連携研修会の開催 ・顔の見える関係会議の開催
機能③：患者が病院から在宅に戻る際などの調整支援機能
・在宅主治医がいない場合の主治医・副主治医の推薦 ・必要に応じた多職種の推薦（歯科医師，薬剤師，訪問看護師，リハビリ職，栄養士）
機能④：市民への相談・啓発
・在宅医療や介護に関する相談・啓発

グシステムを利用し，タブレット端末やスマートフォンを使用し，担当する患者の情報を把握できるシステムを開発した．
- 2013年11月までに51例の試行運用をし，患者基本情報，アセスメント，バイタルサイン，食事や排泄等の身体情報など情報共有している．
- 2014年4月以降は，柏市福祉政策課が事務局となり，この情報共有システムを本格運用していく予定である．

柏地域医療連携センター

- 2014年3月，豊四季台団地の中央に地域医療の推進と多職種連携の拠点「柏地域医療連携センター」が開所した．
- このセンターは，前述した各種会議，医療・介護従事者・市民に向けたセミナー等に幅広く活用されるとともに，患者が病院から在宅医療に移行する際に，在宅医療チームのコーディネートをする役割を担う（6）．
- 運営は，同センターに常駐する柏市福祉政策課が中心となり，各職種団体等との協力のもと行われている．

おわりに

- 筆者がこのプロジェクトに5年間，参加して感じていることは，孤独な開業医が地区医師会を通じてつながり，ハードな研修会に参加し，参加した会員

7 在宅医療・介護多職種連携柏モデルガイドブック

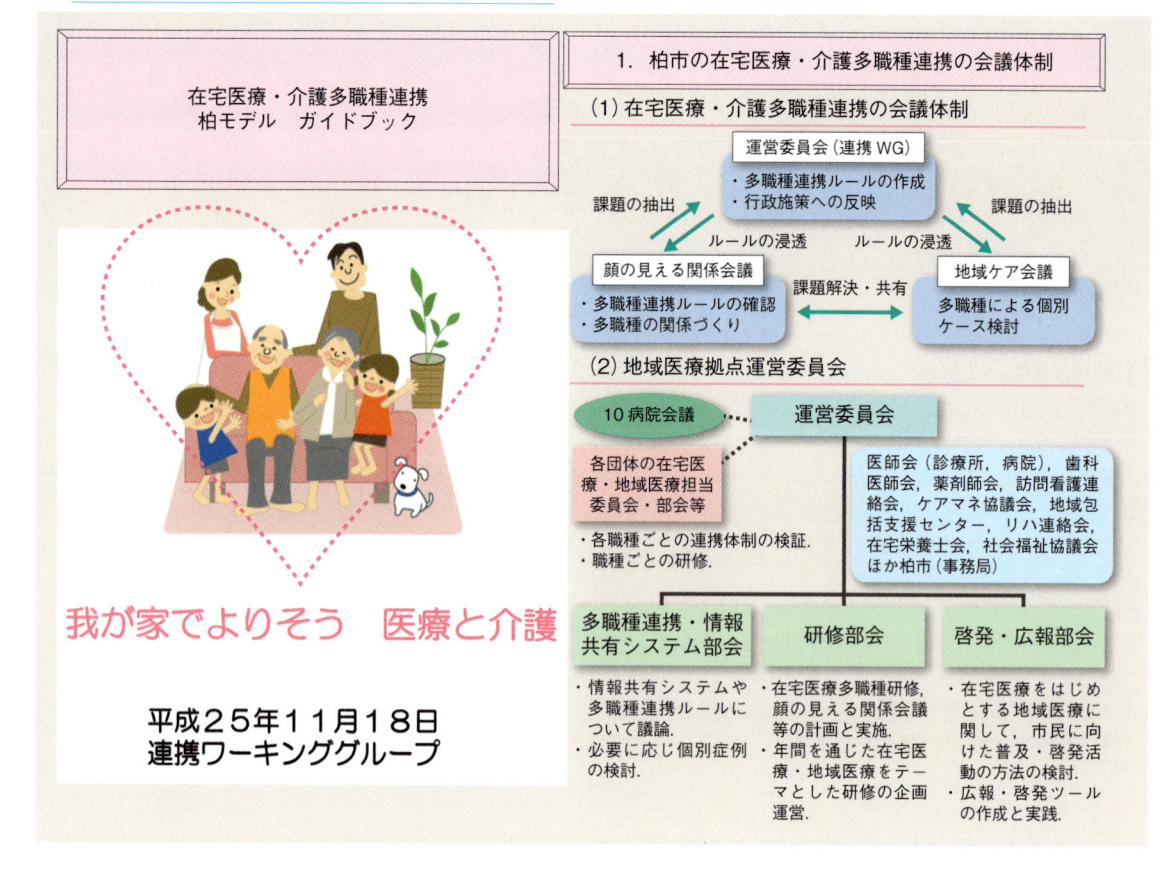

に連帯感が生まれ，そのメンバーが核となり委員会やグループワークに参加，研修会や顔の見える関係会議などを盛り立て，そして地域医療の重要性や在宅医療の必要性を改めて感じ，自分の住む地域のために自分がどれだけ貢献できるのかを再認識した，というところである．

- 真の地域包括ケアシステムの構築に向けて医師会を中心に取り組んでいるところであり，柏プロジェクト自体が他の地域において少しでも参考となるモデルになることを願うばかりである．
- 超高齢社会を迎え，地域医療の役割は今まで以上に大きくなり，地区医師会が行政と共に医療・介護の連携を真剣に進めなくてはならないと強烈に感じている．
- 連携ワーキンググループにて議論を積み重ね具体的症例をもとに柏オリジナルのガイドブックを作製したので提示する（**7**）．

最後に，東京大学高齢社会総合研究機構准教授 飯島勝矢氏，おおたかの森病院院長 松倉聡氏，東京大学医学部在宅医療学拠点特任助教 吉江悟氏をはじめこのプロジェクトにかかわっているすべての方々に感謝いたします．

文献

1) 白髭豊ほか．長崎在宅 Dr. ネットによる地域医療連携．日本医事新報社 2005；4224：29-32.

参考文献

- 東京大学高齢社会総合研究機構（編）．地域包括ケアのすすめ―在宅医療推進のための多職種連携の試み．東京大学出版会；2014.
- 吉田みどり．「柏プロジェクト」に行政機関としていかに取り組んだか：柏市における「長寿社会のまちづくり」．特集：「地域包括ケア体制」はいかにして創られたか．日本在宅ケア学会誌 2014；17（2）：23-28.
- 古田達之．4. 地区医師会における在宅医療の現状 1) 都市型モデルにおける在宅医療のあり方―柏モデルについて．Geriatric Medicine 2013；51（5）：487-490.

地域連携・多職種連携とICT

全国の先進的取り組みから
石巻

武藤真祐
祐ホームクリニック

- 東日本大震災後，最大被災地である石巻市に「祐ホームクリニック石巻」を開業し，在宅医療提供体制の確立，在宅医療・介護の情報連携，被災地でのコミュニティ支援に取り組んできた．
- 医療の質担保，医師の負荷軽減，オペレーションの最適化，リスクマネジメントを実現するため，電子カルテの導入，コンタクトセンター活用，クラウド型在宅医療システムの構築を行った．
- 在宅医療・介護のネットワークをさらに発展させるため，石巻在宅医療・介護情報連携推進協議会を立ち上げ，多職種による情報連携システムを開発した．
- 情報連携システムと連携した家族ポータルサイトを構築し，家族への情報提供を行った．事業者のICTリテラシに合わせた代行入力，ICT活用支援も行った．
- 事業者同士の顔の見える信頼関係づくりに努めた．石巻での取り組みは，日本の在宅医療・介護情報連携のシステムの発展に寄与している．

祐ホームクリニックの診療体制

祐ホームクリニック
設立　：2010年1月
医師数：常勤4名（非常勤27名）
患者数：約550名
対象エリア
　文京区，北区，荒川区，豊島区の全域
　台東区，板橋区，新宿区，千代田区の一部地域

祐ホームクリニック石巻
設立　：2011年9月
医師数：常勤3名
患者数：約200名
対象エリア
　主に石巻市街
（2015年1月現在）

石巻でのICTを活用した在宅医療提供体制の確立・多職種連携

- 2011年3月11日，東日本沿岸を襲った大津波は，多くの尊い命とかけがえのない日々を一瞬にして奪った．
- 2010年に東京都文京区に開業した祐ホームクリニックは，震災後の地域医療の担い手として在宅医療が求められている現状を目の当たりにし，最大被災地である宮城県石巻市に在宅医療診療所を設立することを決意，2011年9月に「祐ホームクリニック石巻」を開業し，在宅医療提供体制の確立と在宅医療・介護の情報連携，および被災地でのコミュニティ支援に取り組んできた．
- 在宅医療提供体制の確立について「医療の質担保」「医師の負荷軽減」「オペレーションの最適化」「リスクマネジメント」実現のため，ICTを活用して「電子カルテの導入」「コンタクトセンター活用」「クラウド型在宅医療システムの構築」を行った．
- 在宅医療・介護の情報連携については，事業者同士の情報連携に加えて，家族との情報連携，システム利用者の入力負荷軽減，ICTリテラシーの向上に取り組んだ．

- 単なる ICT システムの構築でなく，石巻の在宅医療・介護事業者を集めて，「石巻在宅医療・介護情報連携推進協議会」を設立し，メンバーでの運用検討やワークショップを通して，顔の見える関係づくりに取り組んできた．
- ここで得られた知見は，東京大学高齢社会総合研究機構が厚生労働省の委託で実施した「在宅医療と介護の連携のための情報システムの共通基盤のあり方に関する調査研究報告書―在宅医療と介護の連携における情報システムの適切な利用を促進するためのガイドライン（草案）」に反映され，全国的な仕組みとして普及・発展する様相を見せている．
- 当方の石巻での ICT 活用事例を通して，在宅医療さらには超高齢社会を支える多職種での連携プラットフォーム構築の発展に少しでも貢献していきたい．

石巻における在宅医療提供体制の確立

- 2010 年 1 月の文京区での開業から，在宅医療を提供するためには，24 時間 365 日の体制で「医療の質担保」「医師の負荷軽減」「オペレーションの最適化」「リスクマネジメント」を実現する必要があった．
- これを実現するために祐ホームクリニックでは「電子カルテの導入」「コンタクトセンター活用」「クラウド型の在宅医療システムの構築」を行った．
- 石巻は被災後，既存の病院と診療所だけでは，増加していくことが予想された自宅療養患者に対してのアウトリーチ型医療が不足する状況にあり，在宅医療のさらなる担い手が求められていた．そこで，2011 年 9 月に祐ホームクリニック石巻を開業した．
- これまでに構築していた在宅医療診療所の運営を支える ICT システムにより，石巻での新たな在宅医療診療所の運営をいち早く立ち上げることができた．
- 東京と石巻での患者数は現在それぞれ 550 名，200 名であり，累計患者数は 2,000 名を超える．年間の看取り数は 120 名程度である（2015 年 1 月時点）．

在宅医療・介護情報連携ネットワークの確立

- 患者さんが安心して療養生活を送るためには，訪問看護ステーション，ケアマネジャー，訪問ヘルパーなど関連する医療と介護事業者との情報連携が欠かせない．
- このような医療・介護のネットワークを，石巻でさらに発展させるべく，石巻の在宅医療・介護事業者とともに，2012 年 8 月 1 日に「石巻在宅医療・介護情報連携推進協議会」を立ち上げた．この取り組みにあわせて，富士通と共同で多職種による情報連携システムを開発した（[1]）．
- このシステムの主な機能は，「訪問記録共有」「メッセージ共有」「スケジュール共有」である（[2]）．
- 各スタッフの PC，スマートフォン，タブレット等のマルチデバイスにて，

1 在宅医療体制確立に向けた ICT システムの構築

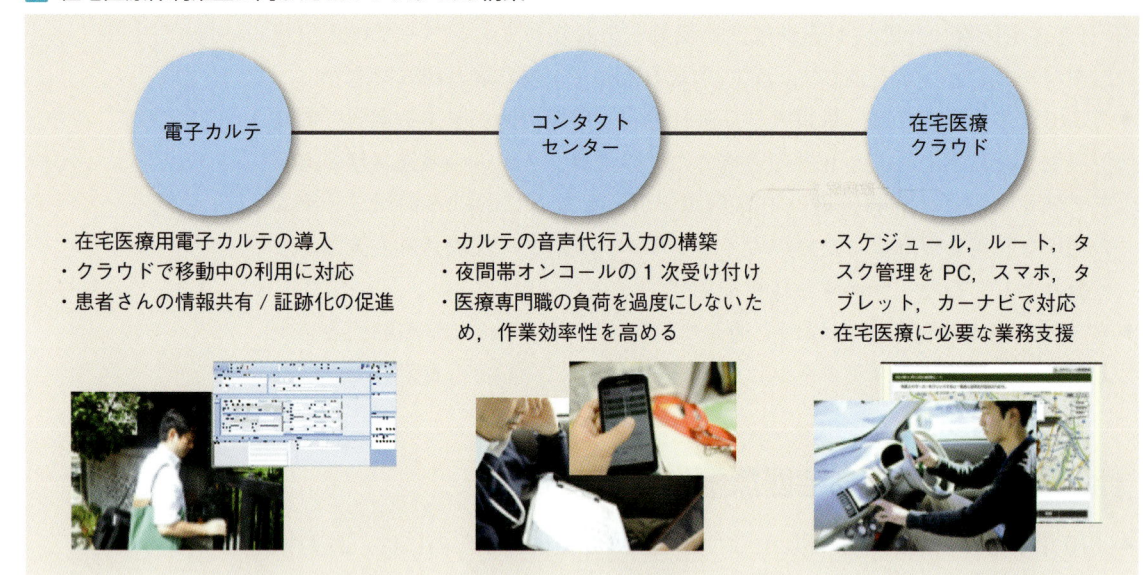

電子カルテ
- 在宅医療用電子カルテの導入
- クラウドで移動中の利用に対応
- 患者さんの情報共有 / 証跡化の促進

コンタクトセンター
- カルテの音声代行入力の構築
- 夜間帯オンコールの 1 次受け付け
- 医療専門職の負荷を過度にしないため，作業効率性を高める

在宅医療クラウド
- スケジュール，ルート，タスク管理を PC，スマホ，タブレット，カーナビで対応
- 在宅医療に必要な業務支援

診療現場と事務スタッフの業務連携を促進し，「医療の質向上」「オペレーションの最適化」「リスクマネジメント」を目的とした，ICT システムを活用した在宅医療のオペレーションを実現した．

2 チームで連携を行うための多職種連携システム

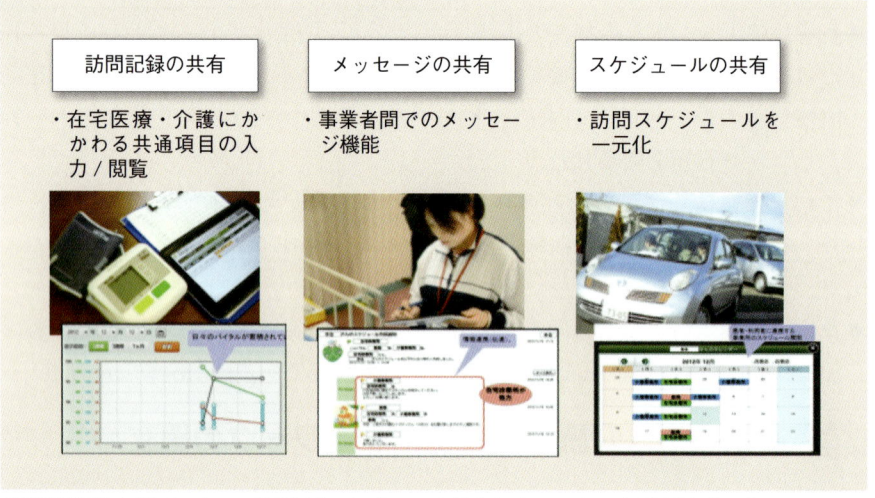

訪問記録の共有
- 在宅医療・介護にかかわる共通項目の入力 / 閲覧

メッセージの共有
- 事業者間でのメッセージ機能

スケジュールの共有
- 訪問スケジュールを一元化

「訪問記録共有」「メッセージ伝達」「スケジュール共有」といった，多職種連携に必要とされる ICT システムを構築した．

患者の情報やケアの情報を迅速かつ複数事業者に一斉にやり取りすることを可能とする．
- 患者宅を訪問しているスタッフがスマートフォン等から患者データを入力・更新すると，クラウドを通じて瞬時にその情報が他の事業者間でも共有されるため，リアルタイムでの連携が実現される（ 3 ）．

3 医療・介護事業者・家族とのチームケアシステムを構築

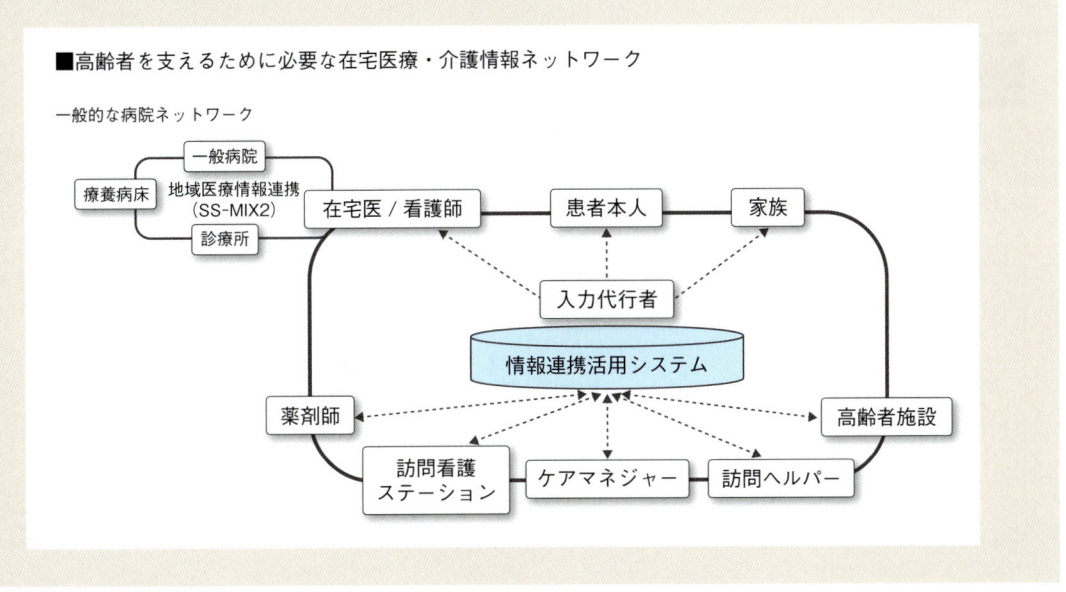

■高齢者を支えるために必要な在宅医療・介護情報ネットワーク

総務省 平成24年度補正予算「ICT超高齢社会づくり推進事業」として石巻市で実施.

⚓ 家族との連携

- また，事業所間の取り組みだけではなく，訪問時の様子を家族にも共有する仕組みを構築した．
- 居宅での在宅医療・介護において，介護者の主体は家族である．日中仕事などで訪問に付き添えない家族，離れて暮らす家族などに情報を共有することで，高齢者の孤立防止・家族での介護の負担軽減に向けた取り組みを行った．
- 情報連携システムと連携した「家族ポータルサイト」(4) を構築し，離れて暮らす家族へ医療・介護・生活の様子の情報提供を行った．この結果，参加した家族の100％がこの仕組みに満足し，全員がシステム継続利用の意向を示した(5)．

⚓ 事業者のICTリテラシに合わせた代行入力・ICT活用支援

- 連携のための入力負荷軽減，ICTリテラシサポートも重要な要素である．各事業所は情報連携の意義を理解はするが，実際の医療・介護現場ではシステムへの入力負荷が大きく，紙運用もしくは自分のシステムとの並行運用となるため，負担を軽減することは，情報連携ネットワークの普及に必須の要素であった．
- この情報入力負荷の軽減のための「代行入力者(ICTサポーター)」の仕組みを構築して，訪問記録の代行入力を行った．事業所は訪問記録を，電話，FAX，写真送付等でICTサポーターへ送付する．ICTサポーターは，送付されてきた記録を連携システムに入力する．このことにより，事業者は既存

4 家族ポータルサイトの情報共有画面のイメージ

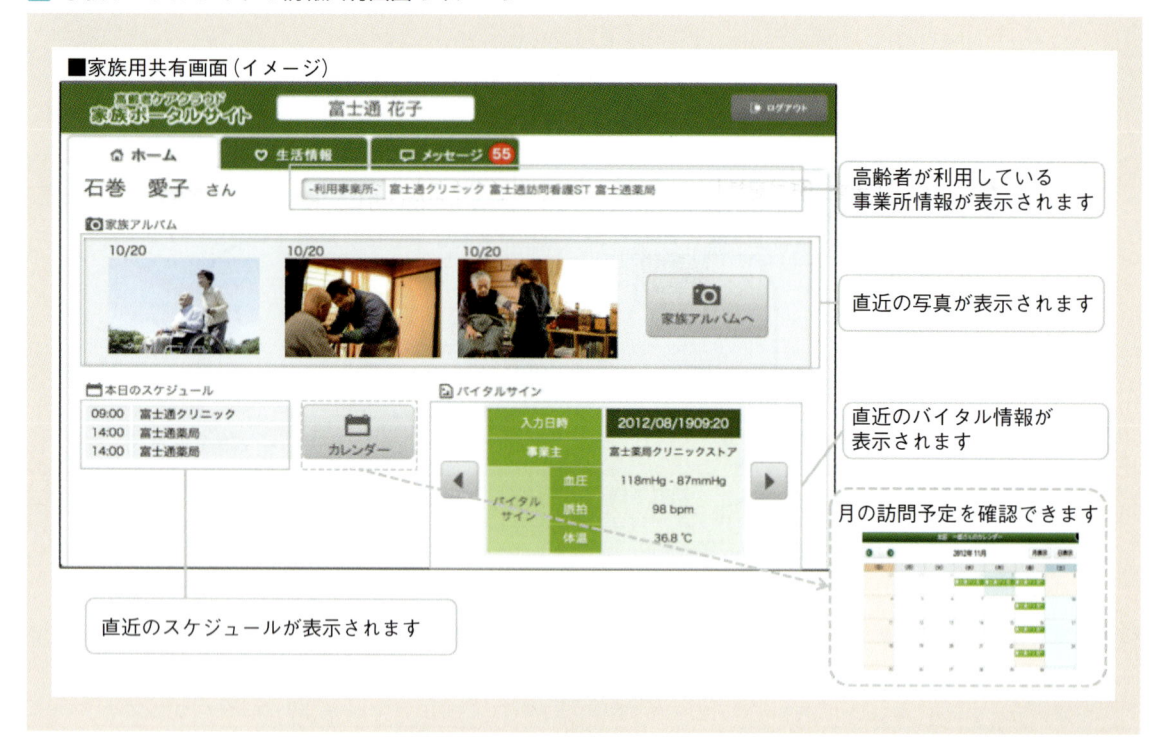

■家族用共有画面（イメージ）

- 高齢者が利用している事業所情報が表示されます
- 直近の写真が表示されます
- 直近のバイタル情報が表示されます
- 月の訪問予定を確認できます
- 直近のスケジュールが表示されます

5 家族ポータルサイトの利用継続についての事業者向けと家族向けの調査結果

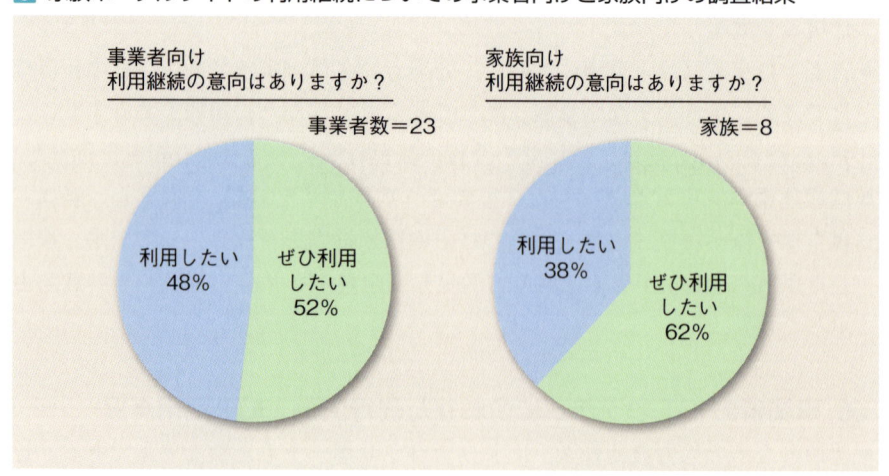

事業者向け
利用継続の意向はありますか？
事業者数＝23
- 利用したい 48%
- ぜひ利用したい 52%

家族向け
利用継続の意向はありますか？
家族＝8
- 利用したい 38%
- ぜひ利用したい 62%

（医療法人社団鉄祐会「2013年度 総務省超高齢社会づくり推進事業 事業者向けアンケート」より）

　　　　システムとの二重入力の負荷が減った（6）．
- また，ICTシステムやPC・タブレット・スマートフォンを業務の中であまり使用していない事業者は，馴染みが薄いシステムやPC・タブレット・スマートフォンへのメンタルバリアが存在していた．
- このため，事業者のICTリテラシの向上のため，システムの機能や端末の

6 「訪問記録の代行入力」と「ICT活用支援」の取り組み

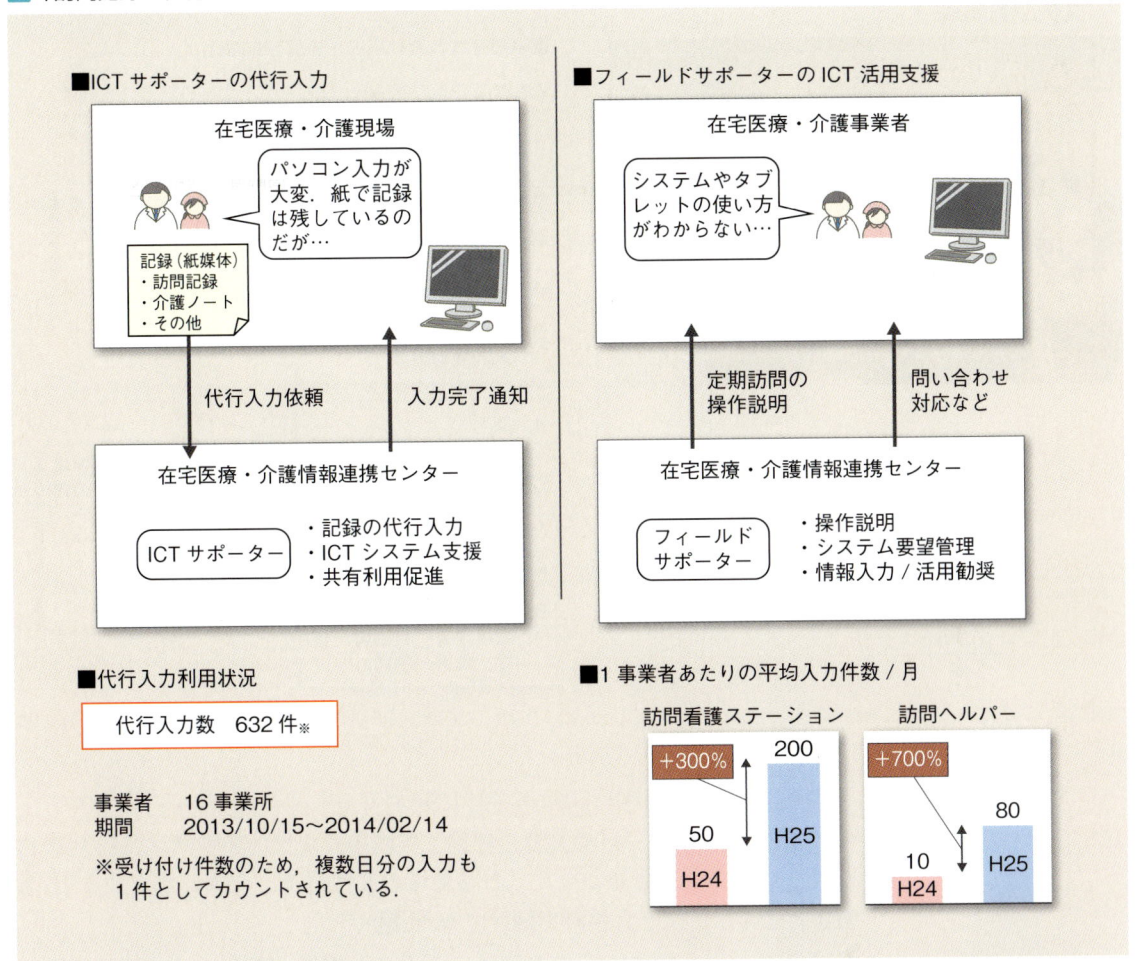

■ICTサポーターの代行入力

在宅医療・介護現場
「パソコン入力が大変．紙で記録は残しているのだが…」
記録（紙媒体）
・訪問記録
・介護ノート
・その他

代行入力依頼 ／ 入力完了通知

在宅医療・介護情報連携センター
ICTサポーター
・記録の代行入力
・ICTシステム支援
・共有利用促進

■フィールドサポーターのICT活用支援

在宅医療・介護事業者
「システムやタブレットの使い方がわからない…」

定期訪問の操作説明 ／ 問い合わせ対応など

在宅医療・介護情報連携センター
フィールドサポーター
・操作説明
・システム要望管理
・情報入力／活用勧奨

■代行入力利用状況

代行入力数　632件※

事業者　16事業所
期間　2013/10/15〜2014/02/14

※受け付け件数のため，複数日分の入力も1件としてカウントされている．

■1事業者あたりの平均入力件数／月

訪問看護ステーション：H24 50 → H25 200（+300%）
訪問ヘルパー：H24 10 → H25 80（+700%）

（医療法人社団鉄祐会「在宅医療・介護情報連携に関する調査」2014年2月末集計時点　石巻 在宅医療・介護情報連携推進協議会「平成24年度情報連携活用基盤を活用した在宅医療・訪問介護連携モデルの実証実験に関する請負報告書」，同「平成25年度平成24年度補正予算ICT超高齢社会づくり推進事業成果報告書」より）

使用方法をフォローアップする「フィールドサポーター」を設置した(6)．
- この結果，訪問看護ステーションの平均入力件数は，月50件から月200件と4倍の情報入力件数となった．ヘルパー事業所においても，月10件から月80件と8倍の入力件数となった．結果，すべての事業所がこの仕組みの継続利用の意向を示した．

⚓ 顔の見える関係へ

- 情報連携ネットワークの基盤は，システムではなく事業者同士の「顔が見える信頼関係」である．しかし，訪問医療・介護事業者はなかなか対面でミーティングを行う時間がないのが現状だ．
- そこで，運用検討会議やシステムワークショップを通して，事業者同士の対面接点をつくり，「顔の見える信頼関係づくり」にも注力してきた．

7 石巻在宅医療・介護情報連携推進協議会でのシステム検討の様子

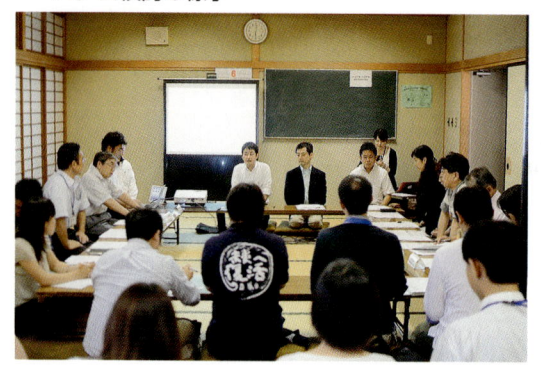

8 在宅医療・介護情報連携の取り組みとその発展

■情報連携の取り組みと発展の方向性

これまでの取り組み	今後の発展の方向性
1. 在宅医療・介護情報連携システム構築	石巻の在宅医療・介護情報連携の進化
2. 運用① 情報連携ルールの策定	
3. 運用② 入力負荷軽減	
4. 運用③ ICTリテラシー克服	統一された情報連携システム基盤の構築 情報連携運用ルールの標準化 ※総務省・厚労省の連携プロジェクト
5. 運営組織体制構築	
6. 仲間づくり(医療・介護事業者,自治体,省庁,企業,学術)	

- 2012年8月に発足した「石巻在宅医療・介護情報連携推進協議会」は,祐ホームクリニックが事務局となり,石巻地域の在宅医療・介護にかかわる16事業者とともにシステム検討を続けてきた(**7**).
- 2014年6月から,より石巻の地域に拓かれた組織となるべく,石巻市医師会を中心とした運営委員会を組織,さらなる在宅医療・介護情報連携ネットワークの普及につとめている.本ネットワークが,石巻市の地域包括ケアシステム構想の核となりうる強固なネットワークとなることを目指している.

⚓ 全国的な在宅医療・介護情報連携のガイドライン化および共通基盤システムの構築へ

- わが国の在宅医療・介護情報連携のシステムの発展には,制度上のルールの制定や将来的な広域連携などに向けた標準化が求められる.さらには,そのような一定のガイドラインにそった運用や指標,共通の情報連携基盤が必要となる.
- このような問題意識のもと,現在,他の先進事例を参考に,厚生労働省「在宅医療と介護の連携における情報システムの適切な利用を促進するためのガイドライン」および総務省「在宅医療と介護の連携のための情報システムの共通基盤」整備が進んでおり,石巻のネットワークもこれらの構築に寄与している(**8**).

9 在宅医療・介護情報連携の課題と対策

	課題	必要な方策
システム標準化	・標準規格対応外のシステムが多く存在し実運用されている ・システムの組み込みや改修に対する現場の負担が大きい ・現状は，開発業者に標準化のメリットがない	・既存システムを標準規格に対応させるための変換機能を有した標準化モジュールを開発・提供する ・病院・診療所・薬局・介護施設等の各事業所が共有すべき情報項目を定義する ・新規構築ではなく，すでに成功しているモデルの拡大策を強化する
コスト負担	・最高峰のシステム，ネットワークの構築がコスト・オペレーション負荷よりも優先される ・各地・各連携ネットワーク構築ごとに開発が行われている ・参加機関の情報連携ネットワークへの参加メリットが見えにくい	・現場必要な最低限の機器・システム構成で小さく始める（拡張性をもたせニーズや規模への対応を柔軟にする） ・基盤を共通化し重複投資や維持費用の低減を図る ・参加者に情報共有のメリットへの理解を促進する．共有した情報の活用方法を普及する ・入力代行にテレワーク人材を活用するなど，低コストオペレーションを図る
セキュリティ	・モバイルなど無線通信を利用する際のセキュリティについて，医療・介護事業者における統一基準がない ・在宅医療・介護の現場にとって遵守すべきセキュリティレベルとそれに伴う投資負荷が大きい	・無線通信を利用する際のセキュリティについて，医療・介護事業者における統一基準を定め運用する ・現場負荷を考慮したセキュリティレベルへと見直しする
患者同意	・患者がかかった医療機関・薬局などが順次増えた場合やかかりつけの機関が途中からEHRに参加するようになった場合など，様々な変更可能性があるなか，同意の取り直しは，患者と家族，事業者の負担を大きくさせている	・患者の情報をどの期間で利用可能とするかという開示対象範囲の設定にあたっては，患者自身が把握し，かつ負担がなるべく少なくする効率的な手法を選択するべき ・具体的には医療・介護情報ネットワークへの参加には，参加機関ごとの情報でなく，包括同意が効率的であり現実にそっている
運営体制	・在宅医療・介護の連携推進事業主体は地域によって様々である ・情報共有システム利用にあたっては「顔の見えるネットワーク」のもとで適切な立ちあげプロセスが求められる	・地域の実情に応じた情報共有システムの効果的な導入方法や運営管理の組織・体制のあり方，管理項目，管理方策などについて示す ・想定される情報システム利用環境整備の手順を標準化し，必要な手続きを確立する
入力負荷	・医療・介護現場では入力負荷が大きい ・入力のために現場オペレーションを変更することは難しく，当初は紙運用との並行運用を強いることとなるため，負担を感じている ・馴染みが薄いシステムやセンサー等へのメンタルバリアが存在する	・ICTサポーター（入力代行者）を配置して，複数の方法で共有情報を代行入力出来るようにする ・センサー機能や音声インターフェースの活用など，ICT技術を活かした自動入力方式へとシフトしていく

（総務省　スマートプラチナ社会推進会議戦略部会「超高齢社会日本におけるヘルスケアICTの活用」2014年2月14日より）

課題と展望

- 現在，本ネットワークに参加している事業者の100%が「引き続き本システムを活用した情報連携を行っていきたい」としている．また，2013年度に調査した地域の医療・介護事業者約100施設へのアンケートによると，本ネットワークへの参加希望事業者は9割を超えている．そして，石巻市医師会の地域包括ケアシステムに向けた施策の一つとしても，本ネットワークを活用しての情報連携をさらに推進するとの意思表明がされ，動き始めている．
- 今年度は当在宅医療・介護ネットワークを，石巻市の地域包括ケアシステム

の核として，多くの医療機関・介護事業所の参加を募り，また石巻市の基幹病院との連携を図るなど，石巻市の基幹ネットワークとして中立性・公益性・透明性ある組織へと発展させていく．
- 将来は，平成28年度開設予定の「石巻市ささえあいセンター（仮称）」の構想の一翼を担うネットワークとなることを目指す．
- 今後は，運営資金について，事業の継続性と自立性を鑑みて，公的資金のみの運営でない予算ポートフォリオが必要となるだろう．具体的には，予算確保の方法として，「助成金」「自治体予算」だけではなく「会員費」「患者負担」を検討している．
- 当事業構成員は総務省 在宅医療・介護の共通基盤のあり方に関する調査の委員となっている．また，在宅医療・介護情報連携（❾）における事業のマニュアルおよび課題整理の他地域との共有も積極的に行っていく所存である．

付録

地域医療連携ネットワークシステムの Web サイト

付録

地域医療連携ネットワークシステムのWebサイト

リストに収載のサイトへは中山書店HP「スーパー総合医特設サイト」よりジャンプできます．

このリストへの主な収載基準は，①地域のネットワーク協議会や医師会などでたちあげた，②医師紹介業務のみならず，電子カルテ・画像診断写真等の医療情報を共有しており，③地域連携パスや，規約・承諾書など各種の書類がダウンロードできる，④現在稼働中のシステムで，ネット上に公開されホームページを確認できる，こととした．

（アクセス最終確認日 2015.2.25　作成：中山書店編集部）

北海道

- **道南MedIka**
  運営：道南地域医療連携協議会
  地域：道南圏
  http://www.mykarte.org/medIka/index.htm

- **たいせつ安心i（あい）医療ネット**
  運営：旭川医師会
  地域：旭川市内および近郊
  http://asamed.jp/i_net/index.htm

- **十勝メディカルネットワーク はれ晴れネット**
  運営：帯広市医師会・十勝医師会
  地域：十勝圏域
  http://www.obihiro-kyokai-hsp.jp/shinchaku/2013090400016/
  http://www.zhi.or.jp/d/mns/index.html

- **メディネットたんちょう**
  運営：釧路根室地域医療情報ネットワーク協議会
  地域：釧路根室地域
  http://www.kushiro-cghp.jp/kankei/meditan/

- **GB☆Net（ジービーネット）**
  運営：北斗病院
  地域：帯広市および近郊
  http://www.hokuto7.or.jp/medical/gbnet/

青森

- **つがる西北五広域連合医療連携システム**
  運営：つがる西北五広域連合
  地域：五所川原市，つがる市，鰺ヶ沢町，深浦町，鶴田町，中泊町
  http://www.tsgren.jp/

岩手

- **みやこサーモンケアネット**
  運営：宮古市医療情報連携ネットワーク協議会
  地域：宮古市
  http://www.miyako-salmon.jp/index.html

宮城

- **MMWIN（エムエムウィン）**
  運営：みやぎ医療福祉情報ネットワーク協議会
  地域：宮城県
  http://mmwin.or.jp/index.html

秋田

- **あきたハートフルネット**
  運営：秋田県医師会
  地域：秋田県
  http://www.akita.med.or.jp/info_page.html?id=389

山形

- **もがみネット**
  運営：最上地域医療連携推進協議会
  地域：最上地域（県立新庄病院を中核とする）
  http://www.pref.yamagata.jp/regional/mogami_bo/living/health/7314023mogami.html

- **OKI-net**
  運営：置賜地域医療情報ネットワーク協議会
  地域：置賜地域
  http://www.okitama-hp.or.jp/introduction/medical_liaison/oki-net/index.html

- **べにばなネット**
  運営：村山地域医療情報ネットワーク協議会
  地域：村山地域
  http://www.pref.yamagata.jp/kenfuku/iryo/byoin/7301023murayama-iryou-net.html

- ちょうかいネット
  - 運営：酒田地区・鶴岡地区医療情報ネットワーク協議会
  - 地域：庄内地域
  - http://www.nihonkai-hos.jp/choukai-net/

- Net4U
  - 運営：鶴岡地区医師会
  - 地域：鶴岡地区
  - http://net-4u.jp/

茨城

- いばらき安心ネット（iSN）
  - 運営：茨城県医師会
  - 地域：茨城県
  - http://www.ibaraki.med.or.jp/isn/html/about.html

栃木

- とちまるネット
  - 運営：栃木県医師会　栃木県地域医療連携ネットワーク
  - 地域：栃木県
  - http://tochimarunet.jp/

埼玉

- とねっと
  - 運営：埼玉利根保健医療圏医療連携推進協議会
  - 地域：行田市，加須市，羽生市，久喜市，蓮田市，幸手市，白岡市，宮代町，杉戸町
  - https://sites.google.com/site/tonetsince2012/home

千葉

- 船橋市立医療センター地域医療連携ネットワークシステム
  - 運営：船橋市立医療センター
  - 地域：船橋市
  - http://www.mmc.funabashi.chiba.jp/district/post-6.html

東京

- 稲城市立病院地域医療連携ネットワーク
  - 運営：稲城市立病院
  - 地域：稲城市および近郊
  - http://www.hospital.inagi.tokyo.jp/activity/community/community_4f2bb30991a6f/index.html

- MIO Karte
  - 運営：南多摩病院
  - 地域：八王子市・町田市・日野市・多摩市・新宿区・渋谷区の参加医療機関・施設
  - http://www.minamitama.jp/mio-karte/index.html

新潟

- さどひまわりネット
  - 運営：佐渡地域医療連携推進協議会
  - 地域：佐渡市
  - http://www.sadohimawari.net/

- うおぬま・米ねっと
  - 運営：魚沼地域医療連携ネットワーク協議会
  - 地域：十日町市・魚沼市・南魚沼市・湯沢町・津南町
  - http://www.uonuma-mynet.org/

富山

- 新川地域医療連携ネットワーク（扇状地ネット）
  - 運営：黒部市民病院
  - 地域：新川地域
  - http://med-kurobe.jp/guide/facility/friendee/net.html

石川

- いしかわ診療情報共有ネットワーク
  - 運営：石川県医師会
  - 地域：石川県
  - http://www.ishikawa.med.or.jp/ict/

- ハートネットホスピタル
  - 運営：金沢市医師会
  - 地域：金沢市
  - http://www.kma.jp/hnh/index.html

- たまひめネット
  - 運営：金沢大学附属病院継続診療システム
  - 地域：金沢大学附属病院および近郊
  - http://web.hosp.kanazawa-u.ac.jp/tamahime/index.html

福井

- ふくいメディカルネット
  - 運営：ふくい医療情報連携システム運営協議会
  - 地域：福井県
  - http://www.fukui.med.or.jp/fukuimedical-net/index.html

長野

- 信州メディカルネット
  - 運営：信州メディカルネット協議会
  - 地域：東信・南信・中信・北信地区
  - http://www.shinshu-medicalnet.org/

- 上小メディカルネット
  運営：上小地域医療連携ネットワークシステム運営協議会
  地域：上小地域（坂城地区）
  http://www.jousyou-medicalnet.org/

- ism-Link
  運営：飯田市立病院
  地域：飯田市立病院・飯田病院・輝山会記念病院・健和会病院・瀬口脳神経外科病院・下伊那厚生病院
  http://www.imh.jp/040-d/local/p8380/

岐阜

- OMNet
  運営：大垣市民病院
  地域：大垣市（大垣市民病院）および近郊
  http://www.ogaki-mh.jp/medical/omnet/index.html

静岡

- ふじのくにねっと
  運営：ふじのくにバーチャル・メガ・ホスピタル協議会
  地域：静岡県
  http://www.fujinokuni-net.jp/

- イーツーネット
  運営：イーツーネット医療連携協議会
  地域：静岡市
  http://www.e2net.shizuoka.jp/

愛知

- KTメディネット
  運営：刈谷豊田総合病院
  地域：刈谷市・高浜市・知立市・東浦町・その他の市町
  http://www.toyota-kai.or.jp/community/network.html

- 海南 SUN-sen ネット
  運営：海南病院
  地域：弥富市（海南病院）および近郊
  http://www.kainan.jaaikosei.or.jp/area/cooperationsentar/sunsen.html

三重

- 三重医療安心ネットワーク
  運営：三重県地域医療連携連絡協議会事務局
  地域：三重県
  http://www.medic.mie-u.ac.jp/ca-center/anshin/index.html

滋賀

- びわ湖メディカルネット
  運営：滋賀県医療情報連携ネットワーク協議会
  地域：滋賀県全域
  http://www.biwako-medical.net/

京都

- まいこネット
  運営：京都地域連携医療推進協議会
  地域：京都府
  http://www.e-maiko.net

大阪

- なすびんネット
  運営：泉州南部診療情報ネットワーク運営協議会
  地域：泉州南部
  http://nasubin.net/

兵庫

- 北はりま絆ネット
  運営：北播磨県民局
  地域：北播磨地域
  http://kitaharima-ikiiki.com/kizuna/index.html

奈良

- まほろばネット
  運営：まほろば医療連携ネットワーク協議会
  地域：桜井地区・広陵地区
  http://www.kokuho-hp.or.jp/mahorobanet00.html

和歌山

- ゆめ病院
  運営：伊都医師会
  地域：伊都地方
  http://www.kit.co.jp/yume2/

島根

- まめネット
  運営：しまね医療情報ネットワーク協会
  地域：島根県
  http://www.shimane-inet.jp/

岡山

- 晴れやかネット
  運営：医療情報ネットワーク岡山
  地域：岡山市
  http://hareyakanet.jp/

- 新見あんしんネット（実証実験中）
  運営：新見医師会

地域：新見市
http://niimi-anshin.net/niimi_repo/

広島

- 波と風ネット
  運営：国立病院機構呉医療センター
  地域：呉市
  http://www.kure-nh.go.jp/regional/namikaze/

- HM ネット
  運営：ひろしま医療情報ネットワーク
  地域：広島県
  http://www.hm-net.or.jp/index.html

- 天かける
  運営：特定非営利活動法人　天かける（尾道市医師会ほか）
  地域：尾道市
  http://amakakeru.jp/index.html

香川

- K-MIX
  運営：かがわ遠隔医療ネットワーク
  地域：香川県
  http://www.m-ix.jp/

愛媛

- 愛 PLAnet
  運営：松山医療圏地域医療連携を考える会
  地域：松山2次医療圏（松山市，伊予市，東温市，久万高原町，松前町，砥部町）
  http://www.ai-planet.jp/

高知

- くじらネット
  運営：高知医療センター
  地域：高知県
  http://www2.khsc.or.jp/info/dtl.php?ID=1260

福岡

- アザレアネット
  運営：くるめ診療情報ネットワーク協議会
  地域：久留米市・大川市・小郡市・うきは市・大刀洗町・大木町および佐賀県鳥栖三養基区
  http://www.azaleanet.info/

- クロスネット
  運営：白十字病院
  地域：白十字病院（福岡市）近隣の診療所
  http://www.fukuoka.hakujyujikai.or.jp/facilities/section/coordination_cross.html

佐賀

- Pica Pica Link
  運営：佐賀県診療情報地域連携システム
  地域：佐賀県
  http://pica2.med.saga-u.ac.jp/

長崎

- あじさいネット
  運営：長崎地域医療連携ネットワークシステム協議会
  地域：県央・長崎・五島・県北・佐賀県
  http://www.ajisai-net.org/ajisai/index.htm

- メディカル・ネット 99
  運営：佐世保中央病院
  地域：佐世保市近郊の市および郡部
  http://www.hakujyujikai.or.jp/mn99/index.html

熊本

- りんどう医療ネットワーク
  運営：熊本医療センター地域医療連携室
  地域：熊本市近郊の市・郡・および県外
  http://www.nho-kumamoto.jp/medical/chiiki.html

大分

- ゆけむり医療ネット
  運営：別府市医師会
  地域：別府市
  http://www.beppu-med.or.jp/yukemuri/index.html

宮崎

- はにわネット
  運営：宮崎健康福祉ネットワーク協議会
  地域：宮崎県
  http://www.haniwa-net.jp/

鹿児島

- さくらネット
  運営：いちき串木野市医師会立脳神経外科センター
  地域：いちき串木野地域
  http://www.kunc99.jp/sakuranet.html

沖縄

- おきなわ津梁ネットワーク
  運営：沖縄県医師会
  地域：沖縄県
  http://www.shinryo.okinawa.med.or.jp/

URL 一覧表

リストに収載のサイトへは中山書店 HP「スーパー総合医特設サイト」よりジャンプできます．

（アクセス最終確認日 2015.2.25）

ページ	項目名	URL
開業医にとっての連携の必要性		
8	道南在宅ケア研究会	http://www.oshima-hp.or.jp/zaitaku/index.htm
病院と診療所の連携		
10	とちまるネット	http://tochimarunet.jp/
22	浜松医療センターオープンシステム（地域の医師が病院を利用できる方式）	http://www.hmedc.or.jp/about/opensystem.php
22	地域医療連携室（尾道市）	http://www.onomichi-hospital.jp/community/（尾道市立市民病院） http://www.ja-onomichi-hospital.jp/local_med/（JA尾道総合病院）
郡市医師会の役割　板橋区医師会		
31	板橋区医師会	http://www.itb.tokyo.med.or.jp/index.html
32	もの忘れ相談医リスト	http://www.itb.tokyo.med.or.jp/monowasure/index.html
32	もの忘れ相談医事業	http://www.city.itabashi.tokyo.jp/c_kurashi/054/054122.html
33	板橋区医師会脳卒中地域連携パス	http://www.itb.tokyo.med.or.jp/renkei/nousocchu_pass.pdf
33	板橋区医師会脳卒中在宅療養ノート	http://www.itb.tokyo.med.or.jp/renkei/nousocchu_zaitaku.pdf
33	東京都脳卒中地域連携診療計画書	http://www.fukushihoken.metro.tokyo.jp/iryo/iryo_hoken/nousottyuutorikumi/nousottyuutiikirennkeipass.html
33	板橋区乳がんを予防する生活ガイド	http://www.city.itabashi.tokyo.jp/c_kurashi/011/attached/attach_11187_3.pdf
33	板橋区乳がん治療中の方のための生活ガイド	http://www.city.itabashi.tokyo.jp/c_kurashi/011/attached/attach_11187_4.pdf
34	私のブレストケア手帳	http://www.itb.tokyo.med.or.jp/renkei/booklet.pdf
35	東京都医療連携手帳（がん地域連携クリティカルパス）	http://www.fukushihoken.metro.tokyo.jp/iryo/iryo_hoken/gan_portal/chiryou/critical_path.html
35	糖尿病連携パスポート	http://www.itb.tokyo.med.or.jp/renkei/tonyo_passport.pdf
開業医がよりよい医療連携，多職種連携を行うための課題		
42	長崎在宅Dr.ネット	http://doctor-net.or.jp/
42	ながさき栄養ケア・ステーション	http://www.nagasakiken-eiyoushikai.or.jp/02_care.html
42	P-ネット（長崎薬剤師在宅医療研究会）	http://www.cmchanpon.net/p_net.html
42	ナースネット長崎	http://nnn0808.jp/
42	ながさき地域医療連携部門連絡協議会（長崎大学病院）	http://www.mh.nagasaki-u.ac.jp/gaiyo/h23_plan.html
49	長崎市包括ケアまちんなかラウンジ	http://www.nagasaki.med.or.jp/n-city/hwcenter/hm.html
50	あじさいネット	http://www.ajisai-net.org/ajisai/index.htm
病院には連携専従スタッフがいるけど開業医には…		
61	豊島区在宅医療相談窓口	http://www.tsm.tokyo.med.or.jp/station_6f.html

URL 一覧表

ページ	項目名	URL
地域連携パスとは		
64	筑波記念病院ホームページ	http://www.tsukuba-kinen.or.jp/pc/tmh/
70, 71	Ⅱ安心・信頼の医療の確保と予防の重視	http://www.mhlw.go.jp/bunya/shakaihosho/iryouseido01/taikou03.html
脳卒中		
81	長崎県央版脳卒中地域連携パス	http://plaza.umin.ac.jp/kenostrk/
がん		
84	愛媛県がん地域連携パス（共同開発バージョン）	http://www.shikoku-cc.go.jp/conference/subcommittee/region/activity/cooperation/
認知症		
93	認知症サポーターキャラバン（認知症キャラバンメイト）	http://www.caravanmate.com/
大腿骨近位部骨折		
103	大腿骨頚部骨折 新川地域連携計画表（患者用）	http://plaza.umin.ac.jp/ni-reha/keibu/kannjyayou.pdf
103	大腿骨頚部骨折 新川地域連携パス（H20.9改訂）・リハビリテーション連携計画表	http://plaza.umin.ac.jp/ni-reha/keibu/dai15.pdf
地域ネットワークの作り方，活動		
115	独立行政法人地域医療機能推進機構 JCHO 東京新宿メディカルセンター（旧東京厚生年金病院）と協定を締結	http://www.city.bunkyo.lg.jp/sosiki_busyo_kenkosuishin_topix_zaitakukyotei_kouseinenkin.html
115	医療法人社団大坪会東都文京病院（旧東京日立病院）と協定を締結	http://www.city.bunkyo.lg.jp/sosiki_busyo_kenkosuishin_topix_zaitakukyotei_tokyohitatibyouin.html
115	東京都立大塚病院と協定を締結	http://www.city.bunkyo.lg.jp/sosiki_busyo_kenkosuishin_topix_zaitakukyotei_otsukabyouin.html
117	医療と介護の連携シート（世田谷区標準様式）	http://www.city.setagaya.lg.jp/kurashi/105/145/613/621/d00026164.html
あじさいネット		
130	あじさいネット	http://www.ajisai-net.org/ajisai/index.htm
136	医療情報システムの安全管理に関するガイドライン 第4.2版	http://www.mhlw.go.jp/file/06-Seisakujouhou-12600000-Seisakutoukatsukan/0000053340.pdf
新川地区		
138	新川地域在宅医療支援センター	http://www.niikawa-zaitaku.net/
141	新・扇状地ネット	http://med-kurobe.jp/guide/facility/friendee/net.html
救急と在宅医療をつなぐ		
151	総務省消防庁：平成 25 年版救急・救助の現況．平成 25 年 12 月	http://www.fdma.go.jp/neuter/topics/fieldList9_3.html,
151	厚生省：救急医療体制基本問題検討会報告．平成 9 年 12 月	http://www1.mhlw.go.jp/shingi/s1211-3.html.
151	厚生労働省救急医療の今後のあり方に関する検討会：中間取りまとめ．2008	http://www.mhlw.go.jp/shingi/2008/07/dl/s0730-21a.pdf
151	厚生労働省医政局指導課在宅医療推進室：在宅医療・介護あんしん 2012	http://www.mhlw.go.jp/seisakunitsuite/bunya/kenkou_iryou/iryou/zaitaku/dl/anshin2012_0.pdf
151	湘南地区メディカルコントロール協議会（official WEB）	http://www.shonan-mc.or.tv/

ページ	項目名	URL
地域包括ケアの先進地域		
153	高齢者総合ケアセンターこぶし園	http://www.kobushien.com/
東急電鉄と横浜市の取り組み		
169	横浜市青葉区「医療・介護連携の地域包括ケアシステム推進部会」-初年度(第1フェーズの部会開催概要と今後の展望に関わる報告書	http://jisedaikogai.jp/pdf/leading2013/05caresystem.pdf
在宅医療と多職種連携		
177	結城市地域ケア研究会	http://yuki-da.life.coocan.jp/care.html
退院調整看護師との連携		
185	道南 MedIka	http://www.mykarte.org/medIka/index.htm
185	厚生労働省:平成 26 年度診療報酬改定の基本方針	http://www.mhlw.go.jp/file/05-Shingikai-12601000-Seisakutoukatsukan-Sanjikanshitsu_Shakaihoshoutantou/0000031544.pdf
特定看護師の議論について		
194	内閣官房構造改革特別区域推進本部　評価・調査委員会　医療・福祉・労働部会開催状況	http://www.kantei.go.jp/jp/singi/tiiki/kouzou2/hyouka/chousa/iryou_bukai.html
194	平成 21 年度　構造改革特別区域推進本部評価・調査委員会医療・福祉・労働部会(第 18 回)議事概要	http://www.kantei.go.jp/jp/singi/tiiki/kouzou2/hyouka/chousa/iryoubukai18/gijigaiyou.html
195	平成 21 年度　構造改革特別区域推進本部評価・調査委員会　医療・福祉・労働部会(第 31 回)議事次第	http://www.kantei.go.jp/jp/singi/tiiki/kouzou2/hyouka/chousa/iryoubukai31/gijisidai.html
195	チーム医療の推進に関する検討会	http://www.mhlw.go.jp/stf/shingi/other-isei.html?tid=127348
(保険調剤)薬局との連携		
202	日本薬剤師会	http://www.nichiyaku.or.jp/
救急と介護の連携		
218	厚生労働省医政局指導課在宅医療推進室:在宅医療・介護あんしん 2012	http://www.mhlw.go.jp/seisakunitsuite/bunya/kenkou_iryou/iryou/zaitaku/dl/anshin2012_0.pdf
218	アメリカ心臓協会:Emergency Cardiovascular Care,, 2014.	http://eccjapan.heart.org/science/survival2.html
218	東京都港区:救急医療情報キット	http://www.city.minato.tokyo.jp/azabuhokenfukushi/kenko/kenko/kyukyu.html
218	厚生労働省:「終末期医療の決定プロセスに関するガイドライン」について．平成 19 年 5 月 21 日	http://www.mhlw.go.jp/shingi/2007/05/s0521-11.html
218	日本集中治療学会倫理委員会，日本循環器病学会医療倫理委員会，日本救急医学会救急医療における終末期医療のあり方に関する委員会:救急・集中治療における終末期医療に関する提言(ガイドライン)(2014.4.29 案).	http://www.jaam.jp/html/info/2014/pdf/info-20140526_01_02.pdf
摂食嚥下		
227	日本摂食・嚥下リハビリテーション学会医療検討委員会，嚥下調整食分類 2013	http://www.jsdr.or.jp/wp-content/uploads/file/doc/classification2013-manual.pdf
ICT 利用の意義と課題		
234	SASTIK®	http://www.unisys.co.jp/services/ict/sastik.html

ページ	項目名	URL
239	在宅医療・介護連携事業に伴う実証調査研究事業—ITを活用して，医師・訪問看護師・ケアマネージャーの連携は効率化されるのか	http://hospitalitymind.org/image/iryoukaigorenkei.pdf

鶴岡

ページ	項目名	URL
241	Net4U	http://net-4u.jp/
243	Note4U	http://www.straw-hat.jp/products/p614

アーバンクリニックにおけるICT化

ページ	項目名	URL
248	メディヴァ（MEDIVA）	http://www.mediva.co.jp/
254	EIR（エイル）	http://www.eir-note.com/

柏プロジェクト

ページ	項目名	URL
256	柏プロジェクト	http://www.z-koushikai.or.jp/download/110802danronkai.pdf
258	長崎在宅 Dr. ネット	http://doctor-net.or.jp/
262	在宅医療・介護多職種連携柏モデルガイドブック	http://www.city.kashiwa.lg.jp/soshiki/060200/p019231_d/fil/guide_book.pdf

石巻

ページ	項目名	URL
270	石巻在宅医療・介護情報連携推進協議会	http://www.you-homeclinic.or.jp/conf/

索 引

太字のページは詳述箇所を示す

和文索引

あ

あおばモデル　168
あじさいネット　50, **130**
アドバンスケアプランニング（ACP）
　57
アーバンクリニックとICT　**248**
暗号化インターネット　130
あんしん在宅ネットにいかわ　138

い

意識障害　214
石巻在宅医療・介護情報連携推進協
　議会　265
板橋区医師会　**30**
入口問題　144
医療介護総合確保推進法　107
医療過疎地域　12, 21
医療計画　123
医療総合サービスセンター　181
医療ソーシャルワーカー　58
医療体制構築指針　124
医療と介護の連携　**203**, 211
医療と介護を繋ぐヘルスケア・ソー
　シャルネットワーク　241
医療モール　2
医療連携コーディネーター　110
医療連携
　── 体制の構築　123, 127
　── の課題　21
　── の必要性　**11**
院内クリティカルパス　64
インフォーマルネットワーク　110
インフォームドコンセント　182, 217
　── の推進　135
インホスピタルケア　212

え

栄養ケア　228
栄養サポートチーム　24
エピソード記憶　91

お

遠隔医療　121
嚥下障害　**224**
嚥下造影　226

お

大田区在宅医療推進協議会　118
オープンカルテ　249
オープンシステム　22, 134

か

開業医　2, **42**, 54
　── と多職種連携　**24**
介護支援専門員　203
介護支援連携指導料　180
介護保険法　180, 203
介護連携　122
介護老人福祉施設（特養）　92
介護老人保健施設（老健）　92
改訂水飲みテスト　226
回復期病院　68
回復期リハビリテーション病院　12
かかりつけ医　3, 15, 32, 55, 88, 129,
　184
かかりつけ看護師　88
柏プロジェクト　**256**
画像検査　134
家族ポータルサイト　267
家庭医　129, 248
カナミック　40
がん　**82**
　── の医療体制　19
　── の医療連携　33
　── の地域連携クリティカルパス
　　35, 73, **82**
　── の地域連携パス　20
　── の連携パスの診療報酬　83
がん患者と口腔ケア　220
患者用脳卒中地域連携パス　78
がん診療連携拠点病院　73
関節リウマチ　**95**
緩和ケア　46, 48

── 普及のための地域プロジェ
　クト　**46**, 244

き

機能強化型訪問看護ステーション
　192
機微情報の扱い　250
救急医療体制の整備　144
救急車の使い方　215
救急受診者　15
救急と介護の連携　**211**
救急と在宅医療　**143**
救急搬送・受け入れ困難事例　145
急性期特定機能病院加算　6
急性期病院　12, 143
　── における脳卒中地域連携パス
　　76
急性心筋梗塞の医療体制　17
急変時の対応　215
　在宅療養患者の ──　168
救命救急システム　121
行政と企業の連携　**161**
居宅介護支援事業　188
居宅療養管理指導　186, **197**, 201
緊急時訪問看護加算　192

く

クリティカルパス　24, 63, 75
クリニカルパス　24, 64
グリーフケア　187
グループウェア　236, 237
郡市医師会　**30**

け

ケアカフェにいかわ　138
ケアカンファレンス　22
ケアコーディネーター　111
ケアマップ　64
ケアマネジャー　191, 203, **205**
ケースコーディネーター　111

こ

口腔ケア **219**
　　がん患者と―― 220
　　肺炎と―― 221
後方連携 55
高齢者総合機能評価 182
高齢者総合ケアセンターこぶし園 153
誤嚥性肺炎 221
国際生活機能分類 183, 190
5疾病・5事業 124
　　――および在宅医療 31
個人情報保護 131
骨粗鬆症 101
　　――の地域連携パス 102, 105
混合型地域連携クリティカルパス 68

さ

サイクル型地域連携クリティカルパス 68
在宅医療 27, 143, **172**
　　――と介護が連携した地域包括ケアシステム 163
　　――と連携 36, 184
　　――における Net4U 244
　　――における医療連携 18
　　救急と―― **143**
在宅医療コーディネーター研修 117
在宅医療推進協議会 **112**
在宅医療多職種研修 259
在宅医療連携拠点事業のICT活用 157
在宅医療連携(板橋区) 36
在宅患者訪問薬剤管理指導 **197**
在宅緩和ケア 244
在宅サービス 146
在宅酸素療法 214
在宅総合医 203
在宅トリアージ 149
在宅版ナースコールシステム 153
在宅訪問を行う薬局・薬剤師 202
在宅看取り 190, 209
在宅療養 45
　　――の夜間急変時 168
　　――への移行 56
在宅療養支援診療所 235
桜新町アーバンクリニック 250
サテライト型居住施設 158
サテライト型デイサービス 154
サービス資源 181
サービス担当者会議 208
サービス付き高齢者向け住宅 154
サルコペニア 140

し

次世代郊外まちづくり 161
疾患活動性の評価 99
疾患修飾性抗リウマチ薬 95
疾病別医療連携 **31**
自動体外式除細動器 214
主治医機能の評価 4
主治医と副主治医の連携 43
手段的日常生活動作(IADL) 89, 190
循環型パス 106
照会 133
小規模多機能型居宅介護サービス 93, 155
湘南地区メディカルコントロール協議会 151
小児科 22
情報共有ツール 28
情報交換 99
食事介助のポイント 227
職種間のカベ 167
神経難病 15
新生児集中治療室 193
進捗管理指標 128
心肺停止 214
診病連携 6
診療所医師の役割 9
診療情報管理士 86
診療情報提供書 83
診療報酬 70
　　がん連携パスの―― 83
　　連携関連の―― 83

す

ストマ装具 214
ストレングス 184

せ

生活習慣病疾病管理連携クリティカルパス 68
生活の質 182
生前の意思 217
生物学的製剤 95
セカンドオピニオン 83
セキュリティ 131
世田谷区医療連携推進協議会 117
摂食嚥下障害 **224**
扇状地ネット 141
前方連携 55

そ

総合医に期待すること 129
相談調整機能 120
ソーシャル・キャピタル 175

た

退院後の連携 28
退院支援 56, 59, 190
退院時共同カンファレンス 56, 182
退院時共同指導料 28, 180
退院前カンファレンス 27, 58, 235
退院調整 55, 59, **180**
退院調整加算 180
退院調整看護師 27, 58, **179**
大腿骨近位部骨折 **101**
　　――の地域連携パス 102, 103
大腿骨頸部骨折手術 70
体調チェック・フローチャート 199
多死社会 147
多職種連携 **24, 42, 172**
　　――システム 266
　　板橋区における―― 37

ち

地域医療学実習 261
地域医療計画 69
地域医療構想(ビジョン) 109
地域医療再生基金 121
地域医療再生計画 125
地域医療連携 9
地域医療連携推進法人制度(仮称) 10
地域医療連携ネットワーク 47, 130
　　――の構築 **107**
地域緩和ケアチーム 46
地域緩和ケアプログラム 48
地域電子カルテ 241
地域における医療及び介護の総合的な確保の促進に関する法律 **13**
地域ネットワーク **107**
地域包括ケア 9, 176
　　――「あおばモデル」 168
　　――と在宅医療 112
　　――の先進地域 **152**
　　――へのICT導入 235
地域包括ケアシステム 37, 107, 129, 158

――の新規定　180
地域包括診療加算　4
地域包括診療料　4
地域密着型サービス　188
地域連携　52
　　――とICT　240
　　――の必要性　5
地域連携クリティカルパス　65, 75, 111
地域連携室　54
地域連携診療計画管理料　70, 77
地域連携診療計画退院時指導料　70, 77
地域連携ノート　90
地域連携パス　8, 26, 63
　　――とICT　245
　　――のアウトカム設定　104
チーム医療　24
中核病院　132
長期療養モデル　69
調剤薬局チェーン　2

つ

鶴岡地区医療介護情報ネットワーク　242

て

定期巡回・随時対応型訪問介護看護　156, 188
低血糖症　214
出口問題　145
デスカンファレンス　140
手続き記憶　91
電子カルテ　234, 241, 249
点滴漏れ　214
転倒　214

と

道南MedIka　240
糖尿病の医療連携　35
動脈硬化性疾病　15
特定看護師　194
特別訪問看護指示書　190
豊島区在宅医療連携推進会議　115
とちまるネット　10

な

長崎在宅Dr.ネット　43
長崎市医師会　46
長崎市包括ケアまちんなかラウンジ　49

に

新川地域在宅医療療養連携協議会　137
2次予防　15
日常生活動作　189
日常生活動作能力　101
乳がん　33
　　――の地域連携パス　111
認知症　88, 140
　　――の医療連携　32
認知症サポーター　93
認知症地域連携手帳　89

ね

ネットカルテ　250

の

脳活性リハビリテーション　90
脳卒中　71, 74
　　――のアウトカムの評価　128
　　――の医療体制　16
　　――の医療連携　32
　　――地域連携ICTパス　246
　　――地域連携パス　75

は

肺炎と口腔ケア　221
徘徊SOSネットワーク　93
ハイリスク・カンファレンス　47
発熱時　214
バリアンス　99
バリアンスコード表　80
パルスオキシメータ　98
反復唾液嚥下テスト　226

ひ

ヒューマンネットワーク　136
病院医療　212
病院後医療　212
病院前医療　212
病院地域連携室　54
病院中心主義　9
病院と在宅医療の連携　18
病院と診療所の連携　9
病床過剰地域　12

ふ

ファシリテーター　137
フォーマルネットワーク　110
複合型サービス　188

副作用の発見と改善　199
福祉専門職　204
副主治医　43
服薬管理　196
服薬支援　199
フードテスト　226
振り返りカンファレンス　176
フルタイム・フルサービス　153
プレホスピタルケア　212
フレームコーディネーター　111
文京区地域医療連携推進協議会　113

ほ

包括的クリティカル栄養ケア　228
訪問介護サービス　153
訪問看護　186
訪問看護師　135, 188
訪問看護指示書　190
訪問看護ステーション　186
訪問看護制度　187
訪問口腔ケア　222
訪問歯科診療　222
訪問薬剤管理指導　201
保健所の役割　123
保険調剤薬局　196
ポストホスピタルケア　146, 212

ま

慢性期医療・疾病管理　15

み

看取り　142, 209
みんなで行う地域医療/在宅医療　150

め

メディカルコントロール　150
メディカルコントロール協議会　212
メディメール　250
メディヴァ　248
メーリングリスト　43

も

もの忘れ相談医　32

や

夜間休日診療所　22
薬剤師　197
　　――の在宅訪問　199, 200
薬局との連携　196

ゆ

祐ホームクリニック石巻　264

よ

用賀アーバンクリニック　249
横須賀市医師会　112

り

リビングウィル　217
療養相談室　39
療養通所介護事業　188
リレー型地域連携クリティカルパス　65

れ

連携関連の診療報酬　83

連携室看護師　86
連携（情報）シート　79, 118
連携の工夫　174
連携の見直し　99
連携パス　138
連携マインド　136

ろ

老衰　140

欧文索引

A

ACP　57
ADL（activities of daily living）　101, 190
AED（automated external defibrillator）　214

B

β-D グルカン　97

C

CGA（comprehensive geriatric assessment）　182
chain of survival　213
CHR（Community Health Record）　239

D

de novo 肝炎　97
DMARDs（disease modifying antirheumatic drugs）　95
DPC 対策　64
dysphagia　224

E

EC3　21
EHR（Electric Health Record）　239
EIR　254

F

food test（FT）　226

G

Groove　139

H

Human Bridge　10

I

IADL　89, 190
ICF（International Classification of Functioning, Disability and Health）　183, 190
ICT（information and communication technology）　237
——と在宅医療　157, 240
——ネットワーク　50
——リテラシ　267
——利用　**232**
——を用いた医療連携　131
ICT 化　121, 137
——の利点と問題点　139
ID-Link　10, 240, 243
in-hospital care　212

K

KAIZEN　64
KL-6　97

L

living will　217

M

MEDIVA　248
modified water swallowing test（MWST）　226
MSW　58

N

Net4U　241
NICU（neonatal intensive care unit）　193
Note4U　243
NST（nutrition support team）　24

O

OPTIM（outreach palliative care trial of integrated regional model）　42, **46**, 244

P

PDCA サイクル　64, 247
PFI 事業　155
PHR（Personal Health Record）　239
post-hospital care　212
pre-hospital care　212

Q

QOL　182

R

RA チェックシート　96
repetitive saliva swallowing test（RSST）　226
rheumatoid arthritis（RA）　95

S

SASTIK®　233
SS-MIX2　10

T

TQM　64

V

VAS（visual analog scale）　96
videofluorography（VF）　226
VPN（virtual private network）　131

スーパー総合医

地域医療連携・多職種連携

2015年4月1日 初版第1刷発行Ⓒ
〔検印省略〕

シリーズ総編集 ── 長尾和宏
専門編集 ───── 岡田晋吾，田城孝雄
発 行 者 ───── 平田　直
発 行 所 ───── 株式会社 中山書店
　　　　　　　〒113-8666 東京都文京区白山 1-25-14
　　　　　　　TEL 03-3813-1100（代表）
　　　　　　　振替 00130-5-196565
　　　　　　　http://www.nakayamashoten.co.jp/

装丁 ─────── 花本浩一（麒麟三隻館）

印刷・製本　　株式会社 真興社

Published by Nakayama Shoten Co.,Ltd.
ISBN 978-4-521-73903-8　　　　　　　　　　　　Printed in Japan
落丁・乱丁の場合はお取り替え致します．

・本書の複製権・上映権・譲渡権・公衆送信権（送信可能化権を含む）は株式会社中山書店が保有します．
・JCOPY 〈(社) 出版者著作権管理機構 委託出版物〉
本書の無断複写は著作権法上での例外を除き禁じられています．複写される場合は，そのつど事前に，(社) 出版者著作権管理機構（電話 03-3513-6969, FAX 03-3513-6979, e-mail:info@jcopy.or.jp）の許諾を得てください．

本書をスキャン・デジタルデータ化するなどの複製を無許諾で行う行為は，著作権法上での限られた例外（「私的使用のための複製」など）を除き著作権法違反となります．なお，大学・病院・企業などにおいて，内部的に業務上使用する目的で上記の行為を行うことは，私的使用には該当せず違法です．また私的使用のためであっても，代行業者等の第三者に依頼して使用する本人以外の者が上記の行為を行うことは違法です．